経腸栄養剤の選択とその根拠

| 編 集 |

井上 善文

大阪大学臨床医工学融合研究教育センター
栄養デバイス未来医工学共同研究部門 特任教授

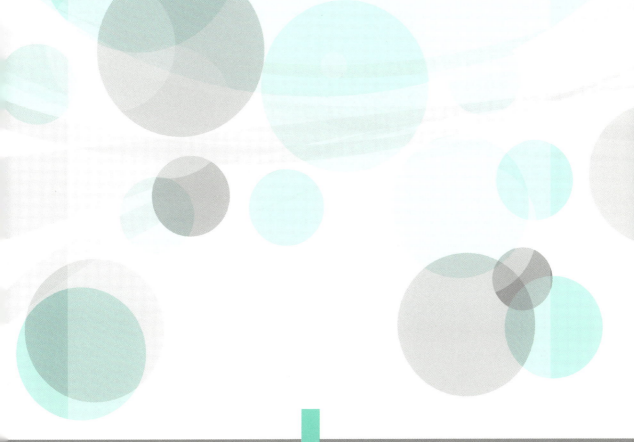

いまこそ，栄養管理の重要性，意義の正しい理解を
―序にかえて

　1968年にDudrickらによってTPNが開発され（敢えてTPN: total parenteral nutritionという用語を使っている），すぐに日本に導入され，1970年から1980年代，どんな患者に対しても「IVHさえやっておけば栄養管理はできる」ということになってしまった（ここでも敢えてIVH: intravenous hyperalimentationという用語を使っている。もちろん，現在ではこのIVHという用語は臨床栄養の領域では使わない）。そして，1990年代になると，「TPNにはさまざまな問題がある」「経腸栄養の方が生理的である」という考え方から，TPNはやらない方がいいという傾向が出てきた。わが国においては，長い間IVHが栄養療法の主流であったが，2000年頃からNST活動が普及するとともに，「TPNは悪，できるだけやらない方がいい」「TPNを行うと感染する」「経腸栄養（EN: enteral nutrition）がうまくいかなくてTPNを実施せざるを得なくなったら負け」といった偏った考え方が，いつの間にか主流となってしまった。また，根底にTPN管理上の問題点としてカテーテル関連血流感染症（catheter-related bloodstream infection: CRBSI）の存在があることも明らかで，経腸栄養一辺倒の考え方の隠れ蓑ともなっている。しかし，CRBSIの対策が適切に実施されているかというと，そこにも重大な問題が横たわっていることは明白である。いずれにせよ，TPNは栄養療法として絶対に必要であり，TPNなしに栄養管理はできないし，TPNを実施するほうが適正な栄養管理ができる症例もたくさんあることは間違いないのであるが，「TPNはよくない」という考え方が，逆に，適正な栄養療法を実施するうえでの妨げとなってしまっている。

　そして，これと同じような状況に陥ろうとしているのがPEG，胃瘻なのである。1990年代後半からPEGが広く普及し，まるで「胃瘻を造設することが栄養管理を実施することである」とするような風潮がみられるようになった。経鼻胃管の問題点が指摘され，その問題を解決できる手段がPEG，胃瘻であると考えられて，積極的に実施されていった。こうして異常ともいえるほどの速度で増加したPEGであるが，いわゆる「適応外」と考えられるような症例に対してもPEGが施行された結果，管理がいい加減になるという問題があったことも事実である。その一つの理由として，PEGに対する診療報酬がきわめてよかったことも否定できないだろう。ところが，数年前から，「胃瘻を造設すると安らかに死ねない」「胃瘻

は悪」といった風潮が出現してきた。栄養管理の実施経路として絶対的に胃瘻が適応であるにもかかわらず経鼻胃管を選択する，あるいは，CVポートで静脈栄養を行うといったことも散見されるようになってきたのである。それは診療報酬にも反映され，2014年度の診療報酬改定においては，胃瘻造設に関してさまざまな制約が加わっただけでなく，手技料も大幅に減額された。こうして，症例によっては，胃瘻を用いて経腸栄養を実施することにより適切な栄養管が実施できるだけでなく，QOLにおいてもきわめて有効な場合があるにもかかわらず，胃瘻を造設すること自体が「間違った判断」あるいは「悪」だとする考え方が瞬く間に支配的(or主流)になってしまったのである。その結果，PEG造設キットの販売数は著明に減少し，一方で経鼻胃カテーテルの販売数が急増するという現象が起きている。

この傾向は，栄養管理の本質を著しく見誤った由々しき事態であり，早急に改められなければならないと考える。議論すべきなのはPEG，胃瘻造設の適応ではなく，栄養管理の適応である。PEG，胃瘻の適応が優先されるから間違った傾向が現れるのであり，栄養管理の適応について議論し，「長期に栄養管理を必要とする症例には胃瘻が適応となる」という考え方をしなければならない。現在のPEG，胃瘻をめぐる間違った流れに対しては，真に栄養管理の重要性，意義についての正しい理解を普及させるしかない。

このように思い極めて，このたび本書の編纂にあたらせていただいた。本書は好評をいただいた拙著「経腸栄養剤の種類と選択」(2005年初版，2009年改訂)を土台としながら，最新のエビデンスに基づく病態ごとの経腸栄養剤の選択の実際についてまとめられたものである。わが国屈指の臨床栄養の第一人者の先生方が，最新の理論的根拠を示しながら，現場目線による栄養療法・管理の実際に加え，そのフィロソフィーも綴ったという渾身の1冊である。お忙しいなか快くご執筆いただいた先生方には，この場を借りてお礼申し上げたい。

読者のみなさまにはぜひとも，本書から「経腸栄養剤の選択の科学」だけでなく，「栄養療法の根源的な使命・意義」を読み取って，日々の臨床に生かしていただきたい。

2015年1月
井上 善文

執筆者一覧

編 集

井上 善文　大阪大学臨床医工学融合研究教育センター
　　　　　　栄養ディバイス未来医工学共同研究部門 特任教授

執筆者（執筆順）

井上 善文　　大阪大学臨床医工学融合研究教育センター
　　　　　　　栄養ディバイス未来医工学共同研究部門 特任教授

栗山 とよ子　福井県立病院内科医長
髙橋 路子　　神戸大学医学部附属病院栄養管理部副部長／糖尿病・内分泌内科特命講師
山下 勇人　　神戸大学大学院保健学研究科病態解析学領域病態代謝学
山本 将士　　神戸大学医学部附属病院栄養管理部／食道胃腸外科特命助教
宇佐美 眞　　神戸大学医学部附属病院栄養管理部部長／同大学院保健学研究科病態解析学領域
　　　　　　　病態代謝学教授

石橋 生哉　　公立八女総合病院外科部長
海塚 安郎　　製鉄記念八幡病院救急・集中治療部部長
加藤 章信　　盛岡市立病院病院長
櫻井 洋一　　和洋女子大学大学院総合生活研究科教授／千葉県済生会習志野病院外科
濵田 康弘　　徳島大学医学部医科栄養学科疾患治療栄養学教授／徳島大学病院栄養部部長
安井 苑子　　徳島大学医学部医科栄養学科疾患治療栄養学助教／徳島大学病院栄養部管理栄養士
齋藤 裕　　　徳島大学医学部医科栄養学科疾患治療栄養学助教／徳島大学病院栄養部
山下 芳典　　国立病院機構呉医療センター・中国がんセンター臨床研究部長／呼吸器外科科長
原田 洋明　　国立病院機構呉医療センター・中国がんセンター呼吸器外科医長
桑原 正樹　　国立病院機構呉医療センター・中国がんセンター呼吸器外科
天野 晃滋　　大阪市立総合医療センター緩和医療科医長

経腸栄養剤の選択とその根拠

佐々木 雅也	滋賀医科大学附属病院栄養治療部部長・病院教授
葛谷 雅文	名古屋大学大学院医学系研究科地域在宅医療学・老年科学教授
片多 史明	亀田総合病院神経内科部長代理
三宅 哲	横須賀市立市民病院歯科口腔外科診療部長
伊藤 明彦	国立病院機構東近江総合医療センター消化器内科医長
小川 純人	東京大学大学院医学系研究科加齢医学准教授
清水 義之	大阪府立母子保健総合医療センター集中治療科医長
西口 幸雄	大阪市立総合医療センター消化器センター部長
佐藤 敦子	仙台市医療センター仙台オープン病院栄養管理室課長
足立 香代子	一般社団法人臨床栄養実践協会理事長
利光 久美子	愛媛大学医学部附属病院栄養部部長
吉田 祥子	地域医療機能推進機構宮崎江南病院附属介護老人保健施設副施設長
稲月 摂	大阪大学歯学部附属病院看護部主任看護師長 摂食・嚥下障害看護認定看護師
小野 高裕	新潟大学医歯学総合研究科包括歯科補綴学分野教授
寺本 房子	川崎医療福祉大学医療技術学部臨床栄養学科教授
林 宏行	日本大学薬学部薬物治療学研究室教授
湧上 聖	宜野湾記念病院内科/院長

目次

いまこそ，栄養管理の重要性，意義の正しい理解を
—序にかえて ……………………………………… 井上 善文　2

1　胃瘻と経腸栄養—その意義 ……………… 井上 善文　8

2　経腸栄養剤の種類と特徴
1) 経腸栄養剤の分類 …………………………… 栗山 とよ子　17
2) Immuno-nutrition（免疫栄養療法）の理論と実際
　…………………… 高橋 路子　山下 勇人　山本 将士　宇佐美 眞　29
3) 半固形状流動食 …………………………… 井上 善文　41

3　根拠に基づいた経腸栄養剤の選択
1) 経腸栄養剤の選択基準 …………………… 井上 善文　58
2) 周術期 …………………………………………… 石橋 生哉　67
3) 重症病態 ………………………………………… 海塚 安郎　74
4) 肝疾患 …………………………………………… 加藤 章信　88
5) 膵疾患 …………………………………………… 櫻井 洋一　96
6) 腎疾患 ……………………… 濵田 康弘　安井 苑子　齋藤 裕　103
7) 呼吸不全 ……………………… 山下 芳典　原田 洋明　桑原 正樹　113
8) がん ……………………………………………… 天野 晃滋　120
9) 腸管機能障害（炎症性腸疾患を含めて） ……… 佐々木 雅也　128

10) 高齢者		葛谷 雅文	137
11) 褥瘡		片多 史明	144
12) 摂食・嚥下障害		三宅 哲	149
13) 認知症		伊藤 明彦	159
14) サルコペニア		小川 純人	167
15) 小児		清水 義之	174

4　経腸栄養時のトラブル対処

1) 胃瘻の瘻孔トラブル		西口 幸雄	180
2) 下痢	佐藤 敦子	足立 香代子	188
3) 便秘	利光 久美子	足立 香代子	192
4) 腹部膨満		吉田 祥子	198
5) 誤嚥	稲月 摂	小野 高裕	203
6) 過栄養・体重増加		寺本 房子	212
7) 水分・電解質異常		林 宏行	220
8) 微量元素欠乏症		湧上 聖	227

巻末資料：主要な経腸栄養剤の標準組成表　………………　235

索引　………………　278

1

胃瘻と経腸栄養
—その意義

井上 善文

●● 1. 栄養療法としての経腸栄養法の意義

　TPN（total parenteral nutrition）[1]は1968年にDudrick SJらによって最初の成功例が報告され，またたくまに世界中に広がった。栄養障害の治療において著しい効果を示し，栄養療法の中心として確固たる地位を確立した。しかし，その普及とともにさまざまな問題があることも指摘され，それにともなって経腸栄養法の有用性が強調されてもきた。

　TPNの問題点として最も注目されているのが，腸管粘膜の萎縮と，それに関連したbacterial translocation（BT）[2]である（表1）。TPNを施行することによって腸管粘膜が萎縮するという直接的な関連ではなく，絶食下にTPNを施行するための間接的な影響であるが，あたかもTPN自体が腸管粘膜を萎縮させるかのような誤解がある。その一方で，この問題は腸管を栄養投与経路として使用しないことによる問題点をクローズアップさせており，かえって腸管を使用することの意義を見えやすくしている。

　経腸栄養（enteral nutrition: EN）は，消化管を経由する生理的な栄養投与経路である。食事は経口的に摂取して消化管内で消化・吸収されて生体に利用されるが，経腸栄養剤ももちろん同様のプロセスを経て生体に利用される。また，ENの意義は単に「栄養素が消化管で消化・吸収されるから生理的である」というだけではない。腸管自体が免疫臓器として生体の免疫能を調節する機能を有しているため，ENが消化管のintegrityを保ち，生体の免疫能を維持・改善する点も重要である。つまり，本来の消化管の機能を発揮させるために積極的に実施されるようになってきたのが，ENという栄養療法なのである。

表1 ● 経腸栄養法と静脈栄養法の比較

	経腸栄養（EN）	静脈栄養（TPN）
手技・管理	複雑	複雑
感染症合併症	誤嚥性肺炎, 腸炎	CRBSI
消化能	製剤によっては必要	不要
吸収能	必要	不要
消化器系合併症	あり	なし
代謝性合併症	少ない	あり
腸粘膜萎縮	少ない	あり（絶食の場合）
胆汁うっ滞	少ない	あり（絶食の場合）
bacterial translocation	少ない	あり（絶食の場合）

CRBSI (catheter-related blood stream infection)：カテーテル関連血流感染症

2. 栄養療法の腸管粘膜に対する影響

　TPN施行時の腸管粘膜萎縮のおもな要因は，絶食により腸管が使用されないための廃用性萎縮である．ラットでは，わずか1日間の絶食で小腸重量が18％減少し，6日間の絶食では53％減少したことが報告されている[3]．一方，ヒトでは腸管粘膜に明らかな変化を生じるにはある程度の期間を要する．Guedonら[4]は3週間のTPNを施行した症例で十二指腸水平脚の粘膜生検を行い，酵素活性は有意に低下していたが，形態学的には粘膜絨毛高の軽度の低下を示す微小なものでしかなかったことを報告している．しかし，絶食が長期になるほど腸管粘膜の萎縮が進行することは明らかである．周防ら[5]は縫合不全のために2年間TPNで管理した症例における回腸粘膜を組織学的に検討し，微絨毛の部分的欠損と不明瞭な刷子縁を認め，粘膜の著明な萎縮をきたしていたことを報告している．

　また，TPN施行により腸管粘膜が萎縮すると考えられているが，TPNの実施自体と腸管粘膜萎縮との間に直接の因果関係はない．Kawamuraら[6]は6日間絶食としたラットにおいて，TPN施行群とTPN非施行群に分けて腸管粘膜の変化を比較検討している．腸管粘膜の重量，タンパク質含有量はTPN施行群でTPN非施行群に比べて有意に多く，sucrase activityも高かった．TPNにより十分なエネルギーおよびタンパク質が補給されれば，少なくとも単なる絶食よりは腸管の機能・形態は維持されるという結果である．すなわち，TPN施行期間中の腸管粘膜の萎縮という問題については，TPNの実施自体に問題があるのではなく，絶食として腸管を使用しないことに原因がある．Levineら[7]は同組成の栄養輸液を経腸的と経静脈的に投与して比較検討し，経腸的に投与した場合の方が腸管粘膜の萎縮が軽度であったことから，腸管内に栄養を投与すること（luminal nutrition）

の意義を指摘している。

　それでは，腸管内に栄養を投与すれば，腸管粘膜は萎縮しないのであろうか。どのような組成でも同様なのであろうか。この点に関しては，Hosodaら[8]がラットを用いた栄養療法別の腸管粘膜の変化について検討している。この検討においては，TPN，成分栄養剤，半消化態栄養剤，半消化態栄養剤＋食物繊維，食餌，で2週間飼育したラットの腸管粘膜の変化を比較し，小腸の湿重量，粘膜絨毛高がこの順に減少したことを報告している。絶食下にTPNを施行した場合に腸管粘膜の萎縮が最も高度であるが，経腸栄養剤でも食餌に比べると腸管粘膜は萎縮する。成分栄養剤に比べると半消化態栄養剤の方が腸管粘膜の萎縮が軽度であり，さらに食物繊維を添加した方がより萎縮が軽度であったという結果である。投与する栄養組成が腸管粘膜に対して異なる影響を与えるというこの結果は，経腸栄養剤の選択においてきわめて重要である。

3. 栄養療法とbacterial translocation

　Bacterial translocation（BT）とは，「腸管の防御機構が破綻して腸管内に常在する細菌やその毒素が，腸管の粘膜細胞を通過して腸間膜リンパ節，肝，脾，腹腔内，肺あるいは血中など，体内に侵入する現象」をいう。通常はBTが起こらないよう，腸管粘膜自体に防御機構が存在している。消化液や消化管粘液の存在は，細菌が直接粘膜上皮に接触するのを防いでいる。腸管の蠕動運動は腸管の内容物を移動させることにより，細菌が粘膜に接触する時間を短くし，機械的洗浄作用として機能している。粘膜に細菌が付着しても，通常はturnoverの早い粘膜上皮の脱落により腸管腔内に戻る。正常腸内細菌叢自体が病原微生物の増殖を防ぐ作用もある（colonization resistance）。さらに，粘膜上皮の基底膜において，粘膜上皮相互がtight junctionやdesmosomeにより強固に結合して，細菌が粘膜上皮を通過できない構造となっている。また，パイエル板（Peyer's patch），上皮細胞間リンパ球（intraepithelial lymphocytes: IEL），粘膜下層内リンパ球（lamina propria lymphocytes: LPL）から構成された腸管関連リンパ組織（gut-associated lymphoid tissue: GALT）が腸管自体の免疫組織として機能している。さらに，分泌型免疫グロブリンA（secretory immunoglobulin A: s-IgA）は，腸管粘膜筋板のプラズマ細胞から粘膜上皮の表面に分泌され，抗原や病原性細菌を捕捉してそれらが上皮に接着するのを防止する機能を有している。腸管のs-IgAは全身のs-IgAの約80%を占めている。

　栄養投与経路とBTの関係としては，長期にわたる絶食下TPNにより腸内に栄養が十分供給されないと腸管粘膜が萎縮し，その結果BTを引き起こすというメカニズムが考え

られている[9]。さらに，Alverdyら[10]によってTPNがBTを促進するという実験結果が報告されている。これによると，通常食餌摂取群，TPN群，TPN輸液を経口的に飲ませた群，の間で腸間膜リンパ節の細菌培養陽性率を比較し，TPN群では他の2群に比較して有意に細菌培養陽性率が高かった。その原因は，盲腸内の細菌数の増加と胆汁中のs-IgAの減少がその要因であると考察している。しかし，ENは腸管粘膜の萎縮を予防し，防御機構が維持されてBTが抑制されることが報告されている[11]。手術や炎症などを惹起させた侵襲モデルにおいても，ENのBT予防効果が報告されている[12]。

一方，ヒトにおける臨床的検討では，外傷患者において，早期からのEN群とTPN群を比較すると，TPN群では術後肺炎などの感染性合併症の発生率が有意に高く，その原因としてBTが注目されている[13]。しかし，実際にヒトにおいて腸管粘膜の萎縮とBT発生の間に直接の関連があるかどうかについてはほとんど証明されていない[14]。これは，ヒトにおけるBTの評価方法に難点があるためとされている。しかし，直接的には証明されていないとはいえ，理論的にはBTの問題は注目すべきであり，その予防対策として腸管を使用すること(luminal nutrition)の重要性はいうまでもない。

4. 栄養療法選択のdecision tree（図1）

それでは，どのような考え方で栄養療法を選択すればよいのであろうか。とにかく，ENが実施できれば，それを優先することが大原則である。経口摂取が可能であれば，食事を食べればよい。それが不十分なら，経腸栄養剤を飲んでもらえばよい。この方法で不十分なら，栄養投与量を全体として考えて静脈栄養で補充する，という考え方[15]で，柔軟に経口摂取，経腸栄養，静脈栄養を駆使すればよい。

長期栄養管理が必要となった場合，経口摂取が不十分，あるいは，不可能な状態であれば，経管栄養を選択するべきである。CVポートやHickman catheterを用いた静脈栄養という選択肢は存在するが，腸管を使用することができるのであれば，経管栄養を選択すべきである。とくに，在宅での栄養管理を考えるならば，腸管の使用が可能であれば経管栄養が優先されるべきである。そうして特別な理由がなければ，経管栄養の経路としては胃瘻が第一選択である。経鼻胃管を用いる方法よりも，胃瘻の方がさまざまな点ですぐれている。外観の問題，胃食道逆流および誤嚥性肺炎のリスク，管理上の利点，さらには経管栄養としての確実性，そして患者の苦痛軽減，などの点である。経鼻胃管に対する圧倒的な利点のために胃瘻が選択されてきた，という歴史も考える必要がある[16]（表2）。

高齢者，進行した認知症患者，高度の意識障害患者などに対して，胃瘻を造設して経腸栄養を行うことは，単なる延命処置にすぎないという考え方が強く，このような栄養管理

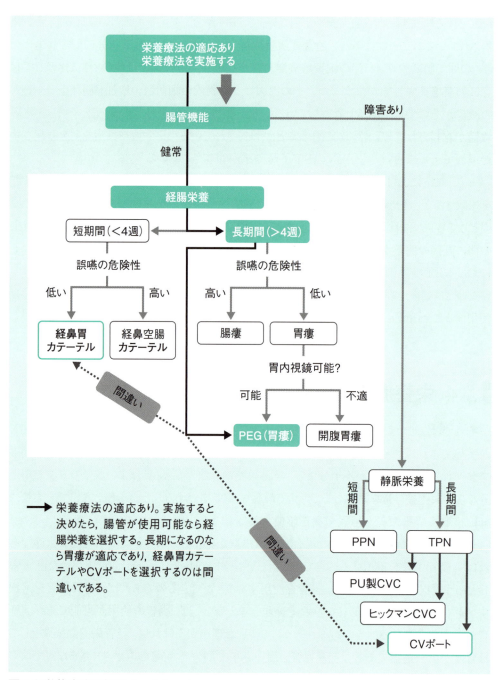

図1 ● 栄養療法選択のdecision tree

は実施するべきではないという風潮が見受けられる[17]。その結果，経鼻胃管を用いたEN症例の増加，CVポートを用いたTPNの実施症例増加という，栄養管理法の選択上，明

表2 ● PEGが普及し始めた頃のPEGの評価

経鼻胃管からPEGに変更した20例を対象とし,内容は家族の記載に基づいて筆者らがまとめた。一部重複回答を含む。

PEGに変更して何がよかったですか？	
患者の顔つきがよくなった	19例(95.0%)
経鼻胃管を抜く心配がなくなった	16例(80.0%)
経腸栄養の管理が楽になった	15例(75.0%)
お風呂に入れやすくなった	10例(50.0%)
吐かなくなった	9例(45.0%)
熱が下がった	8例(40.0%)
髪の毛が増えた	7例(35.0%)
緊急入院回数が減った	6例(30.0%)
褥創の治りがよくなった	6例(30.0%)

このように,経鼻胃管からPEGに変更することによってさまざまな利点があるためPEGが普及したといえる。適応を厳密にする必要はあるが,PEGの経鼻胃管に対する利点についても,もう一度考えてみる必要がある。

(文献16より引用)

らかに間違った方法が採用されるようになってきている。そうして,経鼻胃管の留置による患者自身の苦痛については,何も考慮されていないという現象が生じてもいるわけである。経鼻胃管を用いるために,①外観,見栄えが悪くなる,②苦痛のために事故（自己）抜去を繰り返す,③その予防のために四肢を拘束しなければならない,④再挿入を繰り返すことになる,⑤再挿入時の気管内誤挿入という安全管理上のリスクが高くなる,⑥胃食道逆流による誤嚥性肺炎の頻度が高くなり,それによって肺炎の治療をしなければならなくなって医療費がかさむ,⑦摂食嚥下訓練の妨げとなってリハビリ効果が不十分になる,といったさまざまな問題が逆に多くなっている(表3)。また,CVポートを用いてTPNを実施すると,医療区分3となって医療費がかさむ,カテーテル関連血流感染症(catheter-related bloodstream infection: CRBSI)予防対策が不十分であるために感染率が高く,そのための治療費がかさむだけでなく,これを誤嚥性肺炎として治療するために余計な治療費がかかる,などの問題が顕著になっている。CVポートを使用しているためのCRBSI発生頻度については,データすらない。

表3● 経鼻胃管を用いた経管栄養の問題点と胃瘻の比較

経鼻胃管の問題点		胃瘻
・カテーテルの気管内誤挿入のリスクがある[1]。	⇒	ない[2]
・咽頭部の違和感がある。	⇒	ない
・嚥下運動の妨げとなる[3]。	⇒	ない
・カテーテルを顔面・鼻腔にテープで固定するため、美容上の問題と不快感がある	⇒	ない
・鼻翼などにカテーテルによって潰瘍を生じる可能性がある。	⇒	ない
・鼻閉感から鼻呼吸を妨げ、常時、開口・口呼吸、口腔内乾燥などのために嗅覚や味覚障害をきたしやすい。	⇒	ない
・カテーテルの事故(自己)抜去予防のために四肢抑制が必要となることがある。	⇒	ほとんどない
・カテーテルの刺激により咽頭の分泌物が増加する。	⇒	ない[4]
・異物であるチューブの周囲に痰や細菌が付着して咽頭が不潔になりやすい。	⇒	ない
・胃食道逆流を起こしやすくなる。	⇒	経鼻胃管よりは頻度が低い
・誤嚥性肺炎の頻度が高くなる[5]。	⇒	経鼻胃管よりは頻度が低い
・カテーテルの内径が細いため詰まりやすい。	⇒	つまりにくい
・カテーテルの内径が細いため、注入時間が長い。	⇒	短時間注入が可能
・カテーテルの交換間隔が短い。	⇒	長い(通常、半年程度)
・粘度を有する経腸栄養剤の投与は困難である。	⇒	ミキサー食も容易に投与できる
・鼻にカテーテルが留置されているため、リハビリの邪魔になる。	⇒	リハビリ時、カテーテルは邪魔にならない

1) 経鼻胃管が増えると、逆に医療訴訟が増える可能性がある。
2) 胃瘻カテーテル入れ換えの際、腹腔内誤挿入のリスクはある。
3) 訓練によって経口摂取が再開される可能性が低くなる。
4) 経腸栄養剤の投与が刺激となって唾液分泌が増えることがある。
5) 肺炎の頻度が高くなり、治療に要する医療費が、逆に増えることになる。

まとめ

　ENは、生理的投与経路である、経済的なメリットがある、管理が容易である、重篤な合併症が少ない、などの管理上の利点のみならず、腸管粘膜の萎縮が抑制され、免疫能が維持されることによってBTが抑制され、さらに、侵襲からの回復に有利に働くことが明らかになってきている。したがって、栄養療法の選択において、ENが優先的に選択されるべきであることは疑うべくもない。問題はその実施経路である。
　いわゆる「胃瘻バッシング」という考え方のために、胃瘻を用いてENを実施することが最適な栄養管理法である場合にも、胃瘻を用いることができないこと自体が由々しき問題

である.この傾向が見られる最大の要因は,栄養管理自体が理解されていないことにあるし,まず,胃瘻を造設すべきか否か,という議論から始まることにある.第一,胃瘻を造設すれば栄養管理ができるか,というとそうではない.胃瘻を造設しても,適正なENが実施できなければ,適正な栄養管理ができていることにはならない[18].

　栄養管理の適応を考えることから始めなければならない.栄養管理の適応がないと判断すれば,経鼻胃管も挿入しない,CVポートも留置しない,ENはもちろん,TPNも実施しないで自然経過にまかせるという,重大な決断をしなければならない,ここが最も重要である.ここの議論をせずに,胃瘻はダメ,という意見がまかり通っていること自体が間違っている.栄養管理の適応がある,栄養管理を実施する,と判断すれば,長期栄養管理が必要な場合はENが第一選択である[19].経管栄養を選択する場合には,ほとんどの場合,胃瘻が最もすぐれた経管栄養実施経路であると考えるのが正しいといえる.栄養管理の適応と判断すればENが第一選択となり,その投与経路としては胃瘻が第一選択となる.

文献

1) Dudrick SJ et al: Long-term total parenteral nutrition with growth, development, and positive nitrogen balance. Surgery 64(1): 134-142, 1968
2) 深柄和彦: いま注目のBacterial Translocationとは？その発生機序と対策を知る. G.I.Research 16(6): 475-482, 2008
3) McManus JP, Isselbacher KJ: Effect of fasting versus feeding on the rat small intestine. Morphological, biochemical, and functional differences. Gastroenterology 59(2): 214-221, 1970
4) Guedon C et al: Decreased brush border hydrolase activities without gross morphologic changes in human intestinal mucosa after prolonged total parenteral nutrition of adults. Gastroenterology 90(2): 373-378, 1986
5) 周防正史ほか: 長期間のIVH管理により腸管の廃用性萎縮をきたした1症例の治療経験. JJPEN 14(6): 1015-1019, 1992
6) Kawamura M, Kimura S: Effect of fasting versus parenteral alimentation on the rat small intestine. J Nutr Sci Vitaminol(Tokyo) 26(5): 515-519, 1980
7) Levine GM et al: Role of oral intake in maintenance of gut mass and disaccharide activity. Gastroenterology 67(5): 975-982, 1974
8) Hosoda N et al: Structural and functional alterations in the gut of parenterally or enterally fed rats. J Surg Res 47(2): 129-133, 1989
9) Deitch EA et al: Elemental diet and IV-TPN-induced bacterial translocation is associated with loss of intestinal mucosal barrier function against bacteria. Ann Surg 221(3): 299-307, 1995
10) Alverdy JC: Total parenteral nutrition promotes bacterial translocation from the gut. Surgery 104(2): 185-190, 1988
11) Alverdy JC et al: The effect of parenteral nutrition on gastrointestinal immunity. The importance of enteral stimulation. Ann Surg 202(6): 681-684, 1985
12) Braga M et al: Impact of enteral nutrition on intestinal bacterial translocation and mortality in burned mice. Clin Nutr 13(4): 256-261, 1994
13) Kudsk KA et al: Enteral versus parenteral feeding. Effects on septic morbidity after blunt and penetrating abdominal trauma. Ann Surg 215(5): 503-512, 1992
14) Sedman PC et al: Preoperative total parenteral nutrition is not associated with mucosal atrophy or bacterial translocation in humans. Br J Surg 82(12): 1663-1667, 1995
15) Datta G et al: The role of parenteral nutrition as a supplement to enteral nutrition in patients with severe brain injury. Br J Neurosurg 17(5): 432-436, 2003
16) 鈴木裕ほか: Percutaneous endoscopic gastrostomy(PEG)を用いた在宅経腸栄養療法の実際と問題点. 癌と化学療法 22(suppl-4): 417-423, 1995
17) 大類孝: 認知症末期患者の胃瘻造設:「適応を慎重に検討すべき」の立場から. Geriatr Med 50: 384-390, 2012
18) 井上善文: PEGを介する経腸栄養管理について. New Diet Therapy 27(4): 29-34, 2012
19) 岡田慶一: 介護老人保健施設における認知症高齢者への胃瘻造設の意義. Kitakanto Med J 62(2): 125-128, 2012

2 経腸栄養剤の種類と特徴

1) 経腸栄養剤の分類

栗山 とよ子

はじめに

患者の栄養状態や病態に適した経腸栄養剤を選択することは，栄養治療効果を高めるため，また消化器系合併症や代謝性合併症を防止するために重要な栄養管理のプロセスである。2014年12月現在，200種類を超える経腸栄養剤が市販されており，選択の幅が大きく広がっている。しかしその一方で，種類が多過ぎるために選択に悩む場面もある。根拠に基づいて選択し，自信を持って提案，投与するためには，それぞれの経腸栄養剤の特徴を把握しておく必要がある。ここでは経腸栄養剤を選択する際の指針になるよう，経腸栄養剤を分類し，それぞれの特徴を概説する。

1. 経腸栄養剤の分類（図1）

経腸栄養剤は，取り扱い制度，原材料，窒素源の違いによって分類される。制度上の分類では医薬品と食品に分けられ，2014年12月現在，医薬品は10種類，ほかはすべて食品である。原材料からは，天然濃厚流動食と人工濃厚流動食に分けられる。前者はミキサー食など天然食品をすりつぶして水分を減量し，カロリー密度を上げたもので，製品としてはオクノス流動食品A，同Cなどがある。後者は天然食品を人工的に処理・合成したもので，市販されている経腸栄養剤のほとんどがこれに相当する。3つ目の窒素源による分

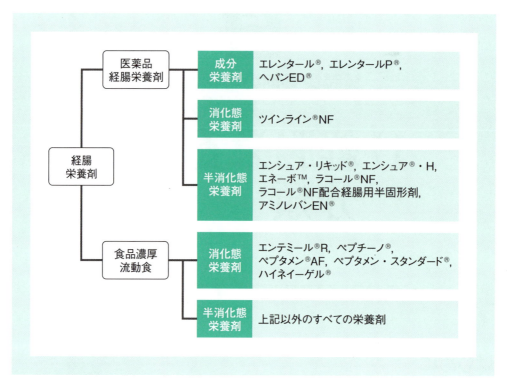

図1●経腸栄養剤の分類

類が最も一般的であり，広義の消化態栄養剤と，半消化態栄養剤に分けられる。ここでは人工濃厚流動食について窒素源の違いで分類し，それぞれの特徴を述べる。

2. 消化態栄養剤

　消化態栄養剤は，窒素源がアミノ酸，オリゴペプチドからなる栄養剤であり，さらに成分栄養剤と，狭義の消化態栄養剤に分けられる。成分栄養剤は，窒素源が結晶アミノ酸だけからなること，化学的に明らかな成分だけで構成されていることが特徴で，成分のすべてが上部消化管で吸収され，残渣は生じない。したがって，消化機能が低下した，あるいは吸収が障害されている病態に有益である。その一方，浸透圧が高いため，浸透圧性下痢を引き起こす可能性があり，またアミノ酸特有の苦み・においがあるためそれらをマスクするためにフレーバーを用いる。わが国で発売されている成分栄養剤（**表1**）は，エレンタール®，小児用のエレンタールP®，肝不全用のヘパンED®の3種類で，すべてが医薬品である。このうち，エレンタール®は，それぞれの栄養素比率が糖質81.6％，タンパク質

表1● 成分栄養剤

per 100kcal	エレンタール®	エレンタールP®	ヘパンED®
アミノ酸(g)	4.4	3.14	3.6
脂質(g)	0.17	0.9	0.9
糖質(g)	21.1	19.9	19.9
kcal/mL*	1	1	1
浸透圧(mOsm/L)**	906	832	633
食物繊維(g)	755	630	0

*：基準液量に溶解した場合　　**：1kcal/mLの場合

表2● 消化態栄養剤

per 100kcal	ツインライン®NF*	エンテミール®R	ペプチーノ®	ペプタメン®AF	ペプタメン・スタンダード®	ハイネイーゲル®
オリゴペプチド(g)	4.1	3.75	3.6	6.3	3.5	4.0
脂質(g)	2.8	1.3	0	4.4	4.0	2.2
糖質(g)	14.7	18	21.4	8.8	12.5	16.8
kcal/mL	1	1	1	1.5	1.5	0.8
浸透圧(mOsm/L)	470〜510	510〜550	460	440	520	360
食物繊維(g)	0	0	0	0	0	1.38
水分量(mL/100mL)	約85	82.5**	85	77.5	76.5	88

*：医薬品扱い　　**：基準液量に溶解した場合

16.9％，脂質1.5％と，脂肪含有量が非常に少ない。そのため，長期にわたって単剤で管理すると必須脂肪酸欠乏症を引き起こすリスクが高く，予防のために，週2〜3回経静脈的な脂肪乳剤の投与が勧められる。エレンタールP®とヘパンED®は，約8％の脂肪を含有しており，必須脂肪酸欠乏症発症は考えにくい。適応対象は，消化機能が低下した，あるいは腸管の安静を必要とする場合で，短腸症候群，吸収不良症候群（膵外分泌不全など），クローン病に対する寛解導入・寛解維持療法[1]，重症膵炎患者への早期経腸栄養[2] などである。

　消化態栄養剤（表2）は，窒素源にアミノ酸のほかジペプチド，トリペプチドを含むことが特徴である。これらのオリゴペプチドは独自の吸収経路を持ち，アミノ酸よりむしろ吸収効率は良い。ツインライン®NF，エンテミール®R，ペプチーノ®，ペプタメンAF®，ペプタメン・スタンダード®，ハイネイーゲル®の6種類が市販されており，ツインライン®NFの

みが医薬品である。またペプチーノ®は脂肪を含まないが，それ以外の製品は十分量の脂肪を含有する。適応症例は成分栄養剤とほぼ同様であるが，成分栄養剤に比較して浸透圧が低く抑えられるため，浸透圧性下痢を起こしにくいという利点もある。

なお，糖質，脂質に関しては，分解した形で添加すると浸透圧が大幅に上昇し，現実的な投与が困難になる。したがって，糖質はおもにデキストリン，脂肪も未消化の形態で含まれており，両栄養素に関しては，成分栄養剤，消化態栄養剤，半消化態栄養剤とも，吸収のしやすさに違いはない。

3. 半消化態栄養剤

天然食品を人工的に処理した栄養剤で，窒素源は大豆タンパク質や乳タンパク質である。したがって，適応対象はある程度の消化機能を維持している必要がある。現在200種類を超える半消化態栄養剤が市販されており，このうち医薬品は5種類，ほかはすべて食品である。多様なエネルギー密度（0.75〜2.5kcal/mL），タンパク質含有量（0.4〜6.25g/100kcal），食物繊維含有量（0〜2.4g/100kcal）の製品があり，糖質と脂質の含有比率もさまざまに調整され，個々の症例に応じた選択がある程度可能である。微量栄養素に関しては，多くが1,200kcalを投与すると日本人の食事摂取基準を満たすように調整されているが，最近では必要エネルギー量が少ない場合を考慮して，800〜1,000kcalで充足する製品も増えている。物性も工夫され，液体，半固形状，さまざまな程度のとろみをつけた液状，さらに胃内で液体から半固形状に変化するよう調整された製品がある。後者3形態は，胃食道逆流や誤嚥のリスク軽減や下痢などの消化管合併症防止を期待して，また投与時間の短縮が図れることから褥瘡予防やリハビリ時間を確保するために，近年使用頻度が上昇しており，次々と新しい商品が発売されている。しかし，これらは日本独自の形状であり，現時点では胃食道逆流や下痢防止効果などに対してエビデンスレベルを満たす報告に乏しい。そのほか，各種病態下の代謝異常の予防と是正を目的に，栄養素を調整した，いわゆる「病態別経腸栄養剤」も，そのほとんどは半消化態栄養剤に分類される。

半消化態栄養剤は，以上のように選択肢が多いこと，ほぼすべての栄養素を含有していることから栄養治療効果も高く，ある程度の消化管機能が保たれている場合には，第一選択となる。

4. 病態別経腸栄養剤

　経腸栄養を受ける患者の9割以上は，標準的な半消化態栄養剤に十分に耐容性があり，安全に投与できる。しかし，疾患によっては独特の代謝障害や栄養素の不均衡が生じ，標準組成の栄養剤では適切な状態を維持できない場合がある。このような不均衡を予防，あるいは是正して，栄養状態を改善するために栄養素を調整した栄養剤が，いわゆる「病態別経腸栄養剤」である。正確には，肝不全用の2製剤を除いてこれらは食品に分類されるため，病態に対して効能効果を明記できない。また，該当疾患を持つすべての患者に用いる必要はなく，標準組成栄養剤で代謝状態や栄養状態が保てない場合に使用を考慮する。ここでは，①肝不全用経腸栄養剤，②糖尿病用経腸栄養剤，③腎不全用経腸栄養剤，④慢性呼吸不全用経腸栄養剤，⑤がん患者用経腸栄養剤，⑥免疫調整経腸栄養剤の6種類について，それぞれの代謝異常の特徴と各種栄養剤の概要を述べる。

❶肝不全用経腸栄養剤

　肝不全用経腸栄養剤の最大の特徴は，含有するアミノ酸やタンパク質のFischer比を高めたことである。肝臓は栄養代謝の中心的な役割を担うため，とくに肝の予備能が低下した肝硬変ではさまざまな栄養障害を引き起こす。代表的な代謝異常の一つが，分岐鎖アミノ酸（branched chain amino acid: BCAA）の低下と芳香族アミノ酸（aromatic amino acid: AAA）の上昇に代表されるアミノ酸のインバランスであり，もう一つは糖質の貯蔵量減少とインスリン抵抗性の増大にともなう，糖の利用障害である。これらに波及してさまざまな代謝栄養障害が発生し，進行すると腹水・浮腫，肝性脳症の発症につながる。BCAA低下の原因は，グルコースに代わるエネルギー源として利用されること，尿素回路に代わって筋肉内でアンモニアを処理する際に消費されること，さらに高インスリン血症によって筋肉組織への取り込みが増加することが考えられる。一方，肝臓で代謝されるAAAは利用率が低下して蓄積し，その結果Fischer比が低下する。BCAAを補充すると上記代謝異常が改善して肝臓と筋肉内でのタンパク合成が活発になり，生存率とQOLの改善につながることが報告されている[3]。さらに，肝硬変では糖の利用障害によって早朝のエネルギー代謝状態は飢餓に近い状態になるが，就寝前の軽食（late evening snack: LES）を摂取することで代謝状態が改善し，タンパク合成が促進されると報告されている[4]。

　以上の代謝異常改善を目的に，3種類の肝不全用経腸栄養剤が市販されている（表3）。医薬品の成分栄養剤ヘパンED®と半消化態栄養剤アミノレバンEN®は，肝性脳症をともなう，あるいは既往のある慢性肝不全患者が投与対象である。前者はFischer比を大幅に高め，さらに尿素回路を活性化するアルギニンと亜鉛を強化している。後者はタンパク質の含有量が多く，食事からの摂取量が不十分な場合にも適する。ヘパスⅡ®は上記2剤よりFischer比は低いが，食物繊維，オリゴ糖を配合して腸内環境を適正に保つことで

表3● 肝不全用経腸栄養剤

栄養剤名	kcal/mL	g/100kcal			Fischer比	特徴
		タンパク質	脂質	糖質		
ヘパンED®*	1	3.6	0.9	19.9	61	アルギニン・亜鉛強化
アミノレバンEN®*	1	6.4	1.7	14.8	38	タンパク質高含有
ヘパスII®	1	4.0	3.0	15.6	18	n-3系脂肪酸・亜鉛強化 食物繊維, オリゴ糖

＊：医薬品（基準液量で溶解した場合）

表4● 糖尿病用経腸栄養剤

栄養剤名	kcal/mL	g/100kcal（%）			食物繊維 g/100kcal	特徴
		タンパク質	脂質	糖質		
グルセルナ®EX	1	4.1 (17 :	5.5 51 :	7.8 32)	1.7	糖質減量, 脂肪増量 MUFA60%
タピオン®α	1	4.0 (16 :	4.5 40 :	12.8 44)	1.8	糖質源はタピオカデキストリン MUFA67%
インスロー®	1	5.0 (20 :	3.3 30 :	12.4 50)	1.5	糖質の70％がパラチノース MUFA・微量元素強化
リソース・グルコパル®	1.25	5.0 (20 :	3.3 30 :	12.1 50)	1.6	糖質源はタピオカデキストリン・パラチノース, アルギニン強化
DIMS®	1	4.0 (16 :	2.8 25 :	16.7 59)	2.4	食物繊維高含有 ビタミンB_1・C・E強化
DIMVest®	1	4.5 (18 :	3.9 35 :	12.6 47)	1.4	脂質の約30％がMCT, イソロイシン配合

アンモニア産生の抑制を図っている．ちなみに，一般の食事や多くの標準組成経腸栄養剤のFischer比は3程度である．

　これらは，肝性脳症発症時に経腸栄養を施行する場合や，食事摂取量が不十分な時の補助食およびLES[5]としての使用が勧められる．

❷糖尿病用経腸栄養剤（表4）

　摂取後の血糖値上昇抑制を目的に，おもに糖質と脂肪の割合と組成を調整した経腸栄養剤である。糖尿病患者では，血糖値やHbA1cが高いほど糖尿病性合併症の発症率が高くなる。また，本来耐糖能に問題がない場合でも，外傷や感染症などの侵襲が加わると，抗インスリン作用を持つホルモン分泌が亢進して血糖値が上昇し，いわゆるストレス糖尿病を引き起こす場合がある[6]。そして，侵襲時の高血糖は，感染症の発症率や死亡率など，予後の増悪と強く関連することがわかっている[7]。したがって，糖尿病患者および耐糖能を障害された患者の栄養管理の目的は，十分な栄養素を投与しながら血糖値の大幅な変動を抑制し，高血糖にともなう各種合併症を防止することである。その目的を達成するために，おもに2通りの工夫をした経腸栄養剤が発売されている。一つは糖質を減量して脂肪の含有量を増量し，脂肪中の一価不飽和脂肪酸（monounsaturated fatty acid: MUFA）の割合を多くしたものである。MUFAは血糖値と血清脂質改善効果が確認されている[8]。もう一つの方法は，栄養素の比率は標準組成と変えず，糖質の一部を難消化性の糖質（分枝デキストリン，タピオンなど）や血糖上昇に関与しない糖質（キシリトールなど）に置き換えたものである。その他，グルコース輸送体の一種GLUT4を細胞膜に移行させる作用のあるイソロイシンを配合することで，血糖値上昇抑制を図った製品もある。いずれの製品も十分な食物繊維を含有し，胃排出速度や炭水化物の吸収速度の抑制を介して，血糖値上昇を抑えている。標準組成経腸栄養剤との比較対照試験のメタ解析[9]では，糖尿病用経腸栄養剤投与群のほうが，投与後の血糖値の上昇速度と最高値が有意に低く，インスリンの使用量が少なかったことが報告されている。

❸腎不全用経腸栄養剤

　腎不全用経腸栄養剤は，腎不全で蓄積しやすい電解質とタンパク質含有量を調整し，水分制限に対応した高エネルギー組成が，おもな特徴である。CKD（慢性腎臓病）ではステージ分類（p.105参照）に応じた栄養管理が必要である。3期以前は健常人と大きな違いはなく，ほとんどの症例で標準組成の経腸栄養剤が使用できる。しかし4期，つまり腎不全期となると，疾患特有の代謝栄養障害が発症しやすく，栄養素や電解質の調整が必要となる。この時期は，制限食や尿毒症などによって摂取量自体が減少し，また耐糖能障害やアシドーシス，アミノ酸代謝異常，タンパク異化亢進によって，栄養状態が悪化しやすい。一方，透析導入後の5期は，タンパク質，アミノ酸，糖，水溶性ビタミンなどの栄養素が透析液中に喪失し，また透析膜やエンドトキシンの影響でタンパク異化が亢進する。これらによって，基礎代謝は亢進し，BCAAの低下，血清電解質K，Na，Pの蓄積，各種栄養素欠乏などが引き起こされる。栄養管理の基本は，いずれの病期でも十分なエネルギー量を投与し，蓄積しやすく腎への負担となる電解質は制限し，4期には腎不全の進行

表5● 腎不全用経腸栄養剤

栄養剤名	kcal/mL	g/100kcal タンパク質	g/100kcal 脂質	g/100kcal 糖質	NPC/N	食塩 g/P	K mg/P	P mg/P
リーナレン®LP	1.6	1.0	2.8	17.5	614	0.15	60	40
リーナレン®MP	1.6	3.5	2.8	14.9	157	0.3	60	75
レナウェル®A	1.6	0.4	4.5	14.7	1,680	0.2	20	20
レナウェル®3	1.6	1.5	4.5	13.5	400	0.2	20	20
レナジー®bit	1.2	0.6	1.6	20.8	1,004	0.07	0〜8	3〜10
レナジー®U	1.5	3.25	2.8	16.9	167	0.3	78	40

を抑制するために，タンパク質投与量を不可避窒素喪失量を補う程度(0.6〜0.8g/kg/日)にまで制限する[10]。一方，維持透析期には，十分量のタンパク質を投与する。さらに，食事制限や透析により不足・喪失しやすい水溶性ビタミン，亜鉛，銅も十分に投与する。

　現在，6種類の腎不全用経腸栄養剤が発売されている(表5)。いずれも水分制限に適した高エネルギー組成で，蓄積しやすい電解質とビタミンAを減量し，一部では脂肪代謝促進のため中鎖脂肪酸，カルニチンが配合されている。タンパク質量，NPC/N(non-protein calorie/nitrogen)比は製品によって大きく異なり，病期に応じた選択が可能である。ただし，必要のない症例に長期間使用すると，制限された栄養素の欠乏を引き起こす可能性があり，定期的なモニタリングによって標準組成の経腸栄養剤と使い分ける必要がある。

　一方，急性腎不全では，腎障害を引き起こした原因疾患に応じた栄養治療を優先しなければならず，腎不全用経腸栄養剤を使用する必要性は低い。

❹呼吸不全用経腸栄養剤

　慢性呼吸不全に対する経腸栄養剤の特徴は，脂質を増量して糖質を減量し，栄養効率のよい高エネルギー組成としていることである。慢性閉塞性肺疾患(COPD)の増悪期など，換気障害をともなう慢性呼吸不全患者では，呼吸に関連したエネルギー消費量の増大や炎症性サイトカインの影響により，エネルギー代謝と体タンパク異化が慢性的に亢進し，安静時エネルギー消費量は健常人の1.2〜1.4倍に増加していると報告されている[11]。栄養状態を維持して体タンパクの同化を促進するためには十分なエネルギー摂取が必要であるが，肺の過膨張にともなって横隔膜が平坦化しているために少量で満腹になりやすく，一方，食事によって腹部が膨満して横隔膜が挙上すると肺を圧排して換気状態が悪化する。このような病態に適した経腸栄養剤は，エネルギー密度が高く，また代謝で産生する二酸化炭素量を抑制するために，呼吸商(RQ=二酸化炭産生素量/酸素消費量)の高い炭水化物(RQ=1.0)を減量して脂質(RQ=0.7)を増量した栄養組成が望ましい。重度

表6● 呼吸不全用経腸栄養剤

栄養剤名	kcal/mL	g/100kcal (%)			Zn mg	Cu μg	P mg	特徴
		タンパク質	脂質	糖質				
プルモケア®-EX	1.5	4.2 (17 :	6.1 55 :	7.0 28)	1.1	133	61	糖質減量，脂質増量 亜鉛，銅，リン強化 L-カルニチン配合

の高炭酸ガス血症がある患者で，上記組成の経腸栄養剤の有益性が示されている[12]。プルモケア®-EXは，1.5kcal/mLの高エネルギーに調整され，糖質を大幅に減量（総エネルギー量の28.4%）して脂質を増量（54.8%）し，さらに中鎖脂肪酸，一価不飽和脂肪酸を強化して，脂質の利用促進のためにカルニチンが配合されている（表6）。ただし，食事の補助食として摂取する場合は全体に対する栄養素比率の影響は少なく，また換気障害をともなわない安定したCOPD患者では，有効性は証明されていないため，患者の嗜好に応じた標準組成の経腸栄養剤でも問題はない。

⑤ がん患者用経腸栄養剤

がん患者では，腫瘍自体の影響や治療の副作用などによって食欲が低下し，体重減少と栄養障害をきたす割合が高い。栄養状態が悪いと治療が制限され，また治療効果も減弱する[13]。さらに，重症化するとがん死以前に栄養失調による死亡をも引き起こす[14]。また低栄養ではがん悪液質が進行し，患者のQOLにも大きく影響する。したがって，早期からの適切な栄養管理が必要である。最近の研究で，がん悪液質を引き起こす一因として，症性サイトカインやホルモンによる代謝異常が明らかになってきた[15]。つまり，がんに対する生体反応で産生されるIL-1β，IL-6，TNFαなどの炎症性サイトカインが増加して炎症や神経内分泌反応が誘発され，その結果安静時代謝量が増加する。さらに，栄養素の代謝異常を引き起こし，体脂肪と除脂肪体重（LBM）が減少する。一方，がん細胞からは「脂肪運搬因子」（lipid-mobilizing factor: LMF）と，「タンパク質分解誘導因子」（proteolysis inducing factor: PIF）が分泌され，それぞれ体脂肪とLBMの減少をきたす。これらの代謝変化は体細胞の回復を妨害するため，通常の栄養療法では栄養状態の改善が困難である。これに対してEPA（エイコサペンタエン酸）を強化した経腸栄養剤を投与すると，炎症性サイトカイン活性を競合的に抑制して基礎代謝量を減少させ，さらにPIF産生を抑制して筋肉の崩壊を抑制することが報告されている[16]。プロシュア®は，1パック（300kcal/240mL）あたりEPAを約1g含有し，フラクトオリゴ糖，Lカルニチンを配合し，食物繊維，抗酸化物質を強化した経腸栄養剤であり，進行膵がん患者に投与した比較対照試験で，投与群の体重増加が報告されている[17]（表7）。

表7 ● がん患者用経腸栄養剤

栄養剤名	kcal/mL	g/100kcal（%）			EPA mg/P	DHA mg/P	特徴
		タンパク質	脂質	糖質			
プロシュア®	1	5.3 (21 :	2.0 18 :	16.3 61)	1,056	480	EPA, DHAを大量に含有 L-カルニチン・フラクトオリゴ糖配合, 抗酸化物質強化

表8 ● 免疫賦活経腸栄養剤

栄養剤名	kcal/mL	g/100kcal			特徴 (強化された栄養素)
		タンパク質	脂質	糖質	
インパクト®	1	5.6	2.8	13.3	ω3系脂肪酸, アルギニン, グルタミン, 核酸
アノム®	1	5.0	2.8	13.8	グルタミン, アルギニン, ポリフェノール, 抗酸化微量栄養素
イムン®	1.25	5.3	3.0	13.6	グルタミン, アルギニン, 抗酸化微量栄養素, ω3系脂肪酸
メイン®	1	5.0	2.8	13.3	ホエイペプチド, 乳酸菌発行成分, 中鎖脂肪酸, L-カルニチン

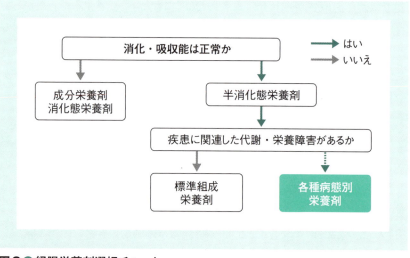

図2 ● 経腸栄養剤選択チャート

❻免疫調整経腸栄養剤

　免疫経腸栄養剤には，免疫能の活性化を目的とした免疫賦活経腸栄養剤と，過剰な炎症反応の調整を目的とした免疫調整経腸栄養剤があり，広義には両者を合わせて免疫調整経腸栄養剤と呼ぶ．両者とも，免疫調整機能が期待される栄養素を薬理学的な量まで増量し，生体反応を調整することで合併症発症率の低下や予後の改善を図っている．

　免疫賦活経腸栄養剤（表8）は，免疫増強効果が期待される栄養素，つまり，グルタミン，アルギニン，核酸，n-3系脂肪酸などを強化した栄養剤である．投与対象は，消化管待機手術患者，外傷患者などで，1日750〜1,000 mLを目標に，手術の場合5〜7日前から前日まで投与し，栄養状態の悪い患者には術後にも追加投与する．投与群では感染症の発症率が低下し，入院期間短縮などの予後改善効果が報告されている[18]．

　一方，ALI（急性肺障害）や重症敗血症患者など，重症感染症患者には上記を用いても効果がなく，むしろ死亡率が上昇するとの報告[19]があり，その原因としてアルギニンの強化が推察されている．強い炎症反応が起こっている病態下で大量のアルギニンを投与すると，炎症反応を助長して臓器障害を引き起こし，さらに血管拡張作用のある一酸化窒素の基質として敗血症性ショックを増悪させる可能性がある．免疫調整経腸栄養剤として開発されたオキシーパ®はアルギニンを強化せず（2.1 g/L），過剰な炎症反応を抑える効果のあるEPAおよびγ-リノレン酸（γ-linolenic acid: GLA）と，抗酸化物質を強化した経腸栄養剤であり，肺損傷に関与する炎症性サイトカインの作用を抑制することによる，呼吸機能の改善が期待されている[20]．ただし，免疫調整栄養剤はいずれも栄養組成に大きな偏りがあるため，2週間以上の長期投与は無効であるばかりかむしろ弊害を招くこともあり，栄養状態の改善には適さない．

■■ まとめ

　濃厚流動食を窒素源の違いで分類し，それぞれの特徴と使い分けを記載した．また栄養代謝異常を起こしやすい6つの病態と，それぞれの「病態別経腸栄養剤」の特徴を概説した．これらを踏まえた経腸栄養剤選択チャートを図2に示す．個々の患者に適した製品を選択し，効果的な経腸栄養法を実施するためには，これら経腸栄養剤の組成や効果に関する理解が必要である．

文 献

1) Takagi S et al: Effectiveness of an 'half elemental diet' as maintenance therapy for Crohn's disease. A randomized-controled trial. Aliment Pharmacol ther 24(9): 1333-1340, 2006:
2) Marik PE, Zaloga GP: Meta-analysis of parenteral nutrition versus enteral nutirition in patients with acute pancreatitis. BMJ 328(7453): 1407-1412, 2004
3) Nakaya Y et al: BCAA-enriched snack improves nutritional state of cirrhosis. Nutrition 23(2): 113-120, 2007
4) Plank LD et al: Noctanal nutritional supplementation improves total body protein status of patients with liver cirrhosis; a randomized 12-month trial. Hepatology 48(2): 557-566, 2008
5) Marchesini G et al: Nutritional supplementation with branched-chain amino acids in advanced cirrhosis: a double-blind, randomized trial. Gastroemterology 124(7): 1792-1801, 2003
6) Mizock BA: Alterations in carbohydrate metabolism during stress; a review of the literature. Am J Med 98(1): 75-84, 1995
7) Egi M et al: Blood glucose concentration and outcome of critical illness: the impact of diabetes. Crit Care Med 36(8): 2249-2255, 2008
8) Schwingshacki L et al: Effects of monosaturated fatty acids on glycaemic control in patients with abnormal glucose metabolism; a systematic review and meta-analysis. Ann Nutr Metab 58(4): 290-296, 2011
9) Elia M et al: Enteral nutritional support and use of diabetes-specific formulas for patient with diabetes. Diabetes Care 28(9): 2267-2279, 2005
10) Kopple JD et al: Effect of energy intake on nitrogen metabolism in nondialyzed patients with chronic renal failure. Kidney Int 29(3): 734-742, 1986
11) Wouters EFM et al: Nutrition and metabolism in chronic respiratory disease. Europian Respiratory Monograph. Europian Respiratory Society Journals Ltd, pp11-12, 2003
12) Ferreira I et al: Nutritional intervention in COPD: a systematic overview. Chest 119(2): 353-363, 2001
13) Andreyev HJ et al: Why do patients with weight loss have a worse outcome when undergoing chemotherapy for gastrointestinal malignancies? Eur J Cancer 34(4): 503-509, 1998
14) Ambrus JL et al: Causes of death in cancer patients. J Med 6(1): 61-64, 1975
15) Cabal-Manzano et al: Proteolysis-inducing factor is expressed in tumours of patients with gastrointestinal cancers and correlates with weight loss. Br J Cancer 84(12): 1599-1601, 2001
16) Fearon KC et al: Effect of a protein and energy dense N-3 fatty acid enriched oral supplement on loss of weight and lean tissue in cancer cachexia: a randomized double blind trial. Gut 52(10): 1479-1486, 2003
17) Wigmore SJ et al: Effect of oral eicosapentaenoic acid on weight loss in patients with pancreatic cancer. Nutr cancer 36(2): 177-184, 2000
18) Consensus recommendations from the US summit on immune-enhancing enteral therapy. JPEN 25(2 Suppl): S61-S63, 2001
19) Bertolini G et al: Early enteral immunonutrition in patients with severe sepsis; results of an interim analysis of a randomized multicentre clinical trial. Int care Med 29(5): 834-840, 2003
20) Pontes-Arruda A et al: Effects of enteral feeding with eicosapentaenoic acid, gamma-linolenic acid, and antioxidants in mechanically ventilated patients with severe sepsis and septic shock. Crit Care Med 34(9): 2325-2333, 2006
21) 日本静脈経腸栄養学会編：静脈経腸栄養ガイドライン第3版．東京，照林社，2013

経腸栄養剤の種類と特徴

2) Immuno-nutrition（免疫栄養療法）の理論と実際

高橋 路子　　山下 勇人
山本 将士　　宇佐美 眞

はじめに

　Immuno-nutritionとはimmune（免疫）とnutrition（栄養）による造語で，「栄養により宿主の免疫能を賦活化する栄養療法」と定義される。免疫栄養療法で用いられる経腸栄養剤には，侵襲時に生体防御機能に必要とされる栄養成分を強化した免疫賦活経腸栄養剤（immuno-enhancing enteral diet: IED）と，抗炎症作用を重視した成分を強化した免疫調整経腸栄養剤（immune-modulating enteral diet: IMD）がある。IEDにはグルタミンやアルギニン，核酸，n-3系多価不飽和脂肪酸（polyunsaturated fatty acids: n-3 PUFAs）などが含まれている。IMDは過剰な炎症反応を抑制するためアルギニンを含まず，n-3 PUFAsやγリノレン酸（GLA），抗酸化物質などを含んでいる。しかしながら，両者の定義は明瞭ではなく，欧米では一般的にIEDをIMDに含めることが多い。本項では『静脈経腸栄養ガイドライン 第3版』[1]にならい，IMDと区別してIEDという用語を用いることとする。

　これらさまざまな栄養成分は，腸管粘膜におけるサイトカイン・ケモカインといった液性因子や細胞間相互作用などの複雑なネットワークを調節し，腸管免疫系の発達・維持に貢献している[2]。本項ではこれらの栄養成分およびそれらから構成される経腸栄養と免疫機

能，臨床効果について概説する。

1. Immuno-nutritionのエビデンス

　周術期やICU入院患者の栄養状態を改善し，免疫能を維持することを目的としてimmuno-nutritionが推奨された結果として，術後感染や合併症の罹患率低下，人工呼吸器装着時間やICU滞在時間，入院期間の短縮など有効性を示した多くの報告がなされている。しかし一方で，ランダム化比較試験（randomized controlled trial: RCT）におけるコントロール群の内容，投与量の設定や研究デザインなどの問題もあり，十分なエビデンスと評価されない報告も少なくない。また同じ栄養療法によっても重症敗血症や胃腸障害（GI intolerance）を増悪する可能性を示唆する報告もあり，その実践においては状況に応じた的確な判断が必要である[3]。以下に個々の栄養成分の作用を代謝・合成経路（図1）[4]とともに示す。

❶グルタミン

　グルタミンは体内で最も豊富に存在する非必須アミノ酸であるが，外傷，熱傷，敗血症などの異化ストレス下では骨格筋内のグルタミンが急速に枯渇するため，条件付必須アミノ酸として位置付けられている。そのおもな役割は，腸管上皮細胞，リンパ球，マクロファージ，好中球などのエネルギー源となることであり，これらの細胞の分化，成熟に必須である。グルタミンはオルニチンの前駆物質として，ポリアミン合成を介してこれらの細胞の増殖を刺激し，グルタミン酸からプロリン，グルタチオンへ転化することで，組織の修復や酸化ストレスを低下させる効果がある（図1A）。またヘルパーT細胞と制御性T細胞の割合を増加させ，炎症性サイトカイン産生の抑制，腸管バリアの改善や，腸管上皮内リンパ球由来のTh1サイトカイン産生を増加させ，Th1/Th2比を増加させて腸管免疫を強化するとされている。

❷アルギニン

　アルギニンはグルタミン同様体内で合成されるので必須アミノ酸ではないが，異化ストレス下ではその需要が高まり，体内の合成では必要量をまかなうことができないため，条件付必須アミノ酸と呼ばれている。アルギニンとグルタミンの代謝経路はオーバーラップしているので，アルギニンの免疫に対する効果はグルタミンと類似している。実際，体内に存在するアルギニンの約半分は，大腸内で食餌性グルタミンから産生されている。アルギニンはタンパク同化作用のある成長ホルモン，インスリン，IGF-1，プロラクチンの分泌を刺

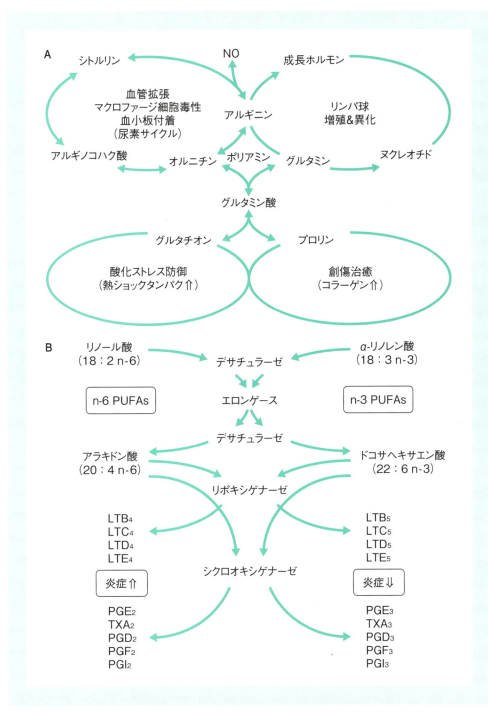

図1●グルタミン酸，アルギニンの代謝経路(A)とn-6およびn-3PUFAsからのエイコサノイド合成経路(B)

PUFAs: 多価不飽和脂肪酸　　LT: ロイコトリエン　　PG: プロスタグランディン　　TX: トロンボキサン

(文献4より引用，一部改変)

激し，リンパ球，腸上皮細胞，線維芽細胞などの細胞増殖を促進し，オルニチンからのポリアミン合成およびコラーゲン合成促進効果とともに，創傷治癒効果を発揮する。またアルギニンはNOS（nitric oxide synthase）によってシトルリンとNO（nitric oxide）に代謝される（図1A）。NOは殺病原体作用や細胞障害作用を持ち，生体の感染防御に重要な役割を担うとともに，微小循環調節においても重要であるが，その一方で強力な血管拡張作用を持つため，炎症性メディエーターの存在下ではNOSの活性化にともなってNOが過剰に誘導され，血管平滑筋が弛緩して昇圧剤に反応しない低血圧，ショックを引き起こす可能性が指摘されている。

❸ n-3PUFAs

多価不飽和脂肪酸は必須脂肪酸であり，構造上炭素鎖の長さと不飽和二重結合の部位によって特徴付けられている。n-6とn-3 PUFAsの合成を（図1B）に示す。生成物である脂質メディエーターによる炎症，感染，腫瘍における調節機構が注目されている。n-3 PUFAs摂取により細胞膜リン脂質のn-6PUFAs由来のアラキドン酸（AA）が，エイコサペンタエン酸（EPA）とドコサヘキサエン酸（DHA）に置換される。それらは細胞膜の流動性や透過性，細胞の運動性，リガンド／受容体の結合，酵素の分泌，抗原提示，細胞内シグナル伝達などを変化させる。EPAとDHAは細胞膜から放出される際に，シクロオキシゲナーゼやリポキシゲナーゼによってAA由来エイコサノイド合成を抑制し，血小板凝集の抑制など保護的，抑制的に作用する。さらにn-3PUFAs由来の新たな脂質メディエーターの研究が進展している。

❹ 核酸

核酸はペントース，リン酸基からなる。DNA，RNA，ATP，cAMP，NADなどの材料であり，ほとんどすべての生化学的過程に関与する。核酸は通常グルタミン，グリシン，アスパラギン酸，二酸化炭素，テトラヒドロ葉酸塩などの基質から合成されるが，異化ストレス時にはとくに消化管および関連のリンパ組織では合成が追いつかなくなるために，食餌性核酸を直接サルベージ経路から利用する。核酸によってヘルパーT細胞数の増加，Th1サイトカイン産生，脾臓におけるIL-2発現増加が促進される。臨床栄養学的観点から，母乳に含まれる核酸により，乳児の脂質代謝が改善し，NK活性が増強されて感染症にかかりにくくなり，成長，発達，創傷治癒を促すと考えられている。

❺ 微量栄養素

微量栄養素にはビタミン類と微量金属が含まれ，これらは免疫防御において，①皮膚／粘膜のバリア機構，②細胞免疫，③抗体産生の機序，に関連している。異化ストレス下

では，微量元素は反応性酸化物質やNOなどの窒素化合物のレベルを弱めて酸化ストレスを軽減する。ビタミンA，B_6，B_{12}，C，D，E，葉酸，鉄，亜鉛，銅，セレンはTh1サイトカインを介する免疫反応や，プロスタグランディンの産生を相乗的に促進する。ビタミンAとDは酸化還元反応の一部を調節し，細胞性，液性免疫に必要であり，Th2を介した抗炎症性サイトカインの作用を増強する。ビタミンC，E，セレン，銅，亜鉛は活性酸素（ROS）による細胞障害に拮抗して，皮膚/粘膜バリアの機能を改善する。

2. これまでのエビデンスとガイドラインの比較

　IEDのさきがけとしてIMPACT®が発売され，多くの臨床試験がなされている。欧米のmeta-analysisでは，IMPACT®を投与すると術後感染症の発生が抑制され，在院日数が短縮することが確認されている[5]。これらの有効な結果を受けて，さらに大規模試験で検討されている。わが国ではインパクト®として使用されており，主成分は共通であるが，ビタミン類の添加量が多少異なっている。現在，わが国で発売されているIED・IMDのおもな組成を示す(表1)。

　最近のsystematic reviewsとメタ解析の結果でimmuno-nutritionの有効性が報告された結果について表2に示す[6]。おもに消化管がんを含む消化器疾患に対してIED・IMDを投与すると，感染症罹患率低下，入院期間短縮など有効性を示した報告が多い。Marikらのメタ解析結果によると，ICU患者にfish oilつまりn-3PUFAs含有，アルギニン非含有のIMD投与を行った群で死亡率が減少し，逆に外傷患者にアルギニンを投与すると，死亡率が増加する結果が得られた(図2)[7]。重症病態に対するアルギニンの適切な投与に関する見解は，現在のところ不明である。

　わが国でも，おもに食道がん，胃がん，膵がんなどの消化器がん周術期において，immuno-nutritionの有用性が検討されている。なかには食道がんで術前のインパクト®の投与により術後の末梢血中リンパ球数が増加するが，感染性合併症の抑制は認めなかった[8]という，胃がんに対する胃全摘術の術前に通常の食事に加えてインパクト®を経口摂取させても，術後感染の割合や炎症反応の低下，生存率の改善は見られなかった[9]という報告があるが，その原因の一つとしてわが国の外科手術の技術レベルが高く術後感染症が少ないため，immuno-nutritionの効果が現れにくい可能性が考えられる。

　膵頭十二指腸切除術の術前に，通常の食事に加えてインパクト®を経口摂取で追加すると，切開創の感染率が減少して，重症度スコアの軽減を認め[10]，Th1/Th2の分化やTh17の反応性などを調節することによって，手術侵襲ストレスによる免疫抑制を軽減させ[11]，エイコサペンタエン酸/アラキドン酸比は上昇し，血清中のPGE2レベルが減少す

表1 ● わが国で発売されているIED・IMDの組成(/100kcal)

製品名		メイン®	オキシーパ®	ペプタメン® AF	アノム®	イムン®α	インパクト®	IMPACT®**
タンパク質(g)		5	4.2	6.3	5	5.2	5.6	5.6
BCAA(g)		0.98	0.8	1.44	0.84	1.05	0.85	1.0
	ホエイペプチド	＋	－	＋	－	－	－	－
	グルタミン(g)	1	0.49	1.13	1.13	1.64	0.95	－
	アルギニン(g)	0.13	0.14	0.15	0.47	0.2	1.31	1.4
	核酸(g)	－	－	－	0.013	－	0.13	0.12
脂質(g)		2.8	6.2	4.4	2.8	3	2.8	2.8
	MCT	0.53	1.56	2.2	1	1.2	0.6	＋
	n-6PUFA	0.3	1.26	0.5	0.29	0.42	0.3	0.25
	n-3PUFA	0.15	0.8	0.29	0.15	0.22	0.4	0.17
	α-リノレン酸	0.1	0.21	0.1	0.12	0.1	0.35	
	EPA	0.03	0.34	0.17	0.02	0.06	0.2	0.13
	DHA	0.02	0.15	0.08	0.013	0.04	0.14	0.04
	n-6/n-3比	2	1.6	1.8	2	2	0.8	1.4
炭水化物(g)		14.5	7	8.8	14	13.7	13.4	13.2
ビタミン	A(μgRE)	150	149	100	70	122	44	29.7
	D(μg)	0.75	0.7	0.9	1	0.7	0.15	0.017
	E(mg)	5	3.8	1	5	4	0.5	2
	C(mg)	50	21	27	100	40	9.5	22
	B_1(mg)	0.25	0.31	0.25	0.18	0.28	0.07	0.2
	B_2(mg)	0.3	0.31	0.33	0.2	0.32	0.07	0.17
	B_{12}(μg)	0.6	0.6	0.8	0.32	2	0.16	0.57
	葉酸(μg)	50	43	31	38	67	13	20
ミネラル	Na(mg/mEq)	70	87	80	130	96	110	96
	K(mg/mEq)	80	116	155	136	104	133	160
	Cl(mg/mEq)	80	100	54	80	60	120	130
	Zn(mg)	1	1.2	1.5	1.5	1.2	0.67	1.5
	Se(μg)	5	2.7	4	5	7	3.3	4.7
食物繊維・総量(g)		1.2	－	－	－	0.25*	－	－
浸透圧 mOsm/L		600	385	440	約400	440	約390	375

＊：グァーガム分解物　＊＊：欧米で使用

(『静脈経腸栄養年鑑2013』, Nestle Health Science HPより作成)

ることで術後合併症を軽減させている[12]という報告や,重症敗血症/敗血症性ショックにおけるIMDの有用性を検討した報告[13]があるが,今後さらなる臨床データの蓄積が期待される。

表2 ● Immuno-nutritionのsystematic reviewsとメタ解析

著者, 年	RCTs数	コントロール群	患者数	短期間の転帰	有効な患者
Waitzberg et al, 2006	17	通常EN/PN	2,305	感染症罹患率低下 入院期間短縮	消化管がん
Marik and Zaloga, 2010	21	通常EN	1,908	感染症罹患率低下 入院期間短縮	栄養不良 栄養状態良好な消化管がん
Cerantola et al, 2011	21	通常EN	2,730	感染症罹患率低下 入院期間短縮	上部/下部消化管疾患
Drover et al, 2011	35	通常EN	3,445	感染症罹患率低下 入院期間短縮	消化管疾患と非消化管疾患 上部/下部消化管疾患
Marimuthu et al, 2012	26	通常EN	2,496	術後合併症罹患率低下 入院期間短縮	消化管がん

(文献6より引用, 一部改変)

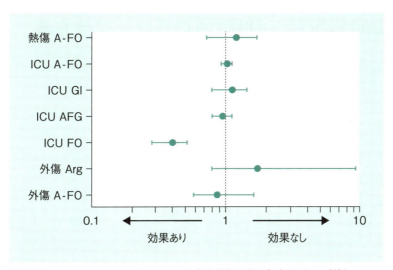

図2 ● Immuno-nutritionのメタ解析結果(死亡率のオッズ比)

A-FO: アルギニン＋魚油　　GI: グルタミン　　Arg: アルギニン
FO: 魚油　　AFG: アルギニン＋魚油＋グルタミン

(文献7より引用, 一部改変)

以下に，おもな大規模試験の結果を示す。REDOX（Reducing Deaths due to Oxidative Stress）試験では，グルタミン（経腸30g/日＋経静脈0.35g/kg/日）投与群で死亡率が増加した[14]。SIGNET（Scottish Intensive care Glutamine or selenium Evaluative Trial）試験では，セレン500μg/日，グルタミン20.2g/日の静脈内投与で感染性合併症および死亡率に対する効果は認められず[15]，OMEGA試験ではn-3PUFAs，GLA，抗酸化物質を強化して投与したが，コントロール群に比較して介入群で死亡率が上昇したため中止となった[16]。また多臓器不全のICU重症患者へグルタミン（経腸 30g/日＋経静脈 0.35g/kg/日），抗酸化物質を投与した群では死亡率が上昇し[17]，人工呼吸器管理の重症患者にグルタミン，n-3PUFAs，セレン，抗酸化物質を豊富に含み，高タンパクに調整された経腸栄養剤を投与した群では感染性合併症併発率は改善せず，死亡率は上昇する結果となった[18]。これらの試験ではimmuno-nutritionに対して否定的な結果となっているが，投与量や投与方法なども含め，研究デザインに問題がある可能性もあり，今後のさらなる検討が必要と考えられる。参考として経腸栄養における各学会のガイドラインと免疫栄養成分の推奨度を表3に示す。

3. Immuno-nutritionの適応・投与方法

欧米では2001年ASPENのUSサミットにおいてimmuno-nutritionの適応が示され，現在もおおむねコンセンサスが得られている（表4）[19]。ESPENのガイドラインによると頭頸部腫瘍，上腹部大手術，高度の外傷に対する周術期には，栄養状態に関係なくIEDの使用が推奨されている（推奨度A）[20]。JSPENのガイドラインによると食道がん手術，膵頭十二指腸切除術など高度侵襲手術の周術期，中等度侵襲手術の術前に対してIEDを，急性呼吸不全症例（ARDS/ALI）に対してIMDの使用を推奨している[1]。

〈投与方法，期間〉

ESPENのガイドラインでは可能であれば術前5〜7日から投与を開始し，合併症のない場合は術後5〜7日間継続投与すべきであるとしている[20]。ASPENのガイドラインでは消化器待機手術に対しては術前投与が有効であり，低アルブミン血症を有する症例には5〜10日間[19]少なくとも目標投与栄養量の50〜60％投与が推奨されている[21]。Meta-analysisの結果でも，上部消化管手術の術前後または周術期の少なくとも5日間以上，25〜30kcal/kgまたは1.0〜1.5L/日を投与した結果が報告されている[23]。日本での報告ではインパクト®，を最低750mL/日を術前5日間は内服することが臨床効果を期待するための条件と考えられているが断定はできず[24]，可能な限り術後の併用も必要であると思われる。わが国での投与方法，期間の設定が期待される。

表3 ● 経腸栄養における各学会のガイドラインと免疫栄養成分の推奨度

	ESPEN 2006				SCCM/ASPEN 2009				CCPG 2013			JSPEN 2013		
	待機手術	外傷	Critically ill	ARDS/ALI	待機手術	外傷	Critically ill	ARDS/ALI	外傷	Critically ill	ARDS/ALI	待機手術	Critically ill	ARDS/ALI
グルタミン	―	Yes [A]	Yes [A] (熱傷)	―	―	Yes [B]	Yes [B] (ICU, 熱傷)	―	Yes	Yes (熱傷)	―	Yes [*]	―	―
アルギニン	Yes [A]	Yes [A]	Yes [B] (軽症〜中等症敗血症) No [B] (重症敗血症)	―	Yes [A]	Yes [A]	Yes [A] (ICU, 熱傷) Yes (軽症〜中等症敗血症 外科 [A] 内科 [B]) No (重症敗血症)	―	―	No [B] (重症)	―	Yes [*]	No [B] (重症敗血症)	―
n-3 PUFAs	Yes [A]	Yes [A]	Yes [B]	Yes [B]	―	―	Yes [A]	Yes [A]	―	―	Yes	Yes [*]	―	Yes
微量栄養素	―	―	Yes [A] (熱傷)	Yes [B]	―	Yes [A+]	Yes [A+] (敗血症, 熱傷)	Yes [A+]	―	Yes	Yes	―	―	Yes

エビデンスレベル A: 強く推奨する B: 一般的に推奨する
*: 食道がん手術, 膵頭十二指腸切除など高度侵襲手術の周術期, 中等度侵襲手術の術前
+: 抗酸化物質と微量元素(とくにセレン)は特別な栄養療法を受けているすべての重症患者に投与されるべき
Critically ill: 重症疾患 ARDS: 急性呼吸促迫症候群 ALI: 急性肺損傷

(文献1, 20, 21, 22より作成)

表4 ● US summitの勧告でのimmuno-nutritionの適応と投与方法

絶対適応	● 待機的上部消化管，肝胆膵手術を受ける中等度の栄養不良（Alb＜3.5g/dL） ● 待機的下部消化管手術を受ける重度の栄養不良（Alb＜2.8g/dL） ● 外傷重症度スコア（injury severity score: ISS）≧18 ● 腹部外傷スコア（abdominal trauma index: ATI）≧20
相対適応	● 待機的手術（慢性閉塞性呼吸器疾患があり長期人工呼吸管理が予想される，大動脈手術，栄養不良の頭頸部手術） ● 重症頭部外傷（GCS＜8, JCS＞30） ● 30％以上のⅢ度熱傷 ● 感染症合併の危険性が高い人工呼吸器装着
非適応	● 重症敗血症，不安定な血行動態 ● 5日以内に自由経口摂取開始予定 ● 腸閉塞 ● 蘇生中，腹部臓器の低灌流状態 ● 露出血管を認める潰瘍，静脈瘤による上部消化管出血
投与方法	● 開始時期: 待機的手術の場合5〜7日前から，術後は24時間以内に開始 ● 投与量: 1,200〜1,500mL/日以上，または栄養必要量の50〜60％ ● 投与期間: 少なくとも5日間

Alb: 血清アルブミン濃度　　GCS: グラスゴーコーマスケール　　JCS: ジャパンコーマスケール

（文献19より引用，一部改変）

4. 今後の展望と限界

　栄養管理の実践においては，エビデンスに基づいた栄養療法と，個々の症例における適切な評価が必要であることは言うまでもない。経腸投与が不可能な病態のICU重症患者へのimmuno-nutritionは経静脈による投与が試みられているが，投与量，時期，対象患者に関してさらなる臨床研究が必要であろう。n-3PUFAs含有脂肪乳剤，グルタミン静脈投与製剤は日本では販売されておらず，日本でのstudyは少ない。待機手術患者への免疫栄養剤の投与効果もIMPACT®によるものがほとんどであり，後発の免疫栄養剤についてはエビデンスが確立していない[25]。また，わが国において免疫経腸栄養剤は食品扱いであるため，臨床研究に制限があるのも事実である。

おわりに

　以上，immuno-nutritionに関する最近のエビデンスをまとめた。多くの臨床研究がグルタミン，アルギニン，n-3PUFAs，核酸，微量栄養素に免疫改善作用があることを支持している。これらの栄養素を強化したimmuno-nutritionは，さまざまなタイプの患者に対してメタ解析で有効性を示されているが，その一方で投与の実際に関しては対象，投与方法，投与量，投与期間，作用機序の解明など今後の検討課題は多い。適切な臨床試験によるメカニズムの解明とともに，より明確なエビデンスの追加が期待されている。さらに今回紹介した栄養成分に加えて，シンバイオティクスは腸内細菌叢を維持して感染症を減少させる免疫栄養剤[26]として注目されつつある。今後どのような病態に，何を指標にして，どのような栄養剤を投与すべきかを明らかにするために，わが国においてもさらなる基礎研究，臨床研究が期待される。そして，私たちが個々の症例の病態を適確に把握し，適切な経腸栄養剤を選択・投与するための知識と経験を身に着けることも重要であろう。

文　献

1) 日本静脈栄養学会編：静脈経腸栄養ガイドライン 第3版. 東京，照林社，2013
2) 笠倉和巳ほか：食品成分による免疫制御. 臨床粘膜免疫学，東京，シナジー，2011, pp317-330
3) Mizock BA: Immunonutrition and critical illness: an update. Nutrition (7-8): 701-707, 2010
4) Dupertuis YM et al: Nutrients that influence immunity: experimental and clinical data. ESPEN Blue Book-Basics in Clinical Nutrition 4th ed., 2012, pp299-307
5) Heyland DK et al: Should immunonutrition become routine in critically ill patients? A systematic review of the evidence. JAMA 286(8): 944-953, 2001
6) Braga M et al: Clinical evidence for pharmaconutrition in major elective surgery. JPEN J Parenter Enteral Nutr 37(5 Suppl): 66S-72S, 2013
7) Marik PE, Zaloga GP: Immunonutrition in critically ill patients: a systematic review and analysis of the literature. Intensive Care Med. 34(11): 1980-1990, 2008
8) Sakurai Y et al: Randomized clinical trial of the effects of perioperative use of immune-enhancing enteral formula on metabolic and immunological status in patients undergoing esophagectomy. World J Surg 31(11): 2150-2157, 2007
9) Fujitani K et al: Prospective randomized trial of preoperative enteral immunonutrition followed by elective total gastrectomy for gastric cancer. Br J Surg 99(5): 621-629, 2012
10) Shirakawa H et al: Compliance with and effects of preoperative immunonutrition in patients undergoing pancreaticoduodenectomy. J Hepatobiliary Pancreat Sci 19(3): 249-258, 2012
11) Suzuki D et al: Effects of perioperative immunonutrition on cell-mediated immunity, T helper type 1 (Th1)/Th2 differentiation, and Th17 response after pancreaticoduodenectomy. Surgery 148(3): 573-581, 2010
12) Aida T et al: Preoperative immunonutrition decreases postoperative complications by modulating prostaglandin E2 production and T-cell differentiation in patients undergoing pancreatoduodenectomy. Surgery 155(1): 124-133, 2014
13) 松田兼一：重症敗血症/敗血症性ショック症例に対する免疫調節経腸栄養剤の有用性. 日本集中治療医学会雑誌 21(2): 155-163, 2014
14) Heyland DK et al: REducing Deaths due to OXidative Stress (The REDOXS Study): Rationale and study design for a randomized trial of glutamine and antioxidant supplementation in critically-ill patients. Proc Nutr Soc 65(3): 250-263, 2006

15) Andrews PJ et al: Randomised trial of glutamine and selenium supplemented parenteral nutrition for critically ill patients. Protocol Version 9, 19 February 2007 known as SIGNET (Scottish Intensive care Glutamine or seleNium Evaluative Trial). Trials 8: 25, 2007
16) Rice TW et al: Enteral omega-3 fatty acid, gamma-linolenic acid, and antioxidant supplementation in acute lung injury. JAMA 306(14): 1574-1581, 2011
17) Heyland D et al: A randomized trial of glutamine and antioxidants in critically ill patients. N Engl J Med 368(16): 1489-1497, 2013
18) van Zanten AR et al: High-protein enteral nutrition enriched with immune-modulating nutrients vs standard high-protein enteral nutrition and nosocomial infections in the ICU: a randomized clinical trial. JAMA 312(5): 514-524, 2014
19) ASPEN committee: Consensus recommendations from the US summit on immune-enhancing enteral therapy. JSPEN 26 (Suppl): S61-S62, 2001
20) Kreymann KG et al: ESPEN Guidelines on Enteral Nutrition: Intensive care. Clin Nutr 25(2): 210-223, 2006
21) McClave SA et al: Guidelines for the Provision and Assessment of Nutrition Support Therapy in the Adult Critically Ill Patient: Society of Critical Care Medicine (SCCM) and American Society for Parenteral and Enteral Nutrition (A.S.P.E.N.). JPEN J Parenter Enteral Nutr 33(3): 277-316, 2009
22) Dhaliwal R et al: The Canadian critical care nutrition guidelines in 2013: an update on current recommendations and implementation strategies. Nutr Clin Pract. 29(1): 29-43, 2014
23) Marimuthu K et al: A meta-analysis of the effect of combinations of immune modulating nutrients on outcome in patients undergoing major open gastrointestinal surgery. Ann Surg 255(6): 1060-1068, 2012
24) 鍋谷圭宏:病態別経腸栄養法～病態別経腸栄養剤をいかに選択し,いかに使用するか?.エビデンスに基づく病態別経腸栄養法 病態別経腸栄養剤の選び方と使い方 周術期 静脈経腸栄養 27(2): 643-650, 2012
25) 深柄和彦:Immunonutritionの適応と限界.医学のあゆみ 218(5): 513-518, 2006
26) Kinross JM et al: A meta-analysis of probiotic and synbiotic use in elective surgery: does nutrition modulation of the gut microbiome improve clinical outcome? JPEN J Parenter Enteral Nutr 37(2): 243-253, 2013

経腸栄養剤の種類と特徴

3) 半固形状流動食

井上 善文

はじめに

　半固形状流動食ほど，名称，定義，効果について，さまざまな議論がある製品はなく，最近は，ビジネスとしての製品開発の方が先行しすぎているような印象もある。わが国でしか用いられていない製品であり，そのためにエビデンスとなるデータが得られにくいものと思われる。しかし，理論的には有効な経腸栄養を実施するうえで有用であると考えられるので，今後，学術的な裏付けを得るための検討が行われなければならない。

1. 経腸栄養の歴史と半固形状流動食開発の経緯

　経腸栄養法の歴史をたどると，経鼻胃管を経由して栄養剤を投与するという方法はかなり昔から（おそらくは19世紀から）行われていた。わが国でも，太いゴム製のチューブを経鼻的に胃内まで挿入し，裏ごしした液状の天然流動食を投与するという管理方法が行われていた。しかし，これらの天然流動食を用いるとチューブが詰まりやすく，製品としての液体経腸栄養剤が求められていた。1952年には「ゴム管栄養法に用いる高栄養剤について」という論文において，経鼻胃管を用いて投与する液体経腸栄養剤として，明治乳業（株）からRestorgen®という濃厚流動食が発売されたことが報告されている[1]。その後もいくつかの製品が発売されたが，下痢を起こしやすく，安心して使用できるような製品ではないという評価がなされていて，そのために経腸栄養剤という製品を用いた経腸栄養法は広く普及するには至らなかった。

近代的で，普及可能な経腸栄養剤の開発は，1981年に発売された成分栄養剤であるエレンタール®に遡ることとなろう[2]。もともとは，Kaminsky MVらが概念として打ち出したenteral hyperalimentation[3]を考慮して，消化器外科術後症例に対し，細い経鼻カテーテルで持続投与することを目的として開発されたとのことである[4]。しかし，窒素源が結晶アミノ酸で構成されているため抗原性がなく，腸管への刺激が少ないという利点が注目され，とくにクローン病に対するprimary therapyとして広く普及するにいたった。その後，液体の半消化態経腸栄養剤であるエンシュア・リキッド®が導入されて，経腸栄養法がさらに広く普及することになり，高濃度経腸栄養剤(エンシュア®・H)，病態別経腸栄養剤へと製品開発が進み，現在の半固形状流動食へと進んできたのである。

1980年代までのおもな経腸栄養剤投与経路は，経鼻胃管であった。胃瘻，空腸瘻という手技はすでに開発されていたが，一般的に実施されていたのは，経鼻胃管を用いた経管栄養法であった。この頃の経腸栄養用カテーテルは，経鼻的に挿入されるゴム製の太いチューブであった。硬くて太い経鼻胃管は，患者にとっては苦痛であり，その対応策として，できるだけ細くて柔らかいカテーテルが求められ，細いカテーテルを通して投与できる液体の経腸栄養剤が求められていたのである。

その一方で，胃瘻造設による経腸栄養剤投与も行われるようになった。それまでの開腹手術による胃瘻造設に対して，1982年にGardererとPonskyによってPEG(経皮内視鏡的胃瘻造設術：percutaneous endoscopic gastrostomy)が方法論として確立し[8]，安全に，比較的容易に実施できるとの認識が広まった。この手技はただちに日本においても広まった[9]。経鼻胃管を用いた経腸栄養法にともなう問題を解決できるだけでなく，患者のQOLを著しく改善できる方法として，とくに1990年代に急速に広まった[10]。1995年の関西経皮内視鏡的胃瘻造設術研究会の設立に始まり，全国規模でのHEQ(home health care, endoscopic therapy and quality of life)研究会が翌年には発足し，さらに全国各地にPEGに関連した研究会が設立されて，PEGの手技・管理が広く認識されるようになった。それにともなって，経腸栄養施行症例も増加したが，実施する経腸栄養の内容よりも，PEG(胃瘻)の手技・管理がおもな議論の内容であった。その後，いわゆる胃瘻バッシングと称される現象が出現し，胃瘻に対する誤った考え方が広がっているが，胃瘻の本来の適正な適応に対する考え方を議論すべきであることはいうまでもない。

一般的に，経管的に投与する経腸栄養剤は液体であると考えられてきた。しかし，胃瘻が普及するにつれて，胃瘻からの液体の経腸栄養剤投与に関連したさまざまな問題が認識されるようになった。とくに，胃食道逆流およびそれにともなう誤嚥性肺炎は，解決すべき重大な問題であった[11]。

この問題に対する解決策として「粘度を有する経腸栄養剤」が出現することになる。胃瘻からの液体経腸栄養剤投与にともなう胃食道逆流や，胃瘻周囲からの漏れなどに対する対

策として，蟹江[12]が「寒天を用いた経腸栄養剤の固形化」に，合田[13]が「胃の生理学的機能に着目した半固形状経腸栄養剤の意義」にそれぞれ着目して新しい経腸栄養の方法として報告し，この領域での検討が始まった。蟹江と合田が半固形状流動食に着目した観点については，それぞれが異なる点にも注目すべきである。蟹江は胃瘻からの液体栄養剤投与にともなう問題点を解決するための方法として，「寒天を用いた経腸栄養剤の固形化」を考案した。一方，合田は胃の本来の機能を考慮した場合の食形態を考慮して，「粘度を有する経腸栄養剤の意義」を見出したものであり，その結果として，さまざまな液体栄養剤投与にともなう合併症も防ぐことができるという着眼である。結果的には同じような概念として捉えられているが，この違いも理解しておくべきであろう。この概念に基づいて，「寒天を用いて経腸栄養剤を固形化する方法」，「増粘剤を用いて経腸栄養剤の粘度を高める方法」，そして，「粘度を高めた経腸栄養剤，半固形状流動食」が製品として発売されるようになってきているのである。ただし，これらの製品がおもな目的としている半固形状流動食の利点はさまざまであり，大きなビジネスチャンスとしても認識されている。

　しかし，重要なことは，粘度を有する半固形状流動食の投与が可能となった基本的条件は，胃瘻のカテーテルが太い管であるということである。経腸栄養用に用いる経鼻胃カテーテルのサイズは太くても12フレンチ程度であるが，胃瘻用カテーテルは20〜24フレンチと，経鼻胃カテーテルに比べて明らかに太い。つまり，粘度を有する半固形状流動食を直接胃に注入する方法は，胃瘻として太いカテーテルが使用されているという条件のもとで可能となっているのである。経鼻胃カテーテルから半固形状流動食（粘度が低い製剤や胃内で半固形化する製剤）を投与する方法は，経管栄養法の本来の意義や経腸栄養剤の特徴などを考えた場合，適応となる症例はかなり限定される。

2. 経腸栄養剤に粘度を与える成分

　経腸栄養剤に粘度を与える方法として，まず1998年に粘度調整食品「REF-P1」が開発・発売された。REF-P1はりんご由来のペクチンが主成分で，カルシウムイオンのような2価の陽イオンの存在によってゲル化する，という性質を利用したものである。REF-P1を先に注入しておき，その後に経腸栄養剤を注入すると胃内で粘度が加わる，という投与方法である[14]。さまざまな検討が行われているが，胃内での粘度は低く，また，条件によっては遊離カルシウムとREF-P1の反応が起こらないこともあり[15]，注意が必要である。

　その後，蟹江が寒天による固形化を発表し，寒天を用いる方法が急速に普及した。液体栄養剤は，寒天を用いて調理することで容易にゲル化させることができる。蟹江は寒天による経腸栄養剤の固形化を「重力に抗してその形態が保たれる硬さとしたもの」と定義

している。加熱(60℃)ではビタミンの変化は認めないことが報告されているが[16]，調理に手間や時間がかかるうえに，固まるまでにも時間がかかる。このほかにも，多数のシリンジおよびそれらを置く場所が必要である，などの問題があることも指摘されている。とはいえ，寒天は入手が容易であるうえに低カロリー，安価，調理が容易などの利点があり，とくに費用の面なども考慮して，この方法を採用している施設は多い。

さらに，トロミ剤を用いて液体栄養剤を半固形化するという方法も，さまざまに検討されている。いわゆる「とろみ調整食品」は多種類発売されているが，柑橘類やりんごなどを原料とするペクチン，マメ科の植物の実から抽出したグアーガム，タマリンドガム，微生物が生成するキサンタンガム，カードラン，藻類から抽出したカラギナン，などが主成分である。

しかし，「とろみ調整食品」を用いる方法も，手間がかかる，別途費用が必要である，などの問題がある。そのため，これらを製品化した多種類の半固形状流動食が発売されるようになっている。

3. 市販されている半固形状流動食とその分類およびコンセプト

半固形状流動食に期待される効果を表1に示す。半固形状流動食という考え方が受け入れられた理由は，①胃食道逆流が予防できて誤嚥性肺炎の予防となる，②胃瘻周囲からの漏れが減少する，③下痢の予防になる（栄養剤の胃内停滞時間が延長するため），であったが，その後，「短時間の注入が可能で介護者の負担が軽減される」「投与期間中の座位保持が不要となって体位変換がやりやすくなる」「リハビリ等のための活動時間が確保できる」といった利点も注目されるようになった。その後，血糖管理が容易になるという効果も報告され，さらに，生理的な消化管運動，生理的な消化管ホルモンの分泌，生理的な消化管機能の発現という利点があることもわかってきている。

最初に半固形状流動食として発売されたのは，高粘度($20,000\,mPa\cdot s$)の製品である。これは，とくに胃食道逆流の予防，胃瘻周囲からの経腸栄養剤の漏れの予防を目的としていた。しかし，「高粘度であるために投与に力が必要である」「手間がかかる」といった問題点が挙げられ，それらに対応した製品開発が行われるようになった。粘度を低くしたら投与が容易であるとして開発された製品(コンデンス型流動食)と，さらに粘度を低くすることによって短時間に落差を利用して注入できるという製品(とろみ栄養食)である。これらの製品は，「胃食道逆流を防ぐ」「瘻孔周囲からの漏れを減らす」「塊として胃運動に影響する」などの粘度を高めることによる生理的効果ではなく，「短時間で容易かつ簡便に投与できる」という利点に注目したものである。

表1● 半固形状流動食に期待される効果

1. 胃食道逆流が減少する。
2. 誤嚥性肺炎の予防になる。
3. 短時間の注入が可能である。
4. 介護者の負担が軽減される。
5. 投与期間中の座位保持が不要である。
6. 体位変換がやりやすくなる。
7. リハビリなどのための活動時間が確保できる。
8. 褥瘡の予防，治療になる。
9. 栄養剤の胃内停滞時間が延長する。
10. 下痢の予防になる。
11. 血糖管理が容易になる。
12. 胃瘻周囲からの漏れが減少する。
13. 皮膚障害が低減する。
14. 生理的な消化管運動が発現する。
15. 生理的な消化管ホルモンの分泌動態になる。
16. 生理的な消化管機能が発現する。

　一方，粘度を高めることによって発生する新たな問題は，水分含有量が減ることであり，水分をどのように投与すべきか，という問題に関する検討も行われている[18]。さらに，水分を別途投与することは，逆に，投与に手間がかかることになるため，水分含有量を増やした加水タイプの半固形状流動食の開発も行われている。

　どのくらいの粘度であれば胃食道逆流を防げるのかに関しては，エビデンスといえるような検討結果はまだ出ていない。粘度が高いほど胃食道逆流を防ぐ効果があると考えられるが，現在のところ，20,000mPa・s以上の粘度の製品は開発されていない。高粘度製品を投与する方法が開発されていないためである。

　以下に，製品開発の流れとそのコンセプトについて，発売されている製品を考慮しながら解説する(表2，図1)。

❶PGソフト®/テルモ(株)

　半固形状流動食として最初に発売された製品(2005年)である。「高カロリー栄養食，半固形タイプ」と記載され，粘度は20,000mPa・sで1.5kcal/g，水分量は約44mL/100kcalである。成分としてはタンパク質が16％，脂質が20％，炭水化物が64％と標準的組成であり，1,000kcalで日本人の食事摂取基準(2010年版)のすべてのビタミン・微量元

表2● 発売されているおもな半固形状流動食製品

製品名	粘度 (mPa・s)	総量 (g)	総量 (mL)	水分含有量 (g)	比重	エネルギー (kcal/g)	エネルギー (kcal/mL)	製品名略語	総熱量 (kcal)
アキュア®VF-E	400	200	175	123.6	1.14	1.5	1.71	VFE	300
メイフロー®	400	190	167	120	1.14	1.58	1.8	MF	300
アキュア®VF-1	1,000	200	175	123.6	1.14	1.5	1.71	VF1	300
エコフロー®	1,800	400	377	328	1.06	0.75	0.8	EF	300
メディエフ・プッシュケア®2.5	2,000	120	98.4	52	1.22	2.5	3.05	PC	300
F2ライト®	4,000	400	377	330	1.06	0.75	0.79	F2L	300
F2ライト®55	4,000	545	524	450	1.04	0.55	0.57	F55	300
F2ショット®EJ	4,000	200	187	231	1.07	1.5	1.1	FSE	300
アキュア®VF-5	5,000	200	175	123.6	1.14	1.5	1.71	VF5	300
リカバリーニュートリート®	5,000	200	177	126	1.13	1.5	1.69	RN	300
マステル®5000※	5,000	150	128	78	1.17	2.0	2.34	MA	300
ハイネゼリー®	6,000	300	281	228	1.07	1.0	1.07	HJ	300
ハイネゼリー®AQUA	6,000	250	237	202	1.06	0.8	0.84	HA	200
アクトスルー®	10,000	167	144	94	1.16	1.8	2.08	AT	300
アクトエールアクア®	20,000	400	377	328	1.06	0.75	0.79	AA	300
PGソフトエース®	20,000	400	377	330	1.06	0.75	0.79	PSA	300
PGソフト®EJ	20,000	200	181.8	131	1.1	1.5	1.65	PSE	300
カームソリッド®300	20,000	420	400	349	1.05	0.71	0.75	CS3	298.2
カームソリッド®400	20,000	428	400	333	1.07	0.93	1.0	CS4	390.6
カームソリッド®500	20,000	436	400	313	1.09	1.17	1.25	CS5	508.8
アイソカル®セミソリッドサポート	20,000	228	200	132	1.14	1.75	2.0	IS	399
メイグット® 300K	20,000	323	300	250	1.08	0.93	1.0	MG3	300
メイグット® 400K	20,000	343	312	250	1.10	1.17	1.28	MG4	400

※：現在，発売中止となっている。
製品名略語は，図1および図6で使用するために記載しているもの。

素の推奨量および目安量を満たすことができるようになっている。粘度が20,000mPa・sと高いため，手による注入では負担が大きいと評価されることが多く，加圧バッグを用いて投与する方法（加圧バッグ注入法）が一般的に採用されている（図2）。

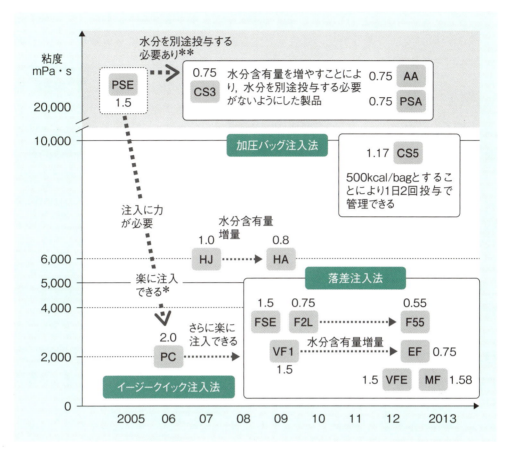

図1● 半固形状流動食開発の流れ

最初に発売されたPGソフトの「注入に力が必要である」という問題に対し、以下のような製品開発の流れがある。
*：より柔らかい（粘度が低い）製品の開発。
**：水分追加を必要とする問題に対して、高粘度のまま水分含有量を増やした製品の開発。
　PC などの製品名略語については表2参照。なお、製品名略語に添えた数値はエネルギー密度を示す（単位はkcal/g）。

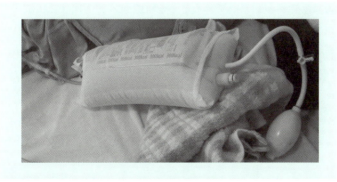

図2● 加圧バッグを用いた半固形状流動食の投与

加圧バッグ内に半固形状流動食を容器ごと収納し、圧力を加えると圧力にしたがって胃内に注入することができる。もともとは、血圧のモニタリングなどに使われていた加圧バッグを応用したものである。

この20,000mPa・sという粘度は，現在発売されている半固形状流動食としては最も高く，合田の検討では誤嚥性肺炎の既往を有する症例15例中14例で胃食道逆流の発生を抑制した[19]。50,000mPa・sの粘度が最も胃食道逆流を起こしにくいという検討結果も報告しているが，「胃瘻からの注入が困難である」「注入に過剰な圧力がかかると胃内圧の上昇というリスクが想定される」などの理由で，20,000mPa・sが適切な粘度ではないかと結論づけている。製品によって粘度の測定方法や記載などが異なるが，現在発売されている製品の粘度は20,000mPa・sが最も高い粘度である。20,000mPa・sの粘度と記載されている製品としては，テルモ(株)のPGソフト™EJ，PGソフトエース™，ニュートリー(株)のカームソリッド®(B型粘度計，20℃の条件で，12rpmでは10,000mPa・s，6rpmでは20,000mPa・s)，(株)クリニコのアクトエールアクア(B型粘度計，20℃の条件で，6rpmで20,000mPa・s)，ネスレ日本(株)のアイソカル®・セミソリッド サポート(パンフレットには記載されていないが，販売会社のインターネットの情報としては粘度20,000mPa・sと記載されている)・(株)明治のメイグット®(E型回転粘度計，$1sec^{-1}$，20℃で測定：参考値)がある。

❷メディエフプッシュケア®/味の素ニュートリション(株)

　2006年に，①容器のまま使用できる，②1パック(150g)で300kcalの高濃度，小容量(127mL)，③手の力で押し出せる(約2,000mPa・sの粘度)アルミパウチ容器，という特徴の半固形流動食として発売となった。しかし，粘度が約2,000mPa・s程度の製品に半固形状流動食として求められる胃食道逆流を防ぐ効果があるのか，という議論も出てきた。そこで，逆に高濃度・小容量であるという特徴を強調して「コンデンス型」流動食と命名され，さらに投与方法も粘度が約2,000mPa・sと低粘度であるために手で容易に注入することができる(イージークイック注入法：図3)製品として販売し，多くの施設で使用されるようになった。2kcal/gという濃度は，短期間で注入するにはきわめて便利であり，また，粘度が低いために手で容易に注入できるという利点もあり，半固形状流動食というよりも，「短時間で容易に注入できる製品」として受け入れられたものと思われる。その後，この製品はさらに高濃度な「メディエフプッシュケア®2.5」に変更され販売されている。その一方で，グルタミン酸ナトリウムを含有していることにより胃の蠕動運動が刺激されるという検討結果もある[20]。つまり，単純に粘度が低いから胃食道逆流を防げないと解釈すべきではなく，胃運動が刺激されることによって胃食道逆流が防げる可能性もあり，臨床的には，今後，検討すべきであると考える。

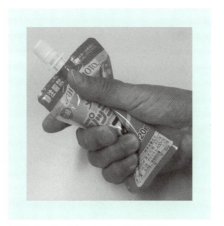

図3● イージークイック注入法
粘度約2,000mPa・s,容量120g,98.4mLなので,手の内に入れて絞ることによって投与することができる,粘度の低い半固形状流動食。
（写真はメディエフプッシュケア®2.5）

❸ カームソリッド®300/ニュートリー（株）

　最初に製品化された半固形状流動食のPGソフト™は,水分含有量が少ないために水分を別途投与しなければならず,メディエフプッシュケア®にも同様の問題がある。そこで,「加水タイプ」と呼ばれる,水分含有量を増やした製剤が開発された。カームソリッド®300（0.75kcal/mL）は,エネルギー量に対する水分量を増やした,最初に発売された製剤で,胃瘻カテーテルの洗浄に用いる程度の水分を投与すれば,ほぼ1日に必要とするエネルギーと水分を補給することができるというコンセプトで開発された（図4）。水分を別途投与するという操作は,患者を拘束する時間が長くなるだけでなく,水分も固形化しなければならない場合には新たな問題が出てくるなど,管理する側の手間も大きくなる。そのため,このコンセプトの製品は管理上,非常に有用であると認識され,製品開発の一つの流れとなり,PGソフトエース™やアクトエール®アクアが発売されるに至った。ハイネ®ゼリーアクアもこの考え方で作成された製品で,1バッグ（250g）あたりエネルギー200kcalと水分200mLを補給できるように調整されている。この「加水タイプ」というコンセプトは低粘度の半固形状流動食にも取り入れられている。

❹ F2ショット™EJ/テルモ（株）

　次に開発された製品は,粘度を低くした製品である。概念としては明確ではないが,粘度を1,000～5,000mPa・s程度に低くすることによって,落差を利用して注入する（落差注入法）ことを意図した製品である。現在,テルモ（株）のF2シリーズ（粘度2,000mPa・s,

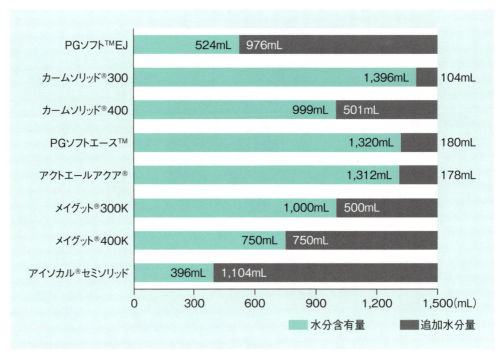

図4● 半固形状流動食の水分含有量と追加水分量
半固形状流動食を用いてエネルギー1,200kcal,水分1,500mLを投与するとした場合の追加水分量。カームソリッド®300,PGソフトエース™,アクトエールアクア®は加水タイプで水分含有量が多いので,追加水分量は非常に少なくてすむ。アイソカル®セミソリッドはさらに濃縮タイプなので,製品自体の投与量は少なくてすむが,追加水分量は非常に多くなる。

とろみ栄養食,簡単に投与できるという意味で「ショット」と名付けられた),旭化成ファーマ(株)のアキュア®VF-E(粘度400mPa・s,粘度調整流動食),(株)明治のメイフロー(粘度400mPa・s,とろみ状流動食),(株)クリニコのエコフロー(粘度20℃,6rpmの条件で約1,800mPa・s,トロミがついた高栄養流動食)の4製品が発売されている。テルモ(株)からはF2ライト™(0.75kcal/gに調整,水分含有量も増やしている),F2ライト™MP(mild proteinという意味で,タンパク質含有量を3.3g/100kcal,NPC/N比164としている),さらに水分含有量を増やしたF2ライト™55が発売されている。エコフローは,粘度を低くして落差で注入できるという利便性だけでなく,水分含有量を増やして追加水分量が少なくてすむよう,また,成分として多価不飽和脂肪酸含有量を増やすなど,成分にも配慮している。これらの製品の粘度はどのくらいが適切なのかはわかっておらず,また,半固形状流動食の特徴である短時間で容易に投与できるという利点に注目したものである。胃食道逆流の予防や瘻孔からの漏れを防ぐ効果については,ほとんど期待できないはずである。

❺医薬品としての半固形状流動食

　2014年，（株）大塚製薬工場より，ラコール®NF配合経腸用半固形剤が医薬品として発売された。この製品は，ラコール®NF配合経腸用液（1999年に発売されたラコール®配合経腸用液のビタミンK_1を減量して2011年に新発売となった）に粘稠剤（アルギン酸，カンテン末）を加えて剤形を半固形状にした製剤である。粘度は20℃，12rpm（B型粘度計）で6,500～12,500mPa・sと記載されている（インタビューフォーム）。投与時間は300gあたり（1バッグ）6～9分とし，1回の最大投与量は600g（2バッグ）と記載されている。しかし，この投与時間，最大投与量の根拠としている論文[21,22]は，根拠としてもレベルが低いので，患者の状態を細かく丁寧に観察して注意しながら管理する必要がある。症例によっては，胃食道逆流の頻度が高くなるリスクがあるからである。しかし，医薬品であるため，患者の費用負担が軽くなるのは大きな利点である。ただし，投与方法が必ずしも完成されていないので，今後の開発が期待される。

❻低pHの条件下に液体から半固形状に変化する流動食

　2014年，テルモ（株）からマーメッド™，（株）大塚製薬工場からハイネイーゲル®が発売された。両者とも，pHの低下により液体から半固形状に流動性が変化することがうたわれている。マーメッド™は増粘剤としてアルギン酸ナトリウムが使用され，ハイネイーゲル®はペクチンが使用されている。経鼻胃カテーテルを用いて液体として胃内に投与し，胃内のpHが低ければゲル状，あるいは半固形状に変化するとされている。

コメント

　マーメッド™，ハイネイーゲル®は，胃内のpHによって半固形状に変化することがうたわれているが，高齢者の場合，萎縮性胃炎のためにpHが低くないことが多いだけでなく，H_2ブロッカーなどの胃酸分泌抑制剤が投与されている場合には，期待通りの物性の変化が起こらない。記された製剤の特徴を検証せずに受け入れてしまうことがないよう，注意しなければならない。また，現在，胃瘻バッシングのために胃瘻が適応である症例に対して経鼻胃カテーテルで経腸栄養が行われることが多くなっているが，経鼻胃カテーテルから液体の流動食を投与して胃内で半固形状に変化する製品が発売されたことは，「経鼻胃管でも半固形状流動食を投与することができます。胃瘻にしなくても，経鼻胃管で管理することができます」ということになる。胃瘻バッシングを支持するような形になることがあるので，注意しなければならない。

●●● 4. 半固形状流動食の有効性に関する
エビデンスはあるのか？

　医学中央雑誌Webで「半固形」をキーワードとして検索すると，2014年11月現在，997件の論文がリストアップされた。これを内容別に分類すると，特集や解説が147，会議録が686，原著論文が164であった。最初に半固形または固形として発表されたのは2002年である。以後，2014年11月までに医中誌に掲載された論文の年次別発表数を解析すると，2008年から2010年の3年間の発表が最も多く，以後は減少傾向にある（図5）。内容としても，半固形状流動食の効果について，症例報告の数が少なくなっているだけでなく，エビデンスとして認められるようなデータを得るために必要な比較検討や，多数の症例での検討は少なくなってきている。

　論文として掲載され，医中誌Web上に抄録が掲載されていた症例報告をチェックすると，論文としては27件で，51症例が報告されている。具体的な有効性については，「排便管理上有用で下痢が改善」が31例，「誤嚥性肺炎の減少および胃食道逆流の改善」が27例，

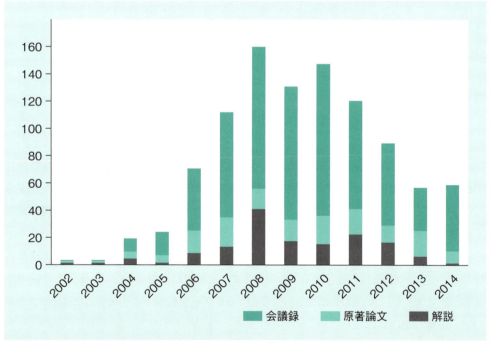

図5● 半固形状流動食に関する論文発表の推移
医学中央雑誌Webで「半固形，栄養剤」で検索した結果を示す。2002年からこの領域での論文が発表されるようになり，2008年から2010年にかけて最も多くの論文が発表されている。その後は減少傾向にある。

「栄養剤の胃瘻周囲からの漏れの改善」が10例,「血糖管理上有効」が6例,「嘔吐の消失」が3例,「投与時間短縮」が14例,「褥瘡の改善や予防」が8例記載されている。逆に,「便秘のために半固形状流動食の使用を中止した」「腹圧をかけられない症例では便秘に注意すべきである」という記載もある。

　複数の症例について検討している論文は9件で,この論文のなかで検討されている症例は延べ379例であった。このうち,記載上,肺炎や胃食道逆流に対して有効であったと判断されたのは242例中の192例,79.3％であった。

　液体栄養剤と半固形状流動食を比較した論文は4件[24-27]で,肺炎の発生率(肺炎の発生,死亡率の検討も含む)は液体栄養剤使用症例では11.1％(280例中31例),半固形状流動食使用症例では3.5％(114例中4例)であった。この肺炎の発生率は,Fisher's exact test,カイ二乗検定を行うと,液体栄養剤使用症例と半固形状流動食使用症例の間で有意差が得られた($p=0.018$)。しかし,使用した半固形状流動食も異なるだけでなく,村松ら[25]の検討では半固形状流動食の使用症例は胃瘻造影で胃食道逆流がある症例に使用し,胃食道逆流のない症例には液体栄養剤を使用したというバイアスがかかっていること,犬飼ら[26]の検討では肺炎による死亡率の検討であるなど,一律に検討するには無理があるのかもしれない。

　秦ら[27]は,液体栄養剤を使用した78例と半固形状栄養剤を使用した37例について検討し,肺炎の発生頻度が液体では14.1％であったのに対して半固形状では4.0％,下痢の発生頻度が液体では33.3％であったのに対し半固形状では8.0％,嘔吐の発生頻度は液体では10.2％であったのに対し半固形状では4.0％で,半固形状栄養剤が明らかに有効であったと報告している。しかし,この成績について有意差検定を行うと,有意差があったのは下痢の発生頻度についてだけで($p=0.003$,Fisher's exact test,カイ二乗検定),肺炎と嘔吐の発生頻度には有意差はなかった。

　英文論文としては,PubMedでsemi-solid,half-solid,enteralをキーワードとして検索すると,2014年11月現在で10論文が検索された。日本語の論文および動物実験を除くと4論文が残る。いずれも日本からの論文である。Adachi KはPEG造設症例14例において,メディエフ®(味の素ニュートリション(株))とメディエフプッシュケア®(味の素ニュートリション(株),2,000mPa・sの粘度)を比較し,胃食道逆流の発生頻度に差がなかったことを報告している[28]。しかし,その後の検討では,PEG造設症例42例で検討し,メディエフプッシュケア®を用いた場合の方が,観察期間中の発熱の頻度が有意に低かったことが報告されている[29]。ほぼ同様の検討を液体経腸栄養剤にREF-P1を用いて粘度を高め,メディエフプッシュケア®との比較で差がなかったことから,どちらも胃食道逆流に対して有効であると報告している[30]。Nishiwaki Sらは,液体経腸栄養剤と粘度をつけた半固形状流動食をRIでラベルし,シンチレーションカメラでその動態を観察している。対象はPEG

で胃瘻を造設した15症例で，胃食道逆流の頻度が半固形状流動食で有意に低かったことが報告されている。その理由として，胃の穹窿部から前庭部への経腸栄養剤の動きと関連していることを考察している[31]。

　半固形状流動食の有効性に関するエビデンスについてまとめると，症例報告としては有効であった場合しか報告していないというバイアスがかかっているが，胃食道逆流の改善，誤嚥性肺炎の減少，発熱の減少，栄養剤の胃瘻周囲からの漏れの改善，便性および下痢が改善して排便管理が楽になった，経腸栄養剤の投与時間の短縮によって褥瘡の治癒促進や形成の予防，リハビリ時間が有効にとれるようになった・意欲が出てきた，嘔吐の減少，などの効果があることが多数の症例で報告されている。また，複数の症例について検討している論文においても，肺炎や胃食道逆流に対して約80％の症例で有効であったと報告されている。さらに，液体栄養剤と半固形状流動食を比較した4件の論文を集計した結果，肺炎の発生率において両群間に有意差を認めた。以上，わが国において報告されている論文を検索した結果，RCTではないためにレベルの高いエビデンスとは言えないが，症例報告の集積，後ろ向き研究の集積，比較研究の結果として「半固形状流動食の有効性については，少なくとも，肺炎の発生率を抑えるというエビデンスがある」と言えるのではないかと考える。もちろん，粘度，投与方法，投与量など，細かい点での比較研究が行われていないので，強く半固形状流動食の使用を推奨する，ということはできないが，「エビデンスレベル：RCTではない比較試験，コホート研究による実証」として，「一般的に推奨する」程度のことはいえるのではないかと考える。

5. 粘度を有する流動食の分類に関する提言

　2014年12月現在，いわゆる半固形状流動食は9社から発売されている。粘度は，販売している企業によって記載が異なっているだけでなく，測定条件が記載されていない製品もあるので注意が必要である。また，製品の総量については，重量で記載されているものと容量で記載されているものがあって一定しておらず，エネルギー密度も「kcal/mL」と「kcal/g」の記載があり表記の統一が必要である（図6）。

　粘度は，測定条件は異なっている可能性はあるが，記載されている値で分類すると，4,000mPa・s以下の製品，5,000〜10,000mPa・sの製品，20,000mPa・sの製品の3種類に分けられる。それぞれの製剤のエネルギー密度を「kcal/g」の条件で揃えてみると，0.55kcal/gから2.5kcal/gまでの広い範囲の製品があることがわかる。最近は，いわゆる加水タイプと呼ばれる，エネルギー密度が1kcal/g以下の製品が多く発売されている。それぞれの特徴を理解しながら，どの製品を使うか考えるべきである。

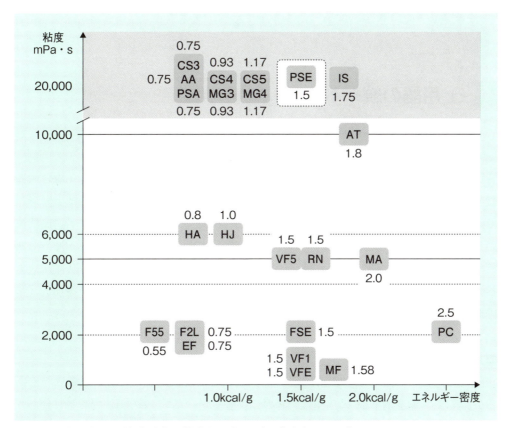

図6 おもな半固形状流動食の粘度とエネルギー密度（kcal/g）

横軸のエネルギー密度（kcal/g），縦軸の粘度（mPa・s）をプロットしたもの。エネルギー密度は「kcal/mL」および「kcal/g」で表現されている製品があるが，比重を用いて計算して「kcal/g」で統一した。粘度は4,000mPa・s以下，5,000〜10,000mPa・s，20,000mPa・sに分けられる。エネルギー密度は加水タイプ，標準濃度，濃縮タイプに分けることができる。 PC などの製品名略語については表2参照。なお，製品名略語に添えた数値はエネルギー密度を示す（単位はkcal/g）。

　これらの製品をどのように分類するかであるが，粘度は低粘度（4,000mPa・s以下），中粘度（5,000〜10,000mPa・s），高粘度（20,000mPa・s以上）とし，エネルギー密度から加水タイプ（1kcal/g以下），標準濃度タイプ（1kcal/g），濃縮タイプ（1kcal/g以上）に分けると理解しやすいのではないかと考えている。ただし，メディエフプッシュケア®2.5はコンデンス型と命名されているので，濃縮タイプの特殊型として扱うという考え方になるであろう。

　粘度の記載については，測定条件を明記したうえでの記載を義務付ける必要がある。多くの製品の測定条件が「B型粘度計を用い，20℃，12回転/分で測定した」となっているので，この条件で測定した粘度を記載するようにするべきであろう。その一定条件で測定した粘度が表記されるようになれば，どの程度の粘度が半固形状流動食としての意義があ

るのか，という検討を，今後始めることができるようになる。

6.用語の統一へ

　名称については，『静脈経腸栄養ガイドライン 第3版』（日本静脈経腸栄養学会編）において，「半固形化栄養材，固形化栄養剤，半固形流動食」などが用いられているが，現在，特別用途食品制度において，総合栄養食品[32)]としての認可が開始されており，「総合栄養食品は，疾患等により経口摂取が不十分な者の食事代替品として，液状または半固形状で適度な流動性を有していること」と定義されている。したがって，今後は「半固形状流動食（semi-solid medical food）」という用語を統一して用いることを推奨する。また，寒天や増粘剤を用いて粘度を加える場合には，「『半固形化する』という表現を用いることを推奨する」と記載されている。すでに，この範疇の製品を販売している企業の多くは，「半固形状流動食」という用語を用いるようになっている。

コメント

　「栄養材」という用語が粘度を有する経腸栄養剤や流動食の領域で使われる場合があるが，実は，「栄養材」という用語は，きのこ栽培やガーデニングの領域で普通に使われている用語であって，これを患者に投与する経腸栄養剤や流動食の領域では用いるべきではないと考えている。一般財団法人食品産業センター（JFIA: Japan food industry association）のホームページにおいて，「栄養材とは，原木栽培・菌床栽培・堆肥栽培において，培地基材のみでは不足する窒素源等，または消化しやすい炭素源を補給し，増収することを目的として培地に加える有機質由来の資材を言う」と定義されている。また，ガーデニングの堆肥として「畑の栄養材」や「畑にこれだけ栄養材」などの製品が発売されている。

文献

1) 木村信良：ゴム管栄養法に用いる高栄養剤について．医療 6(2): 41-45, 1952
2) 小越章平ほか：Elemental diet (ED-AC)について．医学のあゆみ 106: 26-28, 1978
3) Kaminski MV Jr: Enteral hyperalimentation. Surg Gynecol Obstet 143(1): 12-16, 1976
4) 小越章平：静脈・経腸栄養の発展を思い出すままに-すべては外科から始まった．東京，ジェフコーポレーション，2011
5) 松枝啓，梅田典嗣：Crohn病の治療：成分栄養法と完全静脈栄養法．臨床成人病 15: 721-727, 1985
6) Chavasse TF: On a case of gastrostomy: with remarks on the operation. Br Med J 1(1223): 1085-1086, 1884
7) Delany HM et al: Postoperative nutritional support using needle catheter feeding jejunostomy. Ann Surg 186(2): 165-170, 1977
8) Gauderer MW et al: Gastrostomy without laparotomy: a percutaneous endoscopic technique. J Pediatr Surg 15(6): 872-875, 1980
9) 門田俊夫，上野文昭：経皮内視鏡的胃瘻造設術 簡易化された新手技に関する報告．医学のあゆみ 128: 172-174, 1984
10) 吉川和彦：PEGとは－歴史とその現況．PEG実践マニュアル－造設手技から在宅まで．曽和融生監，関西経皮内視鏡的胃瘻造設術研究会編．大阪，フジメディカル出版，2001, pp12-14
11) 松本昌美ほか：胃食道逆流．PEG(胃瘻)栄養．曽和融生監．関西PEG・栄養研究会．大阪，フジメディカル出版，2004, pp92-96
12) 蟹江治郎ほか：固形化経腸栄養剤の投与により胃瘻栄養の慢性期合併症を改善し得た1例．日老医誌 39: 448-451, 2002
13) 合田文則：半固形化栄養剤(食品)による胃瘻からの短時間注入法．臨床栄養 106: 757-762, 2005
14) 稲田晴生ほか：胃食道逆流による誤嚥性肺炎に対する粘度調整食品REF-P1の予防効果．JJPEN 20(10): 1031-1036, 1998
15) 丸山道生ほか：粘度調整食品REF-P1(ペクチン液)による半固形化栄養剤の胃内変化．癌と化学療法 35(suppl I): 29-31, 2008
16) 蟹江治郎ほか：固形化経腸栄養剤の実施における栄養剤の安定性と安全性の評価－調理によりビタミンの変化と細菌学的変化．静脈経腸栄養 19(1): 65-69, 2004
17) 赤津裕康ほか：固形化経腸栄養剤の投与により血糖管理が容易になった1例．日老医誌 42: 564-566, 2005
18) 井上善文：コンデンス型流動食の水分管理方法の実際．臨床栄養別冊．JCNセレクト6栄養療法に必要な水・電解質代謝の知識(井上善文編集)．東京，医歯薬出版，pp46-53, 2011
19) 合田文則：胃瘻からの半固形短時間摂取法ガイドブック．東京，医歯薬出版，pp21-22, 2006
20) 財裕明，草野元康：グルタミン酸による胃排出促進-アミノ酸は摂食行動や嗜好に影響するか．G.I.Research 16(5): 429-432, 2008
21) 齋藤やよい：ビデオ観察方法による食行動に関する研究－観察法と食事摂取スタイル．民族衛生 61(5): 276-284, 1995
22) 石田けい子：在宅における固形化栄養の実際と効果(会議録)．愛媛医学 26: 82-83, 2007
23) 阿部太郎ほか：経腸栄養剤の固形化により便秘をきたした2症例－経腸栄養における食物繊維摂取の効果の検討．宮崎県医師会医学会誌 29: 48-52, 2005
24) 高田浩次ほか：胃瘻患者における半固形化栄養剤の有効性について．J Clin Rehab 15: 1164-1168, 2006
25) 村松博士ほか：経皮内視鏡的胃瘻造設術術後肺炎に対する半固形化栄養剤の効果的使用の試み．在宅医療と内視鏡治療 15: 3-7, 2011
26) 犬飼道雄ほか：早期死亡からみた半固形栄養剤の意義について－経皮内視鏡的胃瘻患者の追跡から．在宅医療と内視鏡治療 13(1): 34-37, 2009
27) 秦加代子：半固形化栄養の有用性の検討-PEG施行患者への予後調査から．全国自治体病院協議会雑誌 49(5): 757-760, 2010
28) Adachi K et al: Half-solidification of nutrient does not decrease gastro-esophageal reflux events in patients fed via percutaneous endoscopic gastrostomy. Clin Nutr 28: 648-651, 2009
29) Shizuku T et al: Efficacy of half-solid nutrient for the elderly patients with percutaneous endoscopic gastrostomy. J Clin Biochem Nutr 48(3): 226-229, 2011
30) Adachi K et al: Efficacy of pectin solution for preventing gastro-esophageal reflux events in patients with percutaneous endoscopic gastrostomy. J Clin Biochem Nutr 50(3): 190-194, 2012
31) Nishiwaki S et al. Inhibition of gastroesophageal reflux by semi-solid nutrients in patients with percutaneous endoscopic gastrostomy. JPEN 33(5): 513-519, 2009
32) 井上善文．総合栄養食品．臨床栄養 114(7): 798-803, 2009

3 根拠に基づいた経腸栄養剤の選択

1）経腸栄養剤の選択基準

井上 善文

　現在，わが国では，医薬品として10製品，食品として100種類以上の経腸栄養剤（濃厚流動食）が市販されている（医薬品は経腸栄養剤，食品は濃厚流動食と呼称するべきであるが，本項では経腸栄養剤として記載する）。さらに，粘度を有する半固形状流動食も市販されていて，その粘度も組成もさまざまである。これらをどのように選択し使い分けるかは，非常に難しい問題である。しかし，選択する場合の基本的な考え方を理解しておけば，大きく判断を誤ることはない。

　経腸栄養剤を選択する際の理論的背景については別項に述べられているので，本項では，経腸栄養剤を選択する際に理解しておくべき基本的考え方について概説する。

1. 天然濃厚流動食？半消化態栄養剤？消化態栄養剤？成分栄養剤？

　これらのいずれを選択するかは，腸管の消化能力により判断される。つまり，重要なのは，吸収される形にまで栄養素が消化されることである。消化能力に全く問題がない場合には，どれを選択してもよいということになる。しかし，腸管の機能・形態を維持しながら経腸栄養法の効果を最大限に発揮させるには，できるだけ自然食品に近いものを選択するべきである。経腸栄養剤の組成によって腸管粘膜の萎縮の程度に差があるため[1]，可能な限り通常の食事に近いものを選択する，という考え方が基本となる。

ミキサー食は経腸栄養剤に分類されることはないが，消化管機能に問題がなければ，一般食をミキサー処理して投与することも可能である。調理やミキサー処理という介護者の負担は大きくなるが，在宅経管栄養として，家族と同じものを注入したいという目的で，単純に一般食をミキサー処理するだけではなく，増粘剤を用いたり，食品ごとにミキサーしたりするなどの工夫も行われるようになってきている[2]。経鼻胃管の場合にはカテーテルの径によっては注入が困難であるが，胃瘻の場合には注入に十分な径のカテーテルが留置されているので，ミキサー食を容易に注入することができる。成分としても食事そのものであるため，最も自然な形である。

　市販されている製品としては，天然濃厚流動食が最も自然食品に近い。天然食品を基本組成として水分を減らしてエネルギー量をふやし，他の栄養成分を添加しているものである。消化・吸収能力が正常であれば適応となる。

　成分を窒素源から考えた場合，半消化態栄養剤，消化態栄養剤（成分栄養剤は消化態栄養剤に含まれる）に分類されるが，特別な場合を除くと，経腸栄養剤としての第一選択は半消化態栄養剤である。消化・吸収能に異常がない場合は，半消化態栄養剤を選択すべきである。さらに，食物繊維を含有した半消化態栄養剤の方がより自然食品に近いので，可能であればこれを選択すべきである。かつて，半消化態栄養剤は低残渣食と呼ばれ，LRD（low residuel diet）と英語表現されていたが，最近は食物繊維を含有する半消化態栄養剤のほうが多くなっているため，LRDよりもpolymeric formulaという英語表現の方が適している。食物繊維により腸管が刺激されることにより，腸管粘膜の萎縮が抑制されるという大きな利点がある。一方，消化態栄養剤は，原則として特殊な症例に対して用いられる。さらに，消化態栄養剤中の成分栄養剤をどのように使い分けるかに関しては，厳密な基準はない。しいて挙げれば，クローン病の活動期においては成分栄養剤のほうが適応になると考えられているが，緩解期には消化態栄養剤でも安全に管理できるという報告も多く，必ずしも明確な区別はない。膵炎に対する経腸栄養法では，膵に対する刺激が少なく脂肪含有量が少ないという意味で，成分栄養剤が推奨されている。

　2014年に発売されたハイネイーゲル®は，成分としては消化態栄養剤と解釈されて販売されているが，食物繊維（ペクチン）が含まれている。これまで，消化態栄養剤は腸管粘膜に対する刺激が少ないために粘膜が萎縮する可能性が指摘されてきた。食物繊維の配合によって，腸管粘膜のintegrityが維持される効果があると考えられる。しかし，この製品を消化態栄養剤として分類できるかどうかについては議論が必要である。

2. 医薬品？食品？（表1）

　医薬品を選択するか，食品を選択するかは，さまざまな選択理由があるが，最終的には患者の費用負担がどうなるかが大きく影響する（表2，表3）。

　成分栄養剤はすべて医薬品である。消化態栄養剤はツインライン®NFだけが医薬品で，現在は食品に属する5製品が発売されている。半消化態栄養剤は，医薬品の6剤（エンシュア・リキッド®，エンシュア®・H，エネーボ™，ラコール®NF配合経腸用液，ラコール®NF配合経腸用半固形剤，アミノレバン®EN）と，食品に属する多数の製品との使い分けは，費用がその判断基準となる場合が多い。

　入院中，いわゆる食事を提供せずに経腸栄養剤単独で管理する場合には，食品の経腸栄養剤を用いる方が病院にとっては利益が上がる。これは，食事箋で処方することができるためである。入院時食事療養費（Ⅰ）が1食あたり640円であることから，経腸栄養剤の費用がこれより安ければ，〔食事の費用（640円）－経腸栄養剤の費用〕が病院の儲けとなる（かつては1日3食として計算されていたが，現在は，1食あたり640円として計算するようになっている）。一方，食事を処方している症例に対し，食品の経腸栄養剤を補食として処方すると，経腸栄養剤の費用が加わって食事の材料費が余計にかかることになるため，病院の儲けが低下することになる。この場合には医薬品の経腸栄養剤の方が有利である，ということになる。経管投与の場合も同様で，食品を処方すれば，入院時食事療養費として請求することができる。

　外来においては，食品の経腸栄養剤はすべてが患者負担となる。医薬品の場合には保険でまかなわれるため，患者の負担は少なくなる。したがって，外来で処方する場合には医薬品を選択するほうが患者の負担は少ない，ということになる。

表1 ● 経腸栄養剤（医薬品）と経腸栄養剤（食品）の比較

		医薬品	食品
法律		薬事法	食管法
管轄		薬剤部	栄養科
投与		処方箋	指示書，食事箋
患者負担		保険3割	食事回数×260円 （外来は全額患者負担）
病院利益		薬価差益	「給与」－「食材費」 （給与＝食事回数×640円/日）
請求	入院	薬剤料	入院時食事療養費
	外来	薬剤料	自費

表2● 入院時食事療養費とは？

入院時食事療養費（1日につき）		内　患者負担額（一般）260円×3＝780円
入院時食事療養費（Ⅰ）	1食あたり　640円	届け出制（施設基準等あり）
特別食加算	1食あたり　76円	治療食
食堂加算（医療機関単位）	50円	食堂（療養病棟入院患者は除く）

例）入院時食事療法（Ⅰ）を算定している病院で1日3食の食事をした場合
　　640×3＝1,920円
　　さらに特別食を提供した場合　＋228円→2,148円

入院時食事療養費（Ⅱ）506円×3＝1,518円
入院時食事療養（Ⅰ）以外の医療機関が食事療法を行った場合（加算なし）

病院利益＝上記－食材購入費
↓
1人/日・・・2,148円－食材費＝病院の利益

表3● 入院中の経腸栄養剤の請求（1日あたり）

		薬剤料	処置料（鼻腔栄養）	入院時食事療養費	特別食加算
			60点	1,920円	228円
経口投与	医薬品（食なし）	○			
	医薬品（食あり）	○		○	
	食品（食なし）			○	
	食品（食あり）			○	
経管投与	医薬品単独	○	○		
	食品単独		○	○	○
	医薬品・食品	医薬品か食品で請求（重複請求はできない）			

　在宅で経管栄養を行う場合には，在宅成分栄養経管栄養指導管理料を請求できるのは，エレンタール®，エレンタール®P，ツインライン®の3種類のみである。その他の経腸栄養剤を用いて在宅経管栄養を行う場合，この指導料を請求することはできず，在宅寝たきり患者処置指導管理料でまかなうこととなる。したがって，在宅経管栄養を実施する場

合には，この指導管理料についても十分な配慮が必要である。いずれにせよ，在宅で経腸栄養を行う場合には，費用の問題だけを考慮すれば，患者負担は医薬品の経腸栄養剤の方が小さいということになる。

しかし，費用だけで経腸栄養剤をどう選択するかが決まるのではない。成分，形態，味，さまざまな条件を考慮すべきである。

3. 病態別経腸栄養剤はどう考えて選択する？

病態別経腸栄養剤については，別項で詳細に解説されているので，参照していただきたい。ただし，病態別経腸栄養剤については，食品であるか，医薬品であるかが重要な問題である[3]。

肝不全用成分栄養剤であるヘパン®EDと，肝不全用経口栄養剤であるアミノレバン®EN配合散は，医薬品であるため効能効果が明示されている。この2製品以外は食品であるため，効能効果が示されていない点に注意が必要である。肝不全用，腎不全用，あるいは呼吸不全用など，病態を考慮して作成された組成となってはいるが，その選択に際しては，選択する側が組成を理解して判断しなければならない。

また，必ずしも病態としての診断に即した経腸栄養剤を処方する必要はなく，患者個々の状態をみて選択すべき場合があることも認識しておくべきである。たとえば，呼吸不全患者に対する使用を意図して作成された製品よりも，免疫調整経腸栄養剤や，脂肪含有率の高い製剤の方が有効な場合がある。とくに，経腸栄養剤を飲用させる方法を選択する場合には，患者の嗜好という問題も考慮した方が良く，それによって栄養治療効果も異なることがある。経腸栄養剤の組成や味などを，全体として理解したうえで選択すべきである。

4. 経腸栄養剤の剤形をどう選択する？

剤形としては，「液体製剤」「粉末製剤」という選択肢がある。粉末製剤は，現在は，エレンタール®，エレンタール®P，ヘパン®ED，アミノレバン®EN，エンテミール®Rの5製品がある。粉末製剤は，「溶解・調製して使用する必要があるので手間がかかる」「溶解する時の汚染に注意する必要がある」という不利な点があるが，液体製剤に比べると軽く持ち運びに便利であるという利点がある。また，1kcal/mLの濃度に調整して使用されることが多いが，1.5kcal/mL〜2kcal/mLなどの高濃度に調整して使用できるとい

う利点もある。一方，液体製剤は，「そのまま使用できるので手間がかからない」「滅菌されている」という利点がある。しかし，粉末製剤に比べると重く，持ち帰りや輸送に手間がかかるという不便さはある。

　容器については，「缶」「レトルトパック」「RTH製剤」という選択肢がある。経口的に飲用する場合は，缶またはレトルトパックのものを用いればよく，このどちらを選択するかについては，本人の好み，廃棄の問題を考慮すればよい。経管栄養を行う場合，RTH製剤では24時間をかけて投与することも可能で，細菌汚染の問題を考慮した場合には，RTH製剤が有利である。

　近年，剤形として考慮すべきなのが，半固形状流動食として多数発売されている，粘度を有する製剤である。別項で詳しく述べられているが，粘度はどの程度が胃食道逆流に有効なのかといった問題は，まだ，解決していないといわざるをえない。簡便に投与できるという利点ばかりが注目されている傾向があり，注意しなければならない。「粘度を有することで消化管の生理的な運動を刺激する」，という半固形状流動食の意義を十分考慮して選択すべきであろう。また，粘度を有する製剤のほとんどは水分含有量が少ないので，水分投与量が不足しないように注意しなければならない[4]。なお，水分含有量を増やした加水タイプも発売されている。

5. 高濃度経腸栄養剤，低濃度経腸栄養剤（加水型流動食）の選択は？

　高濃度経腸栄養剤は，投与する水分量をできるだけ少なくしてエネルギー量を多く投与したい症例に用いる。補食として用いる場合は，高濃度経腸栄養剤が有利であることが多い。また，水分制限症例に対しても有利である。さらに，経腸栄養剤を経口的に飲むのが苦痛な症例では，飲用する経腸栄養剤の量を少なくしてエネルギーを多く投与することができるので，この場合も有利である。すなわち，経腸栄養剤として通常濃度のものより少ない量で多くのエネルギー摂取が可能であるため，水分が必要な場合は，経腸栄養剤としてではなく，純粋に水分として摂取すればよいことになる。

　逆に低濃度経腸栄養剤は，近年，加水型流動食と呼ばれ，さまざまな製剤が開発されている[5]。もともと1kcal/mLの製剤は水分含有量が約85％であるため，使用時には別途，水分を追加投与する必要があった。経管栄養施行時には，カテーテルを洗浄する際の水分で補えることが多いが，状態によっては水分をもっと追加する必要がある。これまでは，たとえば経腸栄養剤に水を加えて薄めるという方法が用いられていたが，あらかじめ水分が加わった製剤が加水型流動食として発売されている。全体としての投与量が多くなるた

め，投与速度が速くなりすぎて胃食道逆流や下痢などの合併症が発生する危険もあり注意して使用すべきであるが，別途，液体経腸栄養剤に水を加える場合に比べると，手間が軽減されるだけでなく経腸栄養剤の汚染という問題も回避できる。

6. こんな症例にはこう考えて経腸栄養を実施する

❶経口摂取が不可能または不十分な場合
①上部消化管の通過障害：頭頸部がん，食道がん，胃がんなど
　原則として半消化態栄養剤を選択する。RTH製剤は有利。可能ならば経口的飲用も行う。食物繊維含有製品は有用である。投与経路の選択に際しては，その後手術をする場合のことを考慮する。手術を施行しないのであれば，胃瘻が第一選択となる。

②意識障害患者：脳梗塞後遺症，嚥下障害など
　原則として半消化態栄養剤を選択する。間歇的投与法が便利かつ有利。RTH製剤は有用。食物繊維含有製品ももちろん有用。投与経路としては胃瘻が第一選択であるが，胃食道逆流には注意する。胃瘻を造設して栄養管理を確実に行いながら，リハビリテーションを進めるという考え方で実施するべきである。

③化学療法，放射線療法施行症例
　経腸栄養剤を飲用させるのであれば，TPN施行下に確実な栄養管理を実施しながら，絶食とはせずに好きな食事を楽しんでもらったり，無理ではない程度に経腸栄養剤も飲んでもらうという方法を選択する場合も多い。患者によっては経腸栄養剤を飲用することが苦痛な場合もあり，経腸栄養剤よりも患者自身が摂取したいものを摂取させたいからである。経管栄養を行うのであれば，経腸栄養剤としては消化態栄養剤を選択すべきであろう。半消化態栄養剤や食物繊維を含有しているものは，腸管に負担がかかる場合があるからである。投与方法としては，持続的に投与するのなら夜間のみに投与する周期的投与法が有利であろう。昼間は自由に活動できて，自由に食事を摂取できるからである。

❷消化管の安静が必要な場合
①上部消化管術後：食道亜全摘，胃全摘など
　術中に空腸瘻を造設し，経腸栄養剤としては半消化態栄養剤を用いることが可能である。しかし，胃および食道に対する手術が行われているので，消化に障害が出現している可能性を考慮すれば，消化態栄養剤を選択する場合もある。空腸に投与することになるので24時間持続投与を行う。この場合はRTH製剤が有用である。食物繊維含有製剤は，カテーテルが詰まりやすいので注意する。空腸瘻を介する経腸栄養からは徐々に経口摂取

へ移行するが，なかなか経口摂取が進まない場合には，空腸瘻のまま退院し，在宅経腸栄養を行うという方法もある。

②上部消化管術後縫合不全，消化管瘻

　もし縫合不全部分や消化管瘻部を越えてカテーテルを留置させることができれば，経腸栄養が実施可能である。原則として消化態栄養剤で開始し，排液が減少すれば半消化態栄養剤に切り替える。消化液の分泌を刺激しないようにすることも重要で，その目的では成分栄養剤が有用である。投与方法としては24時間持続投与を行う。RTH製剤は，24時間持続投与の場合に経腸栄養剤の汚染を防ぐという意味で有用である。

③急性膵炎

　成分栄養剤は膵液の分泌を刺激しないといわれており，原則として成分栄養剤を用いる。半消化態栄養剤は通常は適応とならない。経鼻カテーテルを空腸内に留置し，24時間持続投与を行う。

④炎症性腸疾患

　活動期には成分栄養剤が適応である。病変部の安静を保つという意味でも成分栄養剤が用いられる。在宅では，自己挿管法による経管栄養が行われるが，成分栄養剤を飲用している症例も多い。状態が安定すれば，消化態栄養剤，半消化態栄養剤を併用し，食事摂取を進める。

❸吸収不良症候群：短腸症候群，慢性膵炎，放射線腸炎など

　消化態栄養剤が適応となる。フレーバーを用いればかなりの量を飲用できる場合もある。経管栄養を行う場合には，24時間持続投与を行うべきである。RTH製剤は有用である。食物繊維は投与するべきではない。

❹代謝亢進状態：重症外傷，熱傷など

　免疫賦活経腸栄養剤が有用であるといわれているが，感染症が併存している症例に対しては議論があるところであり，免疫調整経腸栄養剤の方が有利であるというのが現在の見解である。原則として半消化態栄養剤を用い，24時間持続投与を行う。食物繊維は腸管のintegrityを保つ意味で有用とされている。重症症例では空腸までカテーテル先端を留置して，受傷後早期からの経腸栄養開始が推奨されている。

❺肝障害，腎障害

　原則として，病態別経腸栄養剤である肝不全用，腎不全用を用いる。栄養障害との関連が重要であり，これら以外の経腸栄養剤を併用したりすることもある。

❻呼吸不全

　高炭酸ガス血症がある場合には，脂肪含有量が多い製品が有利である。栄養状態を改善するという意味では，半消化態栄養剤では脂肪含有量が多いものが多いので，必ずしも呼吸不全用経腸栄養剤を用いる必要はない。飲用させる場合には，食欲との関連に注意すべきである。全体としての栄養投与量（食事摂取量）を減少させることがないよう，夜間，胃瘻や空腸瘻を用いた周期的投与法で強制的に補充する方法も有用である。

文　献

1) 細田信道ほか：ラット小腸構造並びにDAO活性に及ぼす経腸・経静脈栄養の影響に関する検討．外科と代謝・栄養 22(1): 26-33, 1988
2) 粟井一哉ほか：胃瘻（PEG）からのミキサー食注入の臨床的検討．静脈経腸栄養 18(4): 63-66, 2003
3) 井上善文：経腸栄養剤の種類と特徴．日本臨床増刊号．静脈・経腸栄養（第3版）基礎・臨床研究のアップデート．pp187-194, 2010
4) 井上善文：コンデンス型流動食の水分管理方法の実際．臨床栄養別冊．JCNセレクト6 栄養療法に必要な水・電解質代謝の知識．井上善文編，東京，医歯薬出版，2011, pp46-53
5) 海野弘之：希釈型流動食開発の目的とコンセプト．臨床栄養別冊．JCNセレクト6 栄養療法に必要な水・電解質代謝の知識．井上善文編，東京，医歯薬出版，2011, pp35-40

3 根拠に基づいた経腸栄養剤の選択

2) 周術期

石橋 生哉

はじめに

　周術期に用いる経腸栄養剤の選択については，術前に行われる免疫賦活経腸栄養剤の選択に関するものを除くと，十分なエビデンスが決して多くはないのが現状である．しかし，周術期には手術侵襲にともなう代謝亢進のため栄養必要量が増加し，適切な栄養療法を実施しなければ栄養状態の悪化をきたし，術後合併症を発生しやすい状況になる．一方，ERAS®[1]やfast-track surgery[2]といったものに代表される早期回復プログラムでは，消化管運動の低下を予防し，早期経口・経腸栄養によって侵襲反応を軽減させるといった考え方で周術期の管理が行われるが，経口摂取や経腸栄養剤の選択までは，踏み込んだ検討が十分なされていない．

　本項では，術前に投与する経腸栄養剤の選択方法とともに，手術の種類によっては一部の消化器の機能が失われるような状態，あるいは手術侵襲によって消化管機能が健常時より低下した状態で，どのような経腸栄養剤を用いるのが適切であるかについて，理論的な側面とわれわれの実際の選択方法について述べる．

1. 術前経腸栄養剤の選択

　術前における中等度から高度の栄養障害は，術後の合併症の増加，予後の悪化につながる[3]ことから栄養療法の適応となる．その際，経腸栄養が第一選択となることには異論がないところであり，必要なエネルギー量を投与することによって術後感染性合併症発生

率の低下[4]，合併症発生率の低下[5]につながる。この場合重要になってくるのは，消化吸収能が保たれているか，どの程度経腸栄養に対して忍容性があるかといったことであり，その状況によって消化態栄養剤，半消化態栄養剤，成分栄養剤から適正な経腸栄養剤を選択することが重要である。また，高度の栄養障害の場合には，タンパク質とエネルギーが不足しているのみならず，ビタミンやミネラルといった微量栄養素も不足している可能性があることから，選択した経腸栄養剤の投与量で，十分なビタミンや微量元素を投与できるかどうかを確認する必要がある。

　術後感染症の発生を抑制し，在院日数を短くする効果がメタ解析でも示されている[6]。栄養障害を有する患者に対するグルタミンやアルギニン，RNA，n-3系多価不飽和脂肪酸が強化された免疫賦活栄養剤（immuno-enhancing diet: IED）の選択は有用である。海外の報告では，合併症の減少のみならず費用対効果も示されている[7]。IEDは，栄養不良の患者のみならず，術前栄養状態に問題がなかった患者への効果も示されているが，やはり，栄養不良患者でより高い効果が示されている[8]。また，ほかの種類のIEDを含めたメタ解析でも，感染性合併症発生リスクの低下と，在院日数の減少を示している[9]。

　次に，まず腸閉塞症状がない経口摂取が可能な術前患者に対するわれわれの選択方法について述べる。基本的に，エネルギーおよびタンパク質が必要十分に摂取できることが第一である。また，医薬品として処方できる方が経済的なメリットがある。これらに加え，IEDの効果を鑑みて経腸栄養剤の選択を行っている。具体的には，摂取量が多く摂れない場合にはエンシュア®・Hを処方し，ある程度の摂取が可能であれば，味の好みでエンシュア・リキッド®やラコールNF®を，何らかの理由で消化吸収に問題がある場合にはエレンタール®を必要量処方している。周術期のIEDの効果について説明し，患者の同意あるいは希望があれば，インパクト®を購入して手術5日前から1日750 mL程度摂取してもらう。また，2014年5月に医薬品として発売されたエネーボ™は，これまでの医薬品には含まれていなかった微量元素や食物繊維成分が含まれており，ENG-J001試験で，ラコールNF®と同等の有効性と安全性が，胃全摘後あるいは食道がん術後患者で示された。ここまでに挙げた経腸栄養剤以外に，食品区分の経腸栄養剤でもすぐれた成分構成となっている栄養剤は多くあり，各々の特徴を理解して術前経腸栄養剤の投与を行うことが求められる。

　経口摂取が困難な場合，たとえば頭頸部がんや食道がん患者の術前栄養管理には，経鼻経管栄養の適応となるが，その場合には入院での術前経腸栄養管理となるので，先に述べた医薬品だけでなく食品区分の経腸栄養剤の中から，バランスが良いものや糖尿病などの患者の併存疾患に留意したものを選んで使用することになる。われわれの施設での術前経管栄養で術前栄養管理が必要な場合には，E-7Ⅱアセプバッグやハイネイーゲル®，メディエフ®バッグなどを用いて経管栄養を開始し，術直前の5日間はインパクト®とともに

使用している。

2. ERAS®で周術期管理を行う場合

　術前経腸栄養剤の選択という意味では，厳密には合致しない内容になるかもしれないが，術後回復力強化(enhanced recovery after surgery: ERAS®)では，術前絶食期間の短縮の有効性[1]を述べており，手術前夜就寝前と手術2時間前に12.5％のブドウ糖を含んだ糖液を摂取することが，術後のインスリン抵抗性の改善に有効であること[1]を述べている。しかし，日本ではさまざまな栄養剤の投与が報告され，安全性とその効果についての検証が不十分なものもあると思われることから，この話題も含めることにした。

　日本麻酔科学会のガイドライン[10]では，固形物の手術前摂取時期を明確には示していないが，海外のガイドライン[11,12]では，麻酔導入6〜8時間前まで固形物の摂取が可能としている。一方で，液体については日本麻酔科学会のガイドラインでは手術2時間前までの清澄水の摂取を推奨しているのに対し，海外のガイドラインでは水分(ただし脂肪分を含まない)としか指定していない。この違いは，胃からの排出速度の個体差が大きい固形物については十分なエビデンスに乏しいことと，浸透圧が高い糖液と清澄水とでは清澄水のほうが明らかに胃からの排出速度が速いことから，日本のガイドラインでは安全性を第一に考えた推奨事項になっている。これらの違いが，日本での術前日と術直前に使用する栄養剤に，さまざまなものが使用されている原因にもなっていると推察される。

　術前夜の就寝前に摂取すべきものについては，はっきりとしたエビデンスはないのが現状である。ERAS®にある12.5％糖液についても糖尿病合併患者についての検討は十分といえず，糖尿病非合併患者についてもしっかりとしたRCTがあるともいえない。また，就寝前であれば一般に手術の8時間以上前であるため，本当に糖質のみを摂取したほうが良いのかどうか，ほかの経腸栄養剤ではだめなのか答えが出ない状況である。Auckland大学を中心に術前糖液投与の有効性を検証した[13]際の中心的研究者であるPlankは，個人的な意見として糖質液がダメならアミノ酸を加えてみるのもひとつの考え方かもしれないと述べている。水分の摂取は，術前の脱水予防には効果があるものと考えられるが，それ以外の栄養素の選択については今後の検討が必要である。

　次に，麻酔導入2時間前までに摂取するものとしては，これまでさまざまな飲用物が報告されているが，胃からの排泄速度から考えると，やはり低張な清澄水が最も安全[14]と考えられる。アミノ酸や脂質の混入は胃からの排泄速度を遅くするため，その投与量や濃度，効果について今後の検討が必要である。

　われわれは，基本的に手術前日の就寝前に成分栄養剤300 mL内服とし，手術2時間前

には清澄水を500mL程度飲むこととしている。血糖のコントロールに問題があるような場合には，個々に就寝前の栄養剤を変更して対応している。

3. 術後早期経腸栄養施行時の経腸栄養製剤の選択

　術後早期経腸栄養は，術後に腸管の形態や機能を維持するだけではなく，ストレス反応を軽減することも示されている有用な栄養法である。とくに術前の栄養状態が悪い患者が多く侵襲度が高く，手術後早期に十分な経口摂取が得られにくい食道がん手術や胃全摘術，膵頭十二指腸手術後には有用と考えられる。

　早期経腸栄養を行う際には，基本的に空腸瘻を用いて行うことから，持続で少量から空腸内に投与することになる。侵襲後の腸管には症例により程度の差はあるとしても浮腫があり，また，消化器手術では消化液の分泌や通路にも変化が起こっていることが多々あることから，多少なりとも消化吸収障害をきたしている可能性はある。このような観点からすると，早期経腸栄養開始時には消化態栄養剤を用いて忍容性を確認しつつ，半消化態栄養剤へ変更するのは理論的により安全な方法である。しかし，この方法論についての有効性を明らかにしたエビデンスはなく，最初から半消化態栄養剤で早期経腸栄養を行っている施設も存在する。この点に関しては，忍容性に応じて必要であれば消化態栄養剤を考慮すると考えるのが妥当であろう。

　われわれは，食道がん術後早期に経腸栄養を開始する際に，経腸栄養製剤として消化態栄養剤であるツインライン®NFを使用し，フルドーズになった時点で食品の半消化態栄養剤に移行している。また，膵臓がんで膵頭十二指腸切除術を行う際には，成分栄養剤であるエレンタールで開始し，長期になる場合には食品の半消化態栄養剤へ移行し，経口摂取が可能であれば徐々に減量している。

　術後早期経腸栄養を行う際のIEDの適応については，創傷治癒の改善[15]や高度の栄養障害患者で術前経静脈栄養管理を2週間行った後の効果についての報告[16]はあるが，いまだに明らかとはいえない段階であり，ここでは積極的には推奨しない。

4. 術後経口での経腸栄養製剤の選択

　ERAS®では，予定大腸手術で早期経口摂取を行う場合，normal hospital foodを可能な限り早期に摂取することを推奨している。また，同時にoral nutritional supplements（ONS）の投与も推奨している[17]。しかし，normal hospital foodの定義は曖昧であり，ONS

についても十分なエネルギーとタンパク質が補えるようにという以外，とくにどのようなものがよいとの推奨もない．胃や食道あるいは膵臓の予定手術についても経口での経腸栄養剤の投与がなされている報告は散見するものの，これといったエビデンスはないのが現状である．

早期経口摂取の自立が患者の早期回復に寄与することは明らかであり，そのためにONSとして経腸栄養剤が選択されることは悪くない．一方で，術後の早期経口摂取では嘔気や嘔吐の頻度が高くなることが指摘され，また，術後の食欲低下も考慮する必要がある．

われわれは，予定大腸手術後の早期経口栄養として，食事を開始する前に成分栄養剤エレンタール®を投与している．これは，術後の消化吸収能低下の可能性と，脂肪分が少ないことから比較的胃からの排泄が早いことを考慮し，さまざまなフレーバーが使用できることによる．食事開始後は，ONSとして高カロリー密度の経腸栄養剤をゼリーやアイス，飲料といった形態で摂取してもらっている．

術後早期から経口栄養を行う場合の食事，経腸栄養剤の選択については，どのようなものにメリット/デメリットがあるのか今後の検討が必要である．

5. 術後合併症発症時における経腸栄養製剤の選択

術後合併症発症時には，合併症の種類と程度に応じた栄養管理が必要になる．とくに，消化器手術後では，縫合不全の管理が問題になる．

上部消化管すなわち，胃や食道手術後の縫合不全では，縫合不全部より肛門側に経鼻経管栄養チューブを挿入あるいは術中に造設した空腸瘻から経腸栄養管理を行う．下部消化管の縫合不全の場合，必要があれば一時的人工肛門を造設し，栄養状態が不良な場合には，早期経管栄養を行い，栄養状態が比較的良好であれば可能な限り早期に経口摂取を開始する．また，縫合不全などの合併症に加えて，誤嚥性肺炎や全身性炎症反応症候群(systemic inflammatory response syndrome: SIRS)をきたし，急性呼吸窮迫症候群(acute respiratory distress syndrome: ARDS)や敗血症を合併した場合には，ICU患者に準じた栄養管理が必要になる．

このような場合の経腸栄養剤の選択として，やはり考えなければならないことはアルギニンの投与についてであろう．Heylandらが2001年に報告[18]して以来，重症疾患患者へのアルギニン補充投与については見解が分かれるところである．しかし，現時点でいえることは，高度侵襲下にあるような状態やARDSに準じた病態の時には，アルギニンを強化した栄養剤の投与は避けるべきであろう．

一方，SIRSやARDSを合併した場合にどのような経腸栄養剤が推奨されるかにつ

いて，Marikら[19]はsystematic reviewでさまざまな免疫調整経腸栄養剤（immuno-modulating diets: IMD）の中で魚油が含まれる栄養剤は有効であったが，アルギニン強化は効果がないとしている。その中で日本にある製剤としてはオキシーパ®が含まれている。日本でのエビデンスとしては不十分であるが，今後の検討課題である。

先に重症化した合併症患者の栄養剤の選択について触れたが，それ以外の合併症患者の場合には，その病態に応じた経腸栄養剤を必要カロリー量，必要タンパク量に応じて選択し，定期的にモニタリングして有効性を確認することが基本である。

われわれは，上部消化管術後縫合不全で経管栄養を行う場合には，エレンタール®あるいはラコールNF®を少量から持続で投与開始し，問題がなければ食品の半消化態経腸栄養剤へ変更している。

おわりに

周術期の経腸栄養剤の選択について述べた。わが国におけるエビデンスがいまだに乏しい分野であり，周術期の集学的管理方法を用いた早期回復がはかられている現状において，さらなる臨床研究の発展が待たれる分野である。

文献

1) Lassen K et al: Enhanced Recovery After Surgery (ERAS) Group. Consensus review of optimal perioperative care in colorectal surgery: Enhanced Recovery After Surgery (ERAS) Group recommendations. Arch Surg 144(10): 961-969, 2009
2) Wilmore DW, Kehlet H: Management of patients in fast track surgery. BMJ 322(7284): 473-476, 2001
3) Windsor JA, Hill GL: Weight loss with physiologic impairment: a basic indicator of surgical risk. Ann Surg 207(3): 290-296, 1988
4) Muller J et al: Preoperative parenteral feeding in patients with gastrointestinal carcinoma. Lancet 1(8263): 68-71, 1982
5) Wu GH et al: Perioperative artificial nutrition in malnourished gastrointestinal cancer patients. World J Gastroenterol 12(15): 2441-2444, 2006
6) Moskovitz DN, Kim YI: Does perioperative immunonutrition reduce postoperative complications in patients with gastrointestinal cancer undergoing operations? Nutr Rev 62(11): 443-447, 2004
7) Braga M et al: Hospital resources consumed for surgical morbidity:effects of preoperative arginine and omega-3 fatty acid supplementation on costs. Nutrition 21(11-12): 1078-1086, 2005
8) Braga M: Nutritional approach in malnourished surgical patients: a prospective randomized study. Arch Surg 137(2): 174-180, 2002
9) Marimuthu K et al: A meta-analysis of the effect of combinations of immune modulating nutrients on outcome in patientsundergoing major open gastrointestinal surgery. Ann Surg 255(6): 1060-1068, 2002
10) 公益社団法人日本麻酔科学会 術前絶飲食ガイドライン, 2012
11) Eriksson LI, Sandin R. Fasting guidelines in different countries. Acta Anaesthesiol Scand 40(8 Pt 2): 971-974, 1996
12) Practice guidelines for preoperative fasting and the use of pharmacologic agents to reduce the risk of pulmonary aspiration: application to healthy patients undergoing elective procedures: a report by the American Society of Anesthesiologist Task Force on Preoperative Fasting. Anesthesiology 90(3): 896-905, 1999
13) Mathur S et al: Randomized controlled trial of preoperative oral carbohydrate treatment in major abdominal surgery. Br J Surg 97(4): 485-494, 2010
14) Nakamura M et al: The effects on gastric emptying and carbohydrate loading of an oral nutritional supplement and an oral rehydration solution: a crossover study with magnetic resonance imaging. Anesth Analg 118(6): 1268-1273, 2014
15) Farreras N et al: Effect of early postoperative enteral immunonutrition on wound healing in patients undergoing surgery for gastric cancer. Clin Nutr 24(1): 55-65, 2005
16) Klek S et al: The immunomodulating enteral nutrition in malnourished surgical patients - a prospective, randomized, double-blind clinical trial. Clin Nutr 30(3), 282-288, 2011
17) Gustafsson UO et al: Enhanced Recovery After Surgery (ERAS) Society, for Perioperative Care; European Society for Clinical Nutrition and Metabolism (ESPEN); International Association for Surgical Metabolism and Nutrition (IASMEN). Guidelines for perioperative care in elective colonic surgery: Enhanced Recovery After Surgery (ERAS(R)) Society recommendations. World J Surg 37(2): 259-284, 2013
18) Heyland DK et al: Should immunonutrition become routine in critically ill patients? A systematic review of the evidence. JAMA: 22-29;286(8):944-953, 2001
19) Marik PE, Zaloga GP: Immunonutrition in critically ill patients: a systematic review and analysis of the literature. Intensive Care Med 34(11): 1980-1990, 2008

3

根拠に基づいた経腸栄養剤の選択

3）重症病態

海塚 安郎

1. 重症病態の栄養療法：乏しいエビデンスと経験知

　重症患者の栄養療法に関する明確なエビデンスは思いのほか少ない。
　その理由は，まず重症病態が広範囲な疾患，多彩な病態を含んでいることにある。ICU入室患者を対象として，各種臨床研究が報告されているが，その対象は敗血症，肺炎などの内科系疾患，消化管もしくは心臓外科手術後の外科系疾患，熱傷，多発骨折などの外傷疾患など多岐にわたる。そのため同様の栄養療法の介入試験でも，対象患者の構成により容易にその結果が異なることになる。そのため，急性期の栄養療法時の各種設定（投与エネルギー量，ゴールの達成日，栄養剤の組成，免疫調整栄養素の選択）に決定的なエビデンスはないのが現状である。また患者の臓器機能により使用可能な栄養剤にも制限がある。
　基本は，侵襲度，重症度に加え，栄養評価を行うことで入院時に患者の個別性を判断し，栄養療法の必要性を判定する。投与ルートは，腸管の使用が可能なら早期の経腸栄養が優先される。開始後は，血糖値管理をはじめとして各種血液生化学データのモニタリングを行い，投与熱量，組成を必要に応じて調整する。栄養療法の実施にあたり，各施設の実情に合ったプロトコールに基づき，投与ルート別の合目的的管理を行う。これに関わるチーム医療が機能することによって安全で安定した管理を行い，最終的なアウトカムの改善を目指すことである。
　栄養剤選択が本項のテーマであるが，新しい栄養剤を使用する場合には，患者個別性を評価したうえで，期待できる効能，その結果を見極め，費用対効果を勘案し，使用に耐える製剤か判断することが重要である。重症病態の栄養管理，および経腸栄養剤の選択

法について概説する。

2. 重症病態の定義：治療と管理が両輪

　重症病態とは，各種原因(内因，外因)により，生体恒常性が破綻し，生体機能を維持する各種臓器の細胞レベルに十分量の酸素，ブドウ糖が供給されない病態で，適切な治療・管理が行われないと不可逆的な臓器不全に陥る危険性をはらんだ病態である。適切な治療を行わなければ，最終的には，多臓器不全となり多くの場合死に至る。このような侵襲に対し，生体では神経-内分泌系，免疫-サイトカイン系の賦活化が起こり，生体恒常性を維持すべく多大なエネルギーおよび栄養素を消費し，異化亢進が起こる。侵襲下の栄養管理では，この生体反応に対する栄養面からの対応が重要である。

　重症例では入院後，原疾患に対する治療と全身管理が必要となる。原疾患の治療とは，敗血症や細菌性肺炎であれば適切な抗菌薬の投与，腹腔内膿瘍などの隔壁内の感染症ではドレナージ，熱傷であれば焼痂を切除除去して植皮により潰瘍面を閉鎖することである。疾患により多様な対応が必要で，侵襲の程度，持続も疾患によりかなりの幅と差がある。

　一方，全身管理には，呼吸，循環，輸液，電解質，代謝栄養の管理が含まれ，原疾患によらず管理原則は同一の戦略で行われる。まず輸液，昇圧剤，酸素療法で呼吸・循環を安定させ，体液バランスを整え，腎肺をターゲットにした重要臓器の保護につとめ，原疾患治療のための時間稼ぎを行う。具体的にはICUなどに入室し，各種モニタリングのもと，医療資源を集中したすみやかな対応が行われる。そのような全身管理の一環として，入室時から栄養状態の評価，侵襲度およびその持続を勘案しつつ開始するのが急性期栄養管理であり，使用する経腸栄養剤をいかに選択するかが問題となる。

　重症敗血症で原疾患のコントロールが順調な場合には，おおむね7～14日程度，重症熱傷では1～2カ月が急性期栄養管理の期間と考えられる。高齢者などでは，その後も継続した栄養サポートが必要になるが，それは回復期の栄養管理となり，リハビリテーションを中心に据えると同時に栄養摂取の自立を目指す管理が必要である。

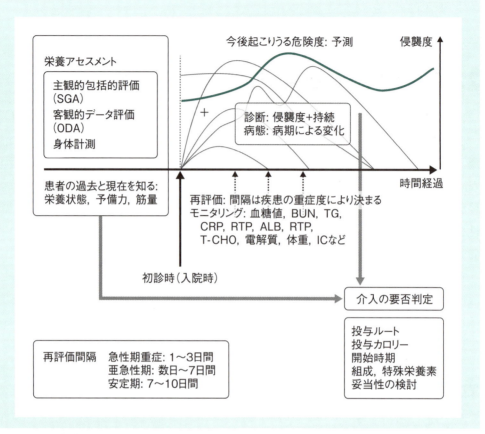

図1● 臨床栄養概念図
患者診察時にその前の栄養状態を評価し，疾患の侵襲度，持続時間を勘案し栄養療法を実施。開始後も継時的に再評価を行う。
RTP: Rapid turn over protein
　　—トランスサイレチン（TTR），レチノール結合タンパク，トランスフェリン
IC: Indirect calorimetry—間接熱量測定

3. 栄養療法の前提：入院時からの栄養評価を忘れずに，解釈は慎重に

　上記のような治療，管理の一要素に代謝栄養管理がある。したがって重症患者の栄養管理のみを取り出して議論し，それに基づき実践すると危険なことがある。死亡率が一定以上の疾患（ARDS，敗血症性ショックは現状でも30％程度）では，原理原則を理解したうえで，個々の患者の個別性，疾患の病期病態を把握し，それを反映した全身管理，そのなかでの栄養管理が重要になる。病態にそぐわない栄養療法は逆に予後を悪化させることになる。重症患者においても，栄養管理の出発点はあくまで栄養評価である（図1, 2）。

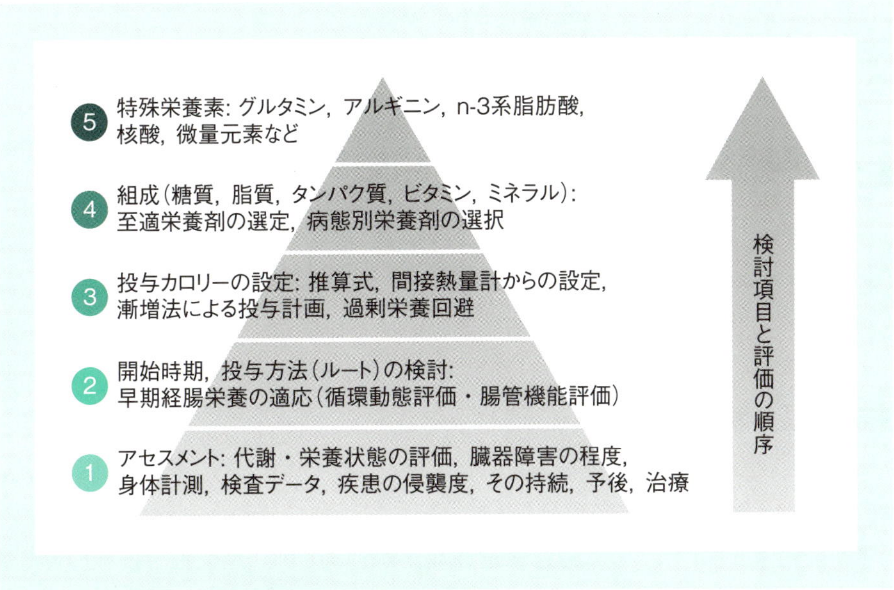

```
            ▲
 ┌─────────────────────────────────┐
 │ ⑤ 特殊栄養素: グルタミン, アルギニン, n-3系脂肪酸, │
 │    核酸, 微量元素など              │
 │ ④ 組成(糖質, 脂質, タンパク質, ビタミン, ミネラル): │
 │    至適栄養剤の選定, 病態別栄養剤の選択   │
 │ ③ 投与カロリーの設定: 推算式, 間接熱量計からの設定, │
 │    漸増法による投与計画, 過剰栄養回避     │
 │ ② 開始時期, 投与方法(ルート)の検討:      │
 │    早期経腸栄養の適応(循環動態評価・腸管機能評価) │
 │ ① アセスメント: 代謝・栄養状態の評価, 臓器障害の程度, │
 │    身体計測, 検査データ, 疾患の侵襲度, その持続, 予後, 治療 │
 └─────────────────────────────────┘
```

図2● 栄養療法時の検討事項とその優先順位
栄養療法開始後も必要に応じて繰り返し，至適栄養療法に向かう。

　栄養評価は栄養療法を開始するためにきわめて重要であるが，重症患者では各種データに紛れて忘れがちである。すべては入院前の栄養評価から始まる。なかでも主観的包括的評価(subjective global assessment: SGA)は入院前の栄養摂取歴，生活歴を知るうえで重要であり，あらゆる情報源を駆使して必要な情報を得る必要がある[2,4]。SGAで栄養障害が認められれば，それに基づいて栄養療法のみならず，疾患の治療計画，リハビリテーションの介入時期，治療・管理のゴール設定を行う必要がある。栄養管理開始後は水分出納，体重の変化，血液生化学検査値，電解質値の推移，胸腹部単純レントゲン写真による栄養療法の効果および副作用のモニタリングを行う。重症度が高く呼吸循環が不安定な時期は毎日モニタリングを行い，その後徐々にその間隔をあけていく。

　入院時栄養状態の悪い症例では，当然，疾患の予後も不良である。栄養療法に対する反応が悪く，かつ栄養療法の副作用も出現しやすくなる。入院時の低栄養に加え，経腸栄養開始後に腸管耐用性の低下，吸収不良が認められる場合には，すみやかに静脈栄養との併用(supplemental parenteral nutrition: SPN)を考慮する。逆に栄養状態に問題がない患者では，7日間程度のSPNは行う必要がないことがエビデンスで示されている[5]。

　しかしながら，入室後の継続した栄養評価で，栄養介入の適切さを評価することは，急性期，とくに侵襲持続下ではできず，その結果を栄養療法に反映させることも困難である。各種栄養評価指標が侵襲下でも適切な評価となり得るかを検討したメタ分析の結果[1]，現

状ではそのような栄養指標はないと報告されている。

4. 早期経腸栄養：効果，開始時期と注意点

　重症病態では，禁忌でなければ「早期経腸栄養」に高いプライオリティがある。エビデンス上，有意な感染性合併症軽減効果が示されている[6]。しかし，重症病態とはそもそも交感神経系の過緊張状態であり，経腸栄養の前提である腸管蠕動が抑制されている。

❶期待される効果（表1）

　早期からの経腸栄養は，急性期ではとくに侵襲による生体反応（交感神経-内分泌反応，免疫-サイトカイン系反応）の調整および腸管粘膜の統合性維持に有効だと考えられている。早期経腸栄養開始により，腸管透過性亢進が抑制され，感染性合併症の抑制効果が期待できる[7]（表1❶-a・b，❷-a）。

　この観点からは，急性期に投与する経腸栄養剤は，バランスの取れた半消化態栄養剤で十分だと考えられる。

❷開始時の循環動態

　重症患者に対して早期に経腸栄養を開始する場合，循環動態の安定性の評価も重要である。循環動態を安定させるため，輸液負荷，昇圧薬の使用で対応する。どの段階で経腸栄養が可能であるかについて，昇圧薬を使用している症例における経腸栄養の有効性および耐用性と安全性を検討した論文が2編ある。その一つは，経腸栄養の有効性を検討したもので[8]，2日間以上の人工呼吸管理が必要であり，血圧をサポートするために昇圧薬を使用したICU入室患者を対象とした前向きデータ集積法による研究である（対象は1,174例）。人工呼吸開始後48時間以内に経腸栄養を開始した群を早期群，それ以降の開始を後期群とし，ICUおよび院内全死亡率で検討している。死亡率は早期群で有意に低下し（ICU：22.5％ vs 28.3％；$p=0.03$，院内：34.0％ vs 44.0％；$p<0.001$），この死亡率改善効果は重症患者（多種類の昇圧薬を使用し，重症病態からの回復に時間を要した）でより顕著であった。

　もう一つは，経腸栄養の耐用性，安全性を検討した論文[9]である。単施設ICUにおける後方視的研究で，昇圧薬が使用されていた250例の経管栄養症例を対象としている。全体の74.9％で経腸栄養が行われた。有害事象は，血清乳酸値上昇（30.6％），胃内残量増加（14.5％），嘔吐（9.0％），腎臓/尿管/膀胱X線写真上の陽性所見（4.3％），腸の虚血/穿孔（0.9％）であった。ドパミン，バソプレシンの使用患者で経腸栄養の耐用性低下が認

表1● 侵襲後の早期経腸栄養の目的

❶腸管のintegrityの維持: intestinal starvationの回避
  a. 腸管免疫および全身免疫維持
  b. 広義のbacterial translocation予防
  c. 腸内細菌叢調整(シンバイオティクス): プロ＋プレバイオティクス
  d. 経腸経由の栄養素の薬効: pharmaco-nutrients投与など
❷腸管使用による全身状態の改善: 腸管を重要臓器として認識し管理
  a. 侵襲反応抑制: 蠕動, 神経系調節, 内分泌調節回復
  b. 横隔膜機能改善: 可動性改善, 肺酸素化能改善
  c. 腸管浮腫改善による細胞外液管理
  d. 血糖値管理にすぐれる: 高血糖/高インスリン状態の回避
❸栄養投与ルート: 合理的・生理的栄養投与ルート
  a. 静脈ルートの整理・減少: 感染頻度の低下, 感染リスク管理
  b. 効率のよい投与: 水分節約効果, タンパク質投与量補正, 抜けのない投与
  c. 栄養状態の維持・改善: 評価検査値の改善には週単位の遅れ

められたことが報告されている。

2論文とも無作為化比較試験(RCT)ではないが, この結果は, 実際の臨床現場でも納得できるものである。昇圧薬使用中でも経腸栄養は可能であるが, 経腸栄養開始後のモニタリングが重要であることを示している。

❸経管栄養の工夫

侵襲下, 交感神経系過緊張, 循環不全にともなう血流低下の影響で腸管蠕動抑制状態が予測される場合に経管栄養を行うには, 各種の工夫が必要である[10]。

①経管栄養時の上体挙上

血圧などを考慮のうえ, 可能であれば30〜45°程度に上半身を挙上する。直感ではなくベッドに付属の角度計などで正確に挙上する。

②チューブ先端の位置

胃内でも幽門後でもよいので, 施設で手慣れた方法で始める。重症病態だからといって, 幽門後でなければならないということはない。

③栄養剤の持続注入

幽門後では経腸栄養ポンプを用いた持続注入が基本となる。胃内投与では間歇投与(2

表2 ● 当院における腸管管理法(入室後から継続して腸管機能を意識した管理を行う)

① 血管内用量を維持する輸液管理(腸管循環の確保):経腸栄養可能な循環安定
　→Hb値目標設定輸血,浸透圧利尿薬(D-マンニトール)持続投与
　　昇圧薬:ドブタミン,小用量ノルアドレナリン

② 腹部単純X線撮影から胃・腸管ガス像,拡張の有無の継時的評価
　→蠕動改善薬の使用,処置,アルブミン製剤投与,浸透圧利尿薬

③ 腹腔内圧の正常化:消化管内減圧による胃,腸管血流・機能改善,
　横隔膜可動性確保
　→呑気をしない呼吸管理,セイラムサンプ管,イレウス管の使用,排便処置

④ 入室初期からの腸内細菌叢管理
　→緩下剤効果をもつ腸内細菌叢利用二糖類D-ソルビトール(ラクツロース),
　　乳酸菌属の製剤の使用

⑤ 消化管蠕動促進薬,排便促進薬の使用(胃内排出促進〜大腸蠕動排便誘発)
　→メトクロプラミド(プリンペラン),クエン酸モサプリド(ガスモチン),六君子湯,
　　エリスロマイシン,大建中湯,ジノプロスト(PGF2α),
　　バサコジル(テレミンソフト),グリセリン浣腸

⑥ 禁忌でなければ,排便後早期経腸栄養の開始:原則経胃管投与

⑦ 下痢に対しては原因を精査し対応
　→性状,臭気,便培養,脂肪便染色CDトキシン,使用抗生剤・薬剤の確認,
　　乳酸菌製剤,止痢薬

⑧ 抗潰瘍薬の使用(H₂受容体拮抗薬,プロトンポンプ阻害薬の使用条件設定)
　→早期経腸栄養症例では,ルーチンには投与しない
　　胃液pH<4,消化性潰瘍薬内服中,抗凝固療法時は,スクラルファートを優先

〜4回/日)が一般的であるが,誤嚥のリスクの高い症例,胃内投与不耐例,昇圧薬で循環を維持している症例ではポンプを用いた胃内持続投与が推奨される。

④消化管蠕動改善薬の使用

胃排出促進,腸管蠕動促進,排便誘発といった薬剤を選択する(表2の5)。

⑤各施設の実情に沿った経管栄養プロトコール[11]

重症患者に,安全に経管栄養を実施するには,各施設の実情に即したプロトコールを用意すべきである。実態に即して手直しを行い,使い勝手の良い,スタッフが周知したものにする。

⑥排便管理

エビデンスはないが,注入開始後には注入量に見合う十分量の排便を毎日得るための

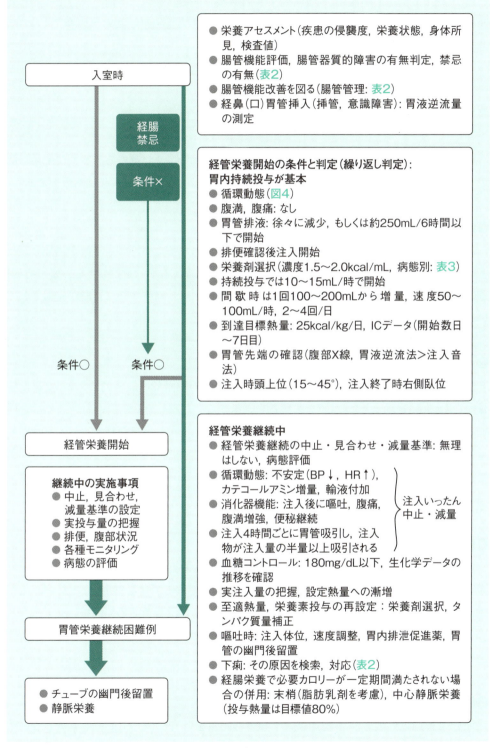

図3 ● 当院での重症患者早期栄養管理基本プロトコール

処置が，とくに昇圧薬を使用している症例では必要である．逆に，下痢の場合には，感染性下痢を鑑別のうえ，止痢薬の投与，経腸栄養剤の注入量・速度調整，場合によっては栄養剤の変更を考慮する[12,13]．

5.経腸栄養剤の選択

重症病態では，どの点を優先するかにより選択するポイントは異なる．初期に使用した栄養剤を，その後のモニタリングの結果により変更することをいとわないことも重要である．

❶濃度，粘度

重症病態では，入院初期にいわゆる蘇生輸液が行われるため，細胞外液が過剰となっている．その後も薬剤投与のための溶解液としても，多くの水分を投与する必要がある．そのため高濃度（≧1.5kcal/mL）の栄養剤を選択する．入院時すでに胃瘻が造設されている症例では，粘度が高い製剤も使用可能である．

❷タンパク質含量[10,14]

侵襲下の異化亢進を考慮し，初期の投与熱量決定の段階で，最終的にタンパク質投与量が1.2g/kg/日以上となるような栄養剤を選択する．ただし，重症病態急性期では腎機能障害が高頻度に出現するが，モニタリングを繰り返して投与量を調整する．入室時から進行性に腎機能悪化を示す場合，入室前に慢性腎不全の既往がある場合には，タンパク質含量が制限されたいわゆる腎不全用栄養剤を選択する．血液透析が行われれば，タンパク質制限は必要ない．

❸窒素源の形態

窒素源がアミノ酸やペプチド，部分水解物からなる栄養剤である消化態栄養剤（成分栄養剤）と，タンパク質が完全な形か，若干加水分解されて消化しやすくなった半消化態栄養剤との比較では，感染症発生率などの臨床的指標の改善を認めていない．下痢などの副作用についても一定の見解を得ていないので，安価な半消化態栄養剤が第一選択である．

❹脂質組成

成分栄養剤以外の経腸栄養剤は，十分量の脂質を含有している（脂肪を含有しない消化態栄養剤もある）．特定の脂質を増強した栄養剤に関しては，n-3系脂肪酸（EPA），γリ

ノレン酸，抗酸化物質強化経腸栄養剤の検討では，ARDS症例で一定の臨床的有益性が示されている。しかし，その後に発表されたOmega study[15)]では，EPA，γリノレン酸，抗酸化物質を増強した前者とは異なる栄養剤を1日2回bolus投与して検討しているが，コントロール群に比べて死亡率に差はなく，ICU在室，在院，人工呼吸器装着期間いずれも延長した，というネガティブな結果であった。この手の栄養剤の評価には，今後の質の高い研究結果が待たれる。

❺グルタミン，アルギニン

熱傷や外傷患者ではグルタミンを強化した経腸栄養剤の投与を考慮すべきである。しかし，その他の重症患者にグルタミン強化経腸栄養剤の投与を推奨する十分なデータはない。とくにショック，多臓器障害を呈する場合はグルタミン強化経腸栄養剤の投与は控えるべきである[16)]。一方，アルギニンは，それを強化した免疫調整経腸栄養剤を重症度の高い集中治療患者に対して使用することは推奨されていない。投与量の問題があるにせよ，現状でのエビデンスから導かれる考え方である。

❻抗酸化物質

重症患者に対してセレンの経静脈的投与を支持するデータはある[17)]が，残念なことに至適投与量は未確定である。同様に，ビタミン類やほかの微量元素を通常量よりも多く補充することは考慮に値するが，これも推奨投与量を決定する十分なデータはない。

まとめ

以上より，重症患者の急性期でも，一般的な「高濃度の半消化態経腸栄養剤」で特段の問題はなく，それを否定するエビデンスはまったくない。価格的にも安価でその面からも推奨される。

6. 投与熱量

急性期の投与熱量は，エビデンスが最もない領域である。
- 開始時に目標値を設定する。推算式もしくは間接熱量計の測定値を参考にする。
- 推算式には各種あるが，現状では極端な肥満，るい痩でなければ簡易推算式（25kcal/kg/日）を用いる。肥満症例では，間接熱量測定結果を用いることが奨められる。
- るいそう症例への急速な栄養投与は，Re-feeding症候群のリスク因子である。
- 目標投与熱量への到達に要する時間に関しては，入院前に栄養障害がない症例では，

7日間程度は目標値の50％程度でよい。栄養障害症例でどの程度の増量が予後の改善につながるかに関したエビデンスはない。
- 侵襲早期にunder-feedingを行った場合，その期間の熱量，タンパク質不足の累積負債が一定以上になると予後の悪化を招く[18]。早期に経腸栄養を開始することと，投与熱量・タンパク質量を急速に増量することとは，まったく異なることであることを認識する。

経腸栄養を早期に開始すること，少なくとも急性期のover-feedingは避けること，回復期には逸失分の熱量，タンパク質を補うことが重要である。糖質投与量と関係する血糖値を140〜180mg/dLに収めることも重要である。

急性期を乗り切った後もとくに重症度の高い患者や高齢者では，栄養に関する介入が必要な場合が多く，リハビリテーションとリンクした継続的な栄養療法が必要である。急性期に異化亢進により失った体タンパクは，いずれかの時期に回復させる必要がある。ICU退室後も継続した投与熱量の設定，栄養摂取の確認が重要になる。

7. 当院ICUでの重症患者への経腸栄養管理指針

❶腸管管理と栄養管理プロトコール(表2, 図3)

繰り返し修正を加えながら現在のプロトコールとなった。ICUスタッフは周知しており，重症患者入室後，適応であれば，主治医が誰であれ粛々とこれに則り，排便誘導後に経管栄養を開始している。昇圧薬使用例では，胃内持続注入で開始する。必ず排便後に経管栄養を開始するという方針にはエビデンスはなく，経験則に基づくものである。腸管機能の評価は，①排便を得ること，②その便の性状を観察すること，③腹満・腹痛の有無，で行っている。

❷循環動態の安定の評価と対応(図4)

刻々と変わる病態からつねに経腸栄養開始の機会をうかがっている。開始後の腹満，腹痛，胃管からの排液，乳酸値，排便量，便性状の観察は看護師により継時的に行っている。

❸経腸栄養剤の選択(表3)

腎機能障害がない場合には，タンパク質含量の異なる2種類の2.0kcal/mLの経腸栄養剤を使用している。熱傷などで，その後にタンパク質の増量（目標；≧1.5g/kg/日）が必要で，かつ血液生化学データから可能と判断した場合には，局方グルタミン末で，投与量を調整している。腎機能低下によりタンパク質制限が必要な患者では，いわゆる腎不全患

```
┌─────────────────────────────────────────────────────────┐
│ 循環動態が不安定な状態を脱した状態                          │
│ *不安定な状態の定義*                                      │
│ ● 高用量カテコラミン投与時(DA and/or DOB>8γもしくはNA併用時, NA単独> │
│   0.2γ)                                                │
│ ● 輸液・輸血負荷にて循環補助を必要としている                  │
│ ● 乳酸値(Lac)が高値持続, 乳酸値が改善しない: 嫌気性代謝であり糖利用障害 │
└─────────────────────────────────────────────────────────┘
この状態が改善すれば栄養療法を開始
┌─────────────────────────────────────────────────────────┐
│ 呼吸不全時に栄養投与を考慮する呼吸器設定                      │
│ 循環動態が不安定: $FiO_2 \leq 60\%$で$SaO_2 \geq 90\%$        │
│ 循環が安定した呼吸不全: $FiO_2 < 80\%$で$SaO_2 \geq 85\%$      │
│                                    いずれも乳酸値の改善はみられる │
└─────────────────────────────────────────────────────────┘
呼吸器の設定がこの条件を満たせば栄養療法を開始

循環/呼吸管理の条件が栄養投与開始条件を満たさない場合の対応
┌─────────────────────────────────────────────────────────┐
│ ● 入室から24〜48時間以上: 主輸液からブドウ糖400kcal/日＋血糖値管理 │
│ ● 排便があり, 胃内逆流(一〜少量): 胃内持続投与10mL/時(最大480kcal/日投 │
│   与可能)                                               │
│   栄養投与開始後→バイタルサインの変動(血圧低下, 頻脈, 呼吸苦), │
│              胃内逆流, 腹満, 腹痛があれば中止              │
└─────────────────────────────────────────────────────────┘
```

図4● 重症患者の栄養療法開始条件
（適切な呼吸管理が実施され，循環が安定していると判断する基準）
注) DA: ドーパミン　　DOB: ドブタミン　　NA: ノルアドレナリン

者用経腸栄養剤を選択している。

　血糖管理に100U/日以上のインスリンが必要な症例(例：糖尿病患者の壊死性筋膜炎)では，耐糖能障害患者用栄養剤を使用する場合がある。

❹投与熱量の設定

　3日以上の挿管症例では，全例IC（間接熱量測定）を抜管まで連続測定法により実施して消費熱量を測定する。その測定値を急性期の到達目標値に設定する。開始時の投与熱量は，昇圧薬使用症例ではおおむね400〜500kcal/日で，その後の日々の増加量は，入院時栄養評価，侵襲の持続の予測，腸管耐用性，各種検査値から決定している。ICを行

表3 ● 当院で早期経腸栄養に使用している栄養剤

2.0kcal/mLの高濃度栄養剤(安価):腎機能BUN＜40mg/dL,透析患者

	濃度	容量(箱)	タンパク質	脂質	炭水化物	水分	価格
テルミール® 2.0α	2.0kcal/mL	200mL	14.5g/箱	15.0g	52.0g	140g	0.75円/1kcal
アイソカル® 2KNeo	2.0kcal/mL	200mL	12.0g/箱	17.0g	47.8g	140g	0.47円/1kcal

熱傷などでタンパク質を増量する場合には,局方グルタミン末で調整

腎機能低下患者

	濃度	容量(箱)	タンパク質	脂質	炭水化物	水分	価格
レナウェル® 3	1.6kcal/mL	125mL	3.0g/箱	8.9g	27.0g	94g	0.79円/1kcal
レナウェル® A	1.6kcal/mL	125mL	0.75g/箱	8.9g	29.3g	94g	0.79円/1kcal

わなかった症例(多くは非挿管症例)では,初期投与設定値は内因性疾患で20～25kcal/kg(ABW)/日(20≦BMI＜25),25～30kcal/kg(ABW)/日(BMI＜20),外因性疾患(熱傷,多発外傷)で30～35kcal/kg(ABW)/日(20≦BMI＜25)としている。
(ABW:actual body weight,健常時体重,入院時測定体重)

⑤経腸栄養開始後の観察

　入室後は,日々規則的な排便を得ること,腹部症状をモニタリングすることを管理目標にしている。そのためとくに腸管蠕動が低下している急性期には,積極的に腸管蠕動改善薬を使用して排便誘発処置を行っている。蠕動を誘発して排便を促し,その空いた腸管のスペースに経腸栄養を入れることをイメージした腸管管理に基づく経腸栄養を実施している。

文 献

1) Ferrie S et al: Commonly Used "nutrition" indicators do not predict outcome in the critically ill: a systematic review. Nutr Clin Pract 28(4): 463-484, 2013
2) Fontes D et al: Subjective global assessment: a reliable nutritional assessment tool to predict outcomes in critically ill patients. Clin Nutr 33(2): 291-295, 2014
3) Sheean PM et al: Nutrition assessment: the reproducibility of subjective global assessment in patients requiring mechanical ventilation. Eur J Clin Nutr 64(11): 1358-13064, 2010
4) Atalay BG et al: Use of subjective global assessment and clinical outcomes in critically ill geriatric patients receiving nutrition support. JPEN J Parenter Enteral Nutr 32(4): 454-459, 2008
5) Casaer MP et al: Early versus late parenteral nutrition in critically ill adults. N Engl J Med 365(6): 506-517, 2011
6) Doig GS et al: Early enteral nutrition reduces mortality in trauma patients requiring intensive care: A meta-analysis of randomised controlled trials. Injury 42(1): 50-56, 2011
7) Hietbrink F et al: Systemic inflammation increases intestinal permeability during experimental human endotoxemia. Shock 32: 374-378, 2009
8) Khalid I et al: Early enteral nutrition and outcomes of critically ill patients treated with vasopressors and mechanical ventilation. Am J Crit Care 19(3): 261-268, 2010
9) Mancl EE, Muzevich KM: Tolerability and safety of enteral nutrition in critically ill patients receiving intravenous vasopressor therapy. JPEN J Parenter Enteral Nutr 37(5): 641-651, 2013
10) 日本呼吸療法医学会 栄養管理ガイドライン作成委員会:急性呼吸不全による人工呼吸患者の栄養管理ガイドライン 2011年版. 人口呼吸 29(1): 75-120, 2012
11) Heyland DK et al: Enhanced protein-energy provision via the enteral route feeding protocol in critically ill patients: results of a cluster randomized trial. Crit Care Med 41(12): 2744-2753, 2013
12) Kenneally C et al: An analysis of thirty-day mortality for clostridium difficile-associated disease in the ICU setting. Chest 132(2): 418-424, 2007
13) Maroo S, Lamont JT: Recurrent clostridium difficile. Gastroenterology 130(4): 1311-1316, 2006
14) Weijs PJ et al: Optimal protein and energy nutrition decreases mortality in mechanically ventilated, critically ill patients: a prospective observational cohort study. JPEN J Parenter Enteral Nutr 36(1): 60-68, 2011
15) Rice TW et al: Enteral omega-3 fatty acid, gamma-linolenic acid, and antioxidant supplementation in acute lung injury. JAMA 306(14): 1574-1581, 2011
16) Heyland D et al: A randomized trial of glutamine and antioxidants in critically ill patients. N Engl J Med 368(16): 1489-1497, 2013
17) Angstwurm MW et al: Selenium in Intensive Care (SIC): results of a prospective randomized, placebo-controlled, multiple-center study in patients with severe systemic inflammatory response syndrome, sepsis, and septic shock. Crit Care Med 35: 118-126, 2007
18) Dvir D et al: Computerized energy balance and complications in critically ill patients: an observational study. Clin Nutr 25(1): 37-44, 2006

3

根拠に基づいた経腸栄養剤の選択

4) 肝疾患

加藤 章信

はじめに

　肝臓は栄養代謝の中心であり，肝疾患ではさまざまな栄養代謝障害が生じていることが知られているが，経腸栄養法を必要とする肝疾患には，肝硬変に代表される慢性肝不全がある。本項では，肝硬変における経腸栄養法の実際とその根拠を病態から解説する。

1. 肝硬変に対する経腸栄養剤を用いた栄養療法

　肝硬変症では，基本的に経口摂取が可能な状態の症例に対して経口的に経腸栄養剤を用いることが多い。食事療法が基本となることから，食事療法の基本についても述べる。

❶食事療法ならびに経腸栄養剤に関するガイドライン

　肝硬変に対する食事療法のコンセンサスとして，ヨーロッパ静脈経腸栄養学会（ESPEN）の肝疾患ガイドライン[1]がある（表1）。このガイドラインでは，日本人の体格などから考えて，推奨されている摂取エネルギー量やタンパク投与量がやや多い点に注意を要するが，分岐鎖アミノ酸（branched amino acids: BCAA）を多く含む経腸栄養剤を，肝性脳症をともなう肝硬変で使用することを推奨している。

　わが国における食事療法については，第7回日本病態栄養学会年次総会コンセンサス[2]がある（表2）。このガイドラインは日本人の体格などを考慮し，臨床的に使用しやすい内容となっている。また，総カロリーより200 kcal程度を分割し，軽食として就寝前に摂取する

表1 ● ESPENの肝疾患ガイドライン

- ●一般的事項
  - ● ベットサイドで実施可能なSGAや身体計測により，患者に低栄養状態のリスクがないかを確認する（Grade C）。
  - ● 生体電気抵抗分析法（BIA）により位相角やBCM（body cell mass）を測定して，定量的に栄養状態を評価する。ただし，腹水症例でのBIA測定には限界がある（Grade B）。
  - ● 推奨される摂取熱量は35〜40kcal/kgBW/日（Grade C）
    推奨される摂取タンパク質量は1.2〜1.5g/kgBW/日（Grade C）
- ●経腸栄養の適応
  - ● 適切な栄養指導を行っても患者が経口的に必要量の食事を摂取できない場合（Grade A）。
- ●経　路
  - ● 至適量の食事が摂取できない場合は，経口的に経腸栄養剤を投与するか（Grade C），（食道静脈瘤がある場合にも）チューブによる投与を行う（Grade A）。
  - ● PEGは合併症の頻度が高く推奨されない（Grade C）。
- ●経腸栄養剤の組成
  - ● 一般的なタンパク組成が推奨される（Grade C）。
  - ● 腹水症例では高タンパク・高カロリーの組成を考慮すべきである（Grade C）。
  - ● 経腸栄養剤施行中に肝性脳症を発症した症例では，BCAA高含有組成の製剤を投与する（Grade A）。
  - ● 経口のBCAA補充は進行した肝硬変の予後を改善できる（Grade B）。
- ●予　後
  - ● 経腸栄養療法は栄養状態，肝機能を改善して合併症を減らし，生存期間を延長することから推奨される（Grade A）。

（文献1より引用作成）

就寝前軽食摂取療法（late evening snack: LES）を推奨している。さらにタンパク摂取により血液アンモニア濃度が上昇するタンパク不耐症例では，肝不全用経腸栄養剤を用いることを推奨している。

　日本消化器病学会の肝硬変診療ガイドライン[3]では，栄養療法に関係するクリニカルクエスチョン（CQ）を作成し，海外と日本の文献よりステートメント，グレードおよびエビデンスレベルを示している。表3のように肝硬変では低栄養状態が予後に影響を与えるが，これに対して肝不全用経腸栄養剤を含むLESを推奨している。また，肝不全用経腸栄養剤を含めたBCAA製剤には低アルブミン血症の改善や無イベント生存率，QOLへの改善効果があることから，BCAA製剤を栄養療法として用いることを推奨している。

　Suzukiら[4]によって発表された肝硬変の栄養食事療法ガイドラインは，肝発がん抑制を視野に入れたものとなっている。総カロリー，摂取タンパク量，塩分量などは前述の第7回日本病態栄養学会のコンセンサスと大きな違いはないが，「栄養食事療法を行う前にすべ

表2 ● 第7回日本病態栄養学会年次総会コンセンサス

肝硬変の栄養基準

1. エネルギー必要量
   栄養所要量（生活活動強度別）*を目安にする
   耐糖能異常のある場合　　25〜30kcal/kg（標準体重）/日

2. タンパク質必要量
   タンパク不耐症がない場合**　　1.0〜1.5g/kg/日
   タンパク不耐症がある場合　　低タンパク食（0.5〜0.7g/kg/日）＋肝不全用経腸栄養剤

経腸栄養剤

3. 脂質必要量
   エネルギー比　　20〜25%

4. 食塩
   腹水・浮腫（既往歴も含む）がある場合　　5〜7g/日

5. 分割食（4〜6回/日）あるいは夜食（約200kcal相当）***

＊：第六次改定 日本人の栄養所要量（厚生労働省，2000年）。
＊＊：低アルブミン3.5g/dL以下，フィッシャー比1.8以下，BTR3.0以下の場合にはBCAA顆粒を投与することがある。
＊＊＊：肥満例で夜食を給与する場合には，1日の食事総量を変化させないか減量する必要がある。また，やせ例では，夜食も含めて1日の食事総量の増加を検討する。夜食などはバランス食であることが望ましい。

（文献2より引用）

表3 ● 日本消化器病学会 肝硬変診療ガイドライン

ステートメント	グレード	エビデンスレベル 海外	エビデンスレベル 日本	保険適応
CQ　肝硬変患者の低栄養状態は予後に影響を与えるか？				
肝硬変患者の低栄養状態は予後に影響を与える。	A	I	IVa	可
CQ　肝硬変に対する就寝前エネルギー投与（LES）は予後を改善するか？				
肝硬変に対するLESは予後を改善する。	B	III	II	可
CQ　肝硬変患者の低アルブミン血症に対する分岐鎖アミノ酸（BCAA）製剤投与は有効か？				
BCAA製剤投与は肝硬変患者の低アルブミン血症を改善する。	A	II	II	可
CQ　肝硬変に対するBCAA製剤投与は予後やQOLを改善するか？				
肝硬変に対するBCAA製剤投与は無イベント生存率/QOLを改善する。	A	II	II	可

（文献3より引用，一部改変）

きこと」として，身体計測，重症度評価，側副血行路の有無，食事調査などを推奨し，その詳細についても記述している。

❷エネルギー代謝異常を認める場合の経腸栄養剤の投与の実際

エネルギー代謝異常には食事回数を分割したLES[5]が試みられ，ESPEN[6]や米国静脈経腸栄養学会（A.S.P.E.N.）でも推奨されている[6]。

わが国では200 kcal程度の軽食（おにぎり・カステラ・果物など），または肝不全用経腸栄養剤1包（200〜300 kcal）がLESとして使用される。アドヒアランスの面からは，軽食よりも肝不全用経腸栄養剤の方がすぐれている[7]。

なお，LESを行う場合，今までの食事に200 kcal程度のカロリーを単純に上乗せすると，肥満や耐糖能異常の悪化を招くことがあり，あくまでも総カロリーの中から分割することが大事である。

現在，エネルギー代謝異常の有無により肝不全用経腸栄養剤を使い分けることが，前述のガイドライン[3]により推奨されている（図1）。

エネルギー代謝異常があるかないかの判定は間接熱量計で行われてきたが，どこの施設にも設置されている機器ではないことから，エネルギー代謝異常の有無の判定は難しかった。最近，血中の遊離脂肪酸が660 mEq/L以上であればエネルギー代謝異常があると判定するとの報告があり参考となる成績と考えられる[8]。

❸タンパク・アミノ酸代謝異常を認める場合の経腸栄養剤の投与の実際

低アルブミン血症・高アンモニア血症・血漿BCAAの減少などのタンパク・アミノ酸代謝異常の頻度は高く，肝硬変の重症度が進行するにつれて顕著となる。わが国では，窒素平衡の是正や低栄養の改善を目的に，経口BCAA製剤が用いられる。

通常は，肝性脳症の覚醒後や既往があり，タンパク不耐症をともなう肝硬変例に投与する。肝性脳症覚醒後は肝不全用経腸栄養剤を1包（200〜300 kcal）から開始して，血液アンモニア濃度の上昇のないことや，どの程度摂取可能か，などを判定しながら常用投与量の2〜3包にまで増量する。

肝性脳症覚醒後も高アンモニア血症が続く場合には1〜2包程度低タンパク食（0.6〜0.8 g/標準体重/日）とともに投与する。

近年，高齢肝硬変症例の割合が増えている。このような症例では栄養指導が重要であるが，充分な食事療法ができないときには，肝不全用経口栄養剤を食事とともに補充する。この場合，脳症覚醒後と同様に食事に肝不全用経口栄養剤1〜2包を上乗せする（表4）。

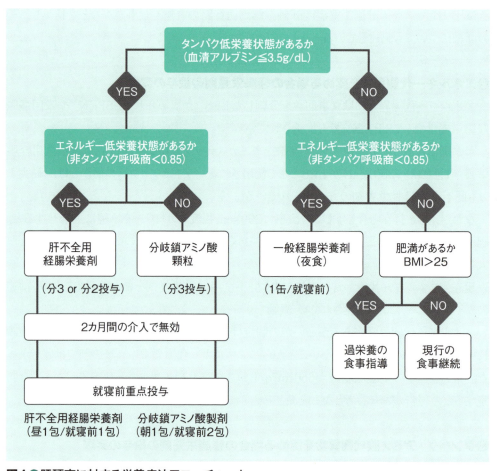

図1 ● 肝硬変に対する栄養療法フローチャート

(文献3より引用)

表4 ● タンパク・アミノ酸代謝異常を認める肝硬変に対する処方例

アミノレバンEN®散(50g)	2〜3包 分2〜3
またはヘパンED®散(80g)	1〜2包 分1〜2
またはリーバクト®顆粒(4g)	3包 分3

脳症覚醒後は，基本的に肝不全用経腸栄養剤より経口摂取を開始する。漸次低タンパク食を併用する。退院後は定期的な食事指導を受け，食事摂取不充分な時には肝不全用経腸栄養剤(アミノレバンEN®ないしヘパンED®)を継続し，食事が充分な時はリーバクト®顆粒を継続する。

2. 経腸栄養剤の補充が必要となる肝硬変の病態生理と根拠

　肝硬変での栄養代謝異常は糖質，脂質，タンパク質・アミノ酸のみならずビタミン，ミネラル，微量元素等にも及び，タンパク質・エネルギー栄養不良(protein-energy malnutrition: PEM)が特徴的である。

❶エネルギー代謝異常

　間接熱量測定の検討により，安静時エネルギー消費量(resting energy expenditure: REE)の亢進とともに，エネルギー基質である脂質の燃焼比率上昇と糖質の利用効率低下に基づく非タンパク呼吸商(non-protein respiratory quotient: npRQ)の低下[9]が特徴とされ，この異常は健常者の3日間の絶食状態に相当するといわれている。また脂肪の燃焼比率は重症度の進展に相関し[10]，npRQと予後の関連では，入院時のnpRQが0.85未満の低値を示す症例は予後が不良であると考えられている[11]。

　LESは約20年前よりその有用性について報告され，エネルギー代謝異常だけでなく，窒素代謝の改善効果についても報告されているものの，既報の論文はいずれも約1週間の検討であり，長期の成績はなかった。

　近年LESの長期効果について，肝不全用の経腸栄養剤投与により，血清アルブミン濃度の上昇とともに，栄養素の燃焼比率の改善が見られる成績が報告され[11]，総カロリーの中から約200kcal程度の熱量として肝不全用経腸栄養剤を中心とした補食の摂取を行うことで，長期にわたるエネルギー代謝異常の改善が期待される。投与開始のタイミングについては，前述の日本消化器病学会のガイドラインによると，エネルギー低栄養状態の有無の確認から判断するように推奨している[3]。

　肝硬変を合併する肝がんに対してラジオ波焼却療法を行った症例にも同様に肝不全用経腸栄養剤をLESとして長期に用いることにより，同じカロリーでLESを行わない症例に比べて，血清アルブミン濃度の改善とともにQOLの改善が見られることが報告されている[12]。

❷タンパク・アミノ酸代謝異常

　血漿遊離アミノ酸のインバランスには，BCAAの減少とAAA(aromatic amino acids)の増加によるFischer比あるいはBCAA/チロシン比(branched-chain amino acids tyrosine ratio: BTR)の低下やMet(methionine)の増加がある。AAAやMetは肝臓で代謝されるアミノ酸であり，肝硬変の重症度が進行すると，血中で増加する。

　一方，BCAAは筋肉や脂肪組織などの末梢組織で代謝されるアミノ酸であるが，肝硬変ではエネルギー源やアンモニア代謝に利用されることから血中で低下する。

BCAA濃度は重症度が軽度の時期にすでに低下しており，代償性肝硬変と考えられる病態でもBCAA濃度は欠乏状態であることを示している[13]。一方，チロシン濃度は肝硬変の重症度の進行にともない上昇し，結果としてBTRは重症度とともに低下する[13]。これらの結果から，肝硬変ではタンパク代謝異常とアミノ酸代謝異常とは同時期的に進展増悪すると考えられ，アミノ酸代謝異常の改善が低タンパク血症を含めたタンパク代謝異常の改善につながると考えられる。

　食事によりBCAAを多く含有し，タンパク不耐症に適する食品の検討もなされたが，種々の食品中に含まれるBCAA量に大きな違いはない。したがって，食品から充分なBCAAを補充しタンパク・アミノ酸代謝異常を是正することには限界があり，経口BCAA製剤が開発された。

　わが国ではタンパク・アミノ酸代謝異常の是正に対する栄養療法に経口BCAA製剤が用いられる。経口BCAA製剤には肝不全用経腸栄養剤（または肝不全用成分栄養剤）と経口BCAA顆粒剤の2つの剤形がある。

　経口BCAA顆粒剤と肝不全用経腸栄養剤の対象は，原則的には違うことから使い分けが必要である[3,13,14]（図1）。

　肝不全用経腸栄養剤は肝性脳症の覚醒後や既往があり，タンパク不耐症をともなう慢性肝不全例に，経口BCAA顆粒剤は食事摂取が充分であるにもかかわらず，低アルブミン血症を呈する例に投与するが，食事の摂取状況により，充分な食事摂取が可能な場合には経口BCAA顆粒剤，食事が充分でない場合には肝不全用経口栄養剤を用いるのが実際に即している。

　なお，糖尿病合併によるカロリー制限が必要な例や，水分制限が必要な例には顆粒製剤が選択される場合がある。逆に，顆粒製剤を投与中に脳症が出現するような例では，タンパク制限とともに経腸栄養剤を投与することが病態に見合う。

❸肝細胞がん合併肝硬変での栄養療法

　肝細胞がん（肝がん）についての栄養治療も，肝硬変への介入方法と原則的に同様である。肝硬変では低栄養状態が予後を悪化させる要因として改善が強調されてきた。一方，多施設共同比較試験の検討[15]における，肝がんの発がん解析より，ハザード比が有意に高くなる因子には，男性，AFPの高値（20 ng/mL以上），糖尿病の合併，血清アルブミン低値とともに，BMI高値であることが報告された。

　従来から，男性やAFP値が肝がん発症に関与することは知られているが，肥満も肝がん発症に関与することが明らかとなり，肝がんに対する栄養療法として単に充分な栄養を与えるという考えではなく，バランスのとれた過不足のない栄養療法が重要となると考えられる。さらに経口BCAA製剤の影響についても検討され[16]，BMI＞25の肥満例に対して経

□BCAA製剤の発がん抑制効果が明らかであった。

おわりに

　肝臓は栄養代謝の中心であり，肝疾患で経腸栄養法を必要とする肝疾患は肝硬変が中心となる。BCAAを多く含有する肝不全用経腸栄養剤を経口的に投与する場合が多く，食事摂取を行いながら，食事と食事との間に服用する。栄養評価を含めた病態を把握したうえで，投与開始のタイミングや投与量の決定を行うことが重要である。

文献

1) Plauth M et al: ESPEN guidelines on enteral nutrition: Liver disease. Clin Nutr 25(1): 285-294, 2006
2) 渡邊明治ほか: 第7回日本病態栄養学会年次総会コンセンサス (2003). 栄養―評価と治療 20, 181-196, 2003
3) 森脇久隆: 栄養療法. 日本消化器病学会編. 肝硬変診療ガイドライン. 東京, 南江堂, 2010, pp23-33
4) Suzuki K et al: Guidelines on nutritional management in Japanese patients with liver cirrhosis from the perspective of preventing hepatocellular carcinoma. Hepatol Res 42(7): 621-626, 2012
5) Swart GR et al: Effect of a late evening meal on nitrogen balance in patients with cirrhosis of the liver. BMJ 299(6709): 1202-1203, 1989
6) ASPEN Board of Disorders and the Clinical Guidelines Task Force: JPEN J Parenter Enteral Nutr 26 (1 Suppl): 65SA, 2002
7) Nakaya Y et al: BCAA-enriched snack improves nutritional state of cirrhosis. Nutrition 23(2): 113-120, 2007
8) Hanai T et al: Free fatty acid as a marker of energy malnutrition in liver cirrhosis. Hepatology Res 44(2): 218-228, 2014
9) Scheeweiss B et al: Energy metabolism in patients with acute and chronic liver disease. Hepatology 11(3): 387-393, 1990
10) 加藤章信ほか: 肝硬変に対する間接熱量測定による栄養アセスメントの意義と治療対策. 消化と吸収 20(1): 117-120, 1997
11) 三輪佳行ほか: 肝硬変と間接熱量計. 栄養-評価と治療 20(4): 391-394, 2003
12) Kuroda H et al: Effects of branched-chain amino acid-enriched nutrient for patients with carcinoma following radiofrequency ablation: a one-year prospective trial Gastroenterol Hepatol 25(9): 1550-1555, 2010
13) Kato A, Suzuki K: How to select BCAA preparations. Hepatol Res 30S: S30-S35, 2004
14) 加藤章信: 分岐鎖アミノ酸製剤の最近の動向―輸液の効果を左右する因子と経口剤における使い分けを中心に―. 肝・胆・膵疾患の最新医療, 先端医療技術研究所: 406-409, 2003
15) Muto Y et al: Effect of branched-chain amino acid granules on event-free survival in patients with liver cirrhosis. Clinical Gastroenterology and Hepatology, 3; 705-713: 2005.
16) Muto Y et al: Overweight and obesity increase the risk for liver cancer in patients with liver cirrhosis and long-term oral supplementation with branched-chain amino acid granules inhibits liver carcinogenesis in heavier patients with liver cirrhosis. Hepatology Res 35: 204-214, 2006

3 根拠に基づいた経腸栄養剤の選択

5) 膵疾患

櫻井 洋一

1. 膵疾患における栄養療法の重要性

　膵臓は，消化管から摂取した栄養素の消化に必要な酵素を大量に含む膵液を分泌する外分泌機能と，吸収した栄養素の代謝をおもに調節するホルモンを分泌する内分泌機能の2つの重要な生理的機能を有する．急性・慢性膵炎，膵癌などの膵疾患や膵臓手術術後では，これらの機能の障害によりさまざまな栄養障害をきたす可能性が高い．炎症や癌などの病態によりエネルギー代謝亢進をきたすだけでなく，偏食やアルコール多飲などは膵炎の原因となっていて，栄養障害をさらに悪化させるために，栄養療法は重要である．経口・経腸栄養摂取は膵外分泌能を刺激するために膵疾患の病態を悪化させる可能性があることから，適切に病態を把握したうえで慎重に経腸栄養の適応を決定すべきである．

2. 急性膵炎に対する経腸栄養の適応

　急性膵炎は，膵内において，さまざまな原因によりトリプシンをはじめとする消化酵素の活性化による膵の自己消化が生じている病態である．治療を開始するにあたっては，まず厚生労働省難治性膵疾患調査研究班2008の改訂判定基準を用いた重症度判定を，膵炎の発症後24時間以内に行うことが重要である．この重症度判定は，栄養療法の適応や経腸栄養の適応を決定するためにも重要となる．

　急性膵炎のほとんどは軽症例であり，数日間の保存的治療，すなわち経口摂取中止による膵外分泌機能の安静を図ることが治療であり，5〜7日以内に軽快することがほとんど

である[1,2]。したがって，軽症の膵炎では7日間以内に経口摂取を開始することが可能であり，中心静脈栄養（TPN）や補完的静脈栄養（SPN）はほとんどの場合不要である[3]。軽症膵炎に対して入院後24時間以内に開始されたTPNと，通常輸液を施行した場合に行った前向き無作為臨床試験（RCT）でも，経口摂取開始までの日数，入院期間，膵炎による合併症発生率は両群間に差を認めなかったことが報告されている[3]。

　重症度判定により重症膵炎と診断された場合には，長期間の絶食が必要となるためTPNの絶対的適応となる。膵炎に対する治療として膵外分泌機能の刺激を回避する目的で，①絶食による腸管の安静，②絶食期間に行う静脈栄養，の両者がこれまで行われてきた[4]。これらの治療は急性膵炎自体の臨床症状の改善には有効であると考えられるが，膵炎にともなう合併症の発生や死亡率の改善を示すエビデンスが存在するわけではない[5,6]。

　膵囊胞・膵周囲や腹腔内膿瘍，膵壊死などの膵炎にともなう重篤な合併症をきたしている場合には致死率も高く，集中治療室での重症病態管理が必要となる。栄養療法としては，長期間にわたる絶食とTPNが必要となる。このように，重篤な合併症を有する病態では，多発外傷やセプシスの重症病態と同様に，著明なエネルギー必要量の増加と蛋白異化の亢進が認められ，死亡率が高い[7,8]。このように栄養療法の必要性と栄養投与ルートは膵炎の重症度により大きく異なるので，栄養療法の適応を決定するうえでもすみやかな重症度判定が重要である。

　膵疾患にともなう重篤な合併症を有する重症病態では，TPNによる十分なエネルギー投与と蛋白投与が必要となる。重症病態患者では病態の変化が早く，rapid turnover protein（RTP）などの鋭敏な栄養指標を用いて頻回に栄養評価を行い，栄養状態に応じた適正なエネルギー・蛋白投与量を維持することが重要である。

　このように，膵炎にともなう合併症をきたした場合には経腸栄養投与の適応はないが，合併症が改善した場合には，膵外分泌機能を評価しながら成分栄養剤・消化態経腸栄養剤など消化・吸収に負担のかからない経腸栄養剤を投与し，栄養状態を維持・改善することがのぞましい。たとえば重症急性膵炎であっても，胆石性膵炎などの場合には，早期にその原因となった胆石が総胆管から排泄され早期に膵外分泌機能が回復することもあり，経腸栄養を早期から開始できるケースもある。大島ら[9]は胆石が原因となった重症急性膵炎症例に対し，第2病日から消化態経腸栄養剤（ペプタメン®AF）を開始し，膵炎の病態を増悪させることなく，第16病日まで安全に経腸栄養を継続し，栄養状態も悪化せずに膵炎が回復したことを報告している。したがって，急性膵炎が重症化しても，病態により早期から消化機能に負担のかからない消化態経腸栄養剤を用いることも，一つの選択肢になると考えられる。

3. 慢性膵炎に対する経腸栄養の適応と経腸栄養剤の選択

慢性膵炎では膵の不規則な繊維化，炎症性細胞浸潤，膵実質の消失，肉芽組織などの慢性的な膵組織の変化により，膵外分泌・内分泌機能はともに著しく低下する。その原因としては，アルコール性が60％と最も多い。慢性膵炎は，膵機能障害の進行程度により代償期，移行期，非代償期に分けられる。消化器病学会の「慢性膵炎ガイドライン」[10]でも，本病態での栄養投与に関しては「個々の病期・病態，栄養状態に応じて適正カロリー，食事内容を決定する」と記載されるにとどまっている[10]。また栄養療法は代償期と非代償期に分けて考えるべきであるとも述べられており，治療の中で代償期と非代償期で栄養療法の重みが異なっていることを示している。

代償期では，アルコール多飲による不規則な食生活や栄養素のアンバランスな摂取などにより，すでに低栄養になっていることもしばしば認められる。また，脂肪制限などの食事制限によって栄養摂取不足となり，低栄養になっていることもある。したがって，この時期の低栄養の原因は，膵機能障害によるものというよりはむしろ栄養摂取不足や慢性疼痛によるエネルギー消費量が増加している場合が多く，適切な栄養指導が重要である。比較的脂肪含有量の少ない半消化態経腸栄養剤の飲用などを勧めるのも良いと思われるが，経腸栄養剤投与に関しては，明確なエビデンスは存在しない。代償期の栄養摂取の方法や栄養素の摂取に関しては，急性再燃の防止が重要であり[11]，①少量・頻回の食事摂取[12,13]，②脂肪摂取制限[14]，③消化酵素剤や胃酸分泌抑制剤の投与[11-15]，④胃酸分泌を刺激する食品を避けること[14]，などが推奨されている[10]。

一方,非代償期の慢性膵炎では膵酵素分泌低下により各種栄養素の消化吸収障害が起こる。とくに脂肪吸収障害は顕著に表れ，脂肪便による下痢などの消化器症状をきたし，結果としてすべての栄養素の消化吸収障害による栄養素の不足による低栄養となる。栄養障害は，①消化吸収障害の程度と栄養素不足，②慢性疼痛や慢性炎症の結果として起こる安静時エネルギー消費量の増大，などによりその程度は大きく異なる。栄養障害の程度は異なるとしても，消化吸収障害とエネルギー消費量の増大を考慮して，表1に示すような栄養投与が推奨される。適切なエネルギー投与[14,15]，消化酵素剤や胃酸分泌抑制剤の投与[11-15]，脂肪摂取制限[14,15]，ビタミン，微量元素の補充などが推奨される。わが国では消化態経腸栄養剤（ペプタメン®AF）や脂肪をほとんど含有しない成分栄養剤（エレンタール®）が市販されており，脂肪の消化吸収障害を示す慢性膵炎の病態に対し，消化機能に負担をかけずに投与することが可能である。実際に再発性膵炎患者に対してエレンタール®を投与し，疼痛軽減などの効果を認めたとする報告もある[16]。Kataokaらは596例の疼痛をともなう慢性膵炎患者に対しエレンタール®を投与した結果，有意な疼痛軽減と栄

表1● 非代償性慢性膵炎に対する栄養療法

摂取エネルギー	30〜35kcal/kg。1回量少量にして頻回に摂取。
炭水化物	多めに投与しインスリンを用いて血糖コントロールを行う。
脂肪摂取	ある程度制限するが極度に制限しない。
食物繊維	少なめにする。
ビタミン	とくに脂溶性ビタミン欠乏に注意する。
微量元素	欠乏症に注意する。

養状態改善効果を認めたことを報告している[17]。また中鎖脂肪酸を主成分とした低脂肪経腸栄養剤を投与した群では，対照群に比較してコレシストキニン値が低下し，慢性膵炎にともなう腹痛が軽減したことが報告されており，QOL改善には有用である可能性がある[18]。しかし，慢性膵炎患者に対する特定の経腸栄養剤の有用性を示すRCTは，現時点では存在しない[19]。

また慢性膵炎では，インスリン分泌の低下による耐糖能異常をきたすことが多く，血糖コントロールも重要になる。基本的には膵内分泌機能障害により起こる病態であり，グルカゴンの分泌も低下しているため低血糖になることもあり，血糖値は不安定となる。栄養管理としては，炭水化物は多めに投与しつつ，積極的にインスリンを用いて血糖値をコントロールすることが推奨される。

慢性膵炎は慢性の非可逆的変化を生じる病態であり，病態の悪化にともなって徐々に栄養状態が悪化するため，長期的な展望に立った栄養管理が必要である[11]。基本的には個々の症例の消化吸収障害と，エネルギー消費量の増大などの病態を的確に把握し，栄養アセスメントに基づいた適切な栄養投与が必要になる。

4. 膵癌に対する経腸栄養の適応と経腸栄養剤の選択

膵癌は現在でも早期診断が困難な癌の一つで，早期癌では無症状であり膵機能障害も認めないため，栄養療法は通常不要である。進行癌では膵内分泌・外分泌機能障害による消化器症状や，癌の神経浸潤による疼痛によりさまざまな栄養障害が出現する可能性が高い。膵機能障害の程度や癌の進行の程度により，出現する栄養障害の程度もさまざまであるが，進行癌では体蛋白と体脂肪がともに著明に減少した，いわゆる悪液質（がん悪液質，cancer cachexia）となる場合も多く認められる。すなわち進行膵癌では，①サイト

カインや腫瘍関連因子の放出やがん性疼痛による蛋白異化の亢進・エネルギー消費量の増加，②消化管通過障害による食欲不振，などにより栄養状態が悪化することが多い[20]。腸閉塞や腫瘍出血など，消化管が使用できない場合以外は，栄養状態の悪化を防止するため経口摂取または経腸栄養剤の投与が望ましい。ただし，膵癌の影響で膵組織の繊維化などにより膵外分泌機能の低下を示す症例では，消化に負担のかからない消化態経腸栄養剤や成分栄養剤を投与することも選択肢となる。進行癌患者に対する経腸栄養剤は，通常の半消化態経腸栄養剤でよい。進行癌では蛋白異化・エネルギー必要量の増加が著明であり，高エネルギー・高蛋白の経腸栄養剤を選択することが望ましいが，これらの栄養剤が有効である明らかなエビデンスはない。

　低栄養状態の患者で手術などの外科的治療を行う場合には，十分に栄養状態を改善してから手術を行う必要がある。周術期の栄養管理や経腸栄養剤については，ほかの報告[21,22]や静脈経腸栄養ガイドライン（第3版）の周術期の項[23]に準じて行うが，膵機能の低下が認められる場合には，前述した慢性膵炎に準じた栄養療法が必要である。

　外科的切除が不可能と判断された進行膵癌患者に対しては，化学療法や化学放射線療法が行われるが，栄養管理や経腸栄養剤については静脈経腸栄養ガイドライン（第3版）の周術期の項目[23]に準じて行う。

　手術不能進行膵癌患者では，上述のさまざまな原因によりがん悪液質[20]となる場合が多い[20,23]。各種治療の影響でさらに栄養状態が悪化する場合もあり，この時期の栄養管理や経腸栄養剤については静脈経腸栄養ガイドライン（第3版）のがん緩和医療の項目[23]に準じて行う。進行膵癌患者にn-3系脂肪酸であるEPAを強化した経腸栄養剤を投与した検討では，投与開始後4週間目から有意な体重増加が認められたと報告されている[24]。その他の癌患者でもEPAを強化した経腸栄養剤を投与した同様のRCTが行われているが，体重減少をともなう進行癌で有意な栄養状態改善を認めたのは，膵癌に対するもののみである。したがって，切除不能進行膵癌患者に対するn-3系脂肪酸であるEPAを強化した経腸栄養剤の投与は，栄養状態やQOL改善のためには有用な選択肢となる。

5.膵癌術後の経腸栄養剤の選択

　膵癌術後の栄養障害は，残存膵機能に依存し，実際には膵切除の範囲と部位によりその程度はさまざまである。膵外分泌機能障害は，膵尾部切除に比較して膵頭十二指腸切除術（PD）で強く出現する。一方，膵尾部にはランゲルハンス島が多く存在するため，PDより膵尾部切除術の方が耐糖能異常の発生頻度が高いことが知られている。さらに，再建術式により膵消化酵素と食物の混和が不十分となり，消化吸収障害が起こることがある。

腹腔神経叢周囲のリンパ節郭清を行った場合には，術後に難治性下痢を生じ栄養障害の原因となる。PDの周術期における半消化態経腸栄養剤投与が数多く報告されており，とくに周術期に行う免疫賦活経腸栄養剤投与の有用性が示されている[25,26]。膵癌術後では膵外分泌障害などによる腹痛，下痢などの消化器症状をきたす可能性があるが，これまでの報告では手術直後からの経腸栄養投与の認容性の問題もなく投与されている[27]。したがって，残存膵機能や再建術式などを十分に考慮に入れたうえで，適切な投与ルートを用いた術後早期経腸栄養を行うことが推奨される。早期経腸栄養を施行するために，手術中に空腸カテーテルを留置することは必須であるといえる。

慢性膵炎と同様に脂肪をほとんど含有しない成分栄養剤(エレンタール®)は，膵外分泌機能障害をともなう膵癌術後の病態に適しているといえる。PD術後のエレンタール®投与の有用性については学会発表レベルでは報告を認めるが論文はなく，現時点では有用性を示すRCTなどによる明確なエビデンスは認められていない。

6. その他の膵疾患に対する栄養療法

そのほかに膵腫瘍，膵胆管合流異常，膵石症などの疾患があり，病態に応じた栄養療法が必要である。インスリン産生腫瘍(インスリノーマ)，グルカゴン産生腫瘍(グルカゴノーマ)などでは血糖コントロールを中心とした栄養管理が重要であり，膵外分泌機能には異常を認めない場合が多いため，経腸栄養を施行する場合には半消化態経腸栄養剤でよい。膵胆管合流異常，膵石症では，合併症として急性・慢性膵炎をきたすので，前述した急性・慢性膵炎に準じた栄養療法が必要である。いずれも急性膵炎を繰り返す場合が多く，慢性膵炎をきたすことはまれであり，多くの症例では絶食と短期的な静脈栄養でよい。

まとめ

膵疾患は膵外分泌・内分泌機能の障害により消化吸収障害や耐糖能異常をきたすため，低栄養をきたしやすい。したがって栄養療法は治療のアウトカムを改善するうえできわめて重要である。用いる経腸栄養剤は，膵外分泌機能障害を認める場合には消化態経腸栄養剤や脂肪の少ない成分栄養剤が有用である可能性が高いが明確なエビデンスはない。膵機能障害や耐糖能異常の程度を十分に把握したうえで栄養状態を的確に把握し，適切な栄養療法を行うことが求められる。

文 献

1) Leville-Jones M, Neoptolemos JP: Recent advances in the treatment of acute pancreatitis. Surg Annu 22: 235-261, 1990
2) Dammann HG et al: Prognostic indicators in acute pancreatitis: Clinical experience and limitations. In Acute Pancreatitis. Beger HG, Buchler M (eds). Springer-Verlag, Berlin, Germany, 1987, pp 181-197
3) Sax HC et al: Early total parenteral nutrition in acute pancreatitis: lack of beneficial effects. Am J Surg 153(1): 117-124, 1987
4) Helton WS: Intravenous nutrition in patients with acute pancreatitis. In Clinical Nutrition: Parenteral Nutrition. Rombeau JL, Caldwell MD (eds). WB Saunders, Philadelphia, 1993, pp 442-461
5) Ranson JH et al: Acute pancreatitis: pathogenesis, outcome and treatment. Clin Gastroenterol 13(3): 843-863, 1984
6) Kirby DF, Craig RM: The value of intensive nutritional support in pancreatitis. JPEN J Parenter Enteral Nutr 9(3): 353-357, 1983
7) Feller JH et al: Changing methods in the treatment of severe pancreatitis. Am J Surg 127(2): 196-201, 1974
8) Voitk A et al: Use of an elemental diet in the treatment of complicated pancreatitis. Am J Surg 125(2): 223-227, 1973
9) 大島拓, 織田成人: 急性膵炎における成分栄養剤と消化態経腸栄養剤の比較. 臨床栄養 123(5): 607-612, 2013
10) 日本消化器病学会編: 慢性膵炎診療ガイドライン. 東京, 南江堂, 2009
11) 片岡慶正ほか: 消化器病と栄養学 膵疾患の栄養管理 G.I. Res 10: 619-628, 2002
12) Meier RF, Beglinger C: Nutrition in pancreatic diseases. Best Pract Res Clin Gastroenterol 20(3): 507-529, 2006
13) Pfutzer RH, Schneider A: Treatment of alcoholic pancreatitis. Dig Dis 23(3-4): 241-246, 2005
14) 中村光男, 武部和夫: 慢性膵炎と食事療法. 栄評治 13: 47-53, 1996
15) 柳町幸ほか: 膵疾患と栄養 慢性膵炎非代償期の栄養評価から見た栄養法. 栄評治 22: 537-540, 2005
16) 石原武ほか: 再発性膵炎に対する成分栄養剤による治療効果. 胆と膵 33: 339-343, 2012
17) Kataoka K et al: Effects of oral ingestion of the elemental diet in patients with painful chronic pancreatitis in the reallife setting in Japan. Pancreas 43(3): 451-457, 2014
18) Shea JC et al: An enteral therapy containing medium-chain triglycerides and hydrolyzed peptides reduces postprandial pain associated with chronic pancreatitis. Pancreatology. 3(1): 36-40, 2003
19) Rasmussen HH et al: Nutrition in chronic pancreatitis. World J Gastroenterol 19(42): 7267-7275, 2013
20) Tan CR et al: Pancreatic cancer : a review of mechanisms and therapeutics. Front Physiol 5: 88, 2014
21) 櫻井洋一. 術後栄養管理. 日本機能性食品医用学会監修. 東京, 医歯薬出版, 2012, pp67-73
22) 櫻井洋一, 鶴田啓: 外科的侵襲期に有用であると考えられる新しい経腸栄養剤に含有される栄養素と経腸栄養剤の臨床的効果. 臨床栄養 114(6): 638-644, 2009
23) 日本静脈経腸栄養学会編: 静脈経腸栄養ガイドライン第3版 静脈経腸栄養を適正に実施するためのガイドライン. 東京, 照林社, 2013
24) Wigmore SJ et al: Effect of oral eicosapentaenoic acid on weight loss in patients of pancreatic cancer. Nutr Cancer 36(2): 177-184, 2000
25) Shirakawa H et al: Compliance with and effects of preoperative immunonutrition in patients undergoing pancreaticoduodenectomy. J Hepatobiliary Pancreat Sci 19(3): 249-258, 2012
26) Suzuki D et al: Effects of perioperative immunonutrition on cell-mediated immunity, T helper type 1 (Th1)/Th2 differentiation, and Th17 response after pancreaticoduodenectomy. Surgery 148: 573-581, 2010
27) Gianotti L et al: Artificial nutrition after pancreaticoduodenectomy. Pancreas 21(4): 344-351, 2000

3 根拠に基づいた経腸栄養剤の選択

6) 腎疾患

濱田 康弘　　安井 苑子　　齋藤 裕

はじめに

　腎機能が低下した状態，すなわち糸球体濾過量(GFR)が60 mL/分/1.73 m²未満の人は日本の成人人口の約13%，1,330万人にのぼるといわれており，近年，糖尿病，高血圧などの生活習慣病が背景因子となって発症するものが多くなっている。腎機能が低下した場合，さまざまな代謝異常が出現し，それらに対応した栄養管理が求められる。とくに慢性腎臓病(chronic kidney disease: CKD)の場合には，栄養療法を行うことで病態の進行を遅らせることができることがわかっている。腎疾患の栄養管理を考える際は，急性腎障害(acute kidney injury: AKI)，CKDの保存期および透析期によって大きく異なるためこれらを分けて考える必要がある。本稿においては腎疾患における基本的な栄養管理および経腸栄養剤の選択について概説する。

1. 腎疾患における基本事項

　腎疾患に関連して，従来は「慢性腎不全」や「急性腎不全」といった用語が使用されていたが，近年，「急性腎障害(acute kidney injury: AKI)」や「慢性腎臓病(chronic kidney disease: CKD)」といった用語が使用されるようになってきている。

❶ AKIの定義

　教科書的には，「血清クレアチニン値が2.0〜2.5 mg/dL以上へ急速に上昇したもの(基

礎に腎機能低下がある場合には血清クレアチニン値が前値の50％以上上昇したもの），または血清クレアチニン値が0.5mg/dL/日以上，BUNが10mg/dL/日以上の速度で上昇するもの」を「急性腎不全」としているが，明確な定義は存在していなかった。そこで，急性腎不全を定義しようという機運が高まり，Acute Dialysis Quality Initiative（ADQI）が2004年にRIFLE分類（Risk, Injury, Failure, Loss, End-stage renal failureの頭文字をとったもの）という重症度分類を提唱した[1]。さらに，Acute Kidney Injury Network（AKIN）が，AKIという用語を提唱した[2]。すなわち，AKIとは，「48時間以内の急激な腎機能低下」であり，「血清クレアチニン値が0.3mg/dL以上または1.5倍以上に増加すること，あるいは尿量0.5mL/kg/時以下が6時間以上持続すること」と定義される。

❷ CKDの定義

急性腎不全同様，慢性腎不全にも明確な定義が存在していなかった。そこで，米国腎臓財団（National Kidney Foundation: NKF）の策定したK/DOQI（Kidney Disease Outcome Quality Initiatives）ガイドライン[3]をもとに国際的な組織であるKDIGO（Kidney Disease Improving Global Outcome）による修正[4]が加えられ，CKDの定義とステージ分類が国際的な基準として提言された。すなわち，CKDの定義は，「①腎障害を示唆する所見の存在，②GFR 60mL/分/1.73m^{2}未満，のいずれかまたは両方が3カ月以上持続した場合にCKDであると診断する」となっている。腎障害の存在を示唆する検査異常の代表はタンパク尿であり，試験紙法で1+以上，もしくは随時尿タンパククレアチニン比で300mg/gCr以上（蓄尿の場合150mg/日以上）をさす。微量アルブミン尿測定の場合には，30mg/gCr以上を陽性とし，その他の検査異常としては，画像診断における腎形態異常（片腎，腎萎縮，多嚢胞腎など）が挙げられる。

2. 腎機能の評価

❶ CKDの重症度分類

腎機能はGFRで評価する。定義にもあるようにGFR 60mL/分/1.73m^{2}未満が3カ月以上持続すればCKDと定義される。また，わが国では糖尿病性腎症，慢性糸球体腎炎，腎硬化症で新規透析導入患者の約80％を占めている。CKDの重症度は原因（Cause: C），腎機能（GFR: G），タンパク尿（アルブミン尿: A）によるCGA分類で評価し（図1），「糖尿病G2A3」，「慢性腎炎G3bA1」，「腎硬化症疑いG4A1」，「多発性嚢胞腎G3aA1」，「原因不明のCKD G4A2」などのように表記する。

原疾患	蛋白尿区分		A1	A2	A3
糖尿病	尿アルブミン定量（mg/日） 尿アルブミン/Cr比（mg/gCr）		正常	微量 アルブミン尿	顕性 アルブミン尿
			30未満	30〜299	300以上
高血圧 腎炎 多発性嚢胞腎 移植腎 不明 その他	尿蛋白定量（g/日） 尿蛋白/Cr 比（g/gCr）		正常	軽度 蛋白尿	高度 蛋白尿
			0.15未満	0.15〜0.49	0.50以上
GFR区分 (mL/分/ 1.73m^2)	G1	正常または高値	≧90		
	G2	正常または軽度低下	60〜89		
	G3a	軽度〜中等度低下	45〜59		
	G3b	中等度〜高度低下	30〜44		
	G4	高度低下	15〜29		
	G5	末期腎不全（ESKD）	<15		

図1● CKDの重症度分類

重症度は原疾患・GFR区分・蛋白尿区分を合わせたステージにより評価する．CKDの重症度は死亡，末期腎不全，心血管死亡発症のリスクを ☐ のステージを基準に，☐，■，■ の順にステージが上昇するほどリスクは上昇する．

（KDIGO CKD guideline 2012を日本人用に改変）
（文献6より引用，一部改変）

❷ GFR推算式

　GFRの国際標準測定法はイヌリンクリアランス測定であるが，手技が煩雑であり日常診療では実施困難である．そのため，CKDの評価によく用いられるのが推算GFR（estimated GFR: eGFR）である．eGFRは血清Crと年齢，性別から求められ，代表的なものは米国で作成されたMDRD（modification of diet in renal disease）式がある．この式は用いたCr値が正確さにかけるヤッフェ法で測定されており，検査値の標準化とともに式が改定された[5]．わが国では，より正確な酵素法による測定が一般的であり，これは国際標準値とほぼ一致するため，改訂MDRD式を使う方がよい．しかしながら，2007年から日本腎臓学会が日本独自のeGFR算出式を作成するプロジェクトを実施し，2008年に推算式（図2）が発表された．この式は日本人によく当てはまるため，こちらを使用することが推奨される．さらにシスタチンCを用いた推算式も発表されている（図2）．シスタチンCは全身の細胞から一定の割合で産生されるタンパク質で，細胞障害を引き起こすタンパク分解酵素の働きを阻害し，活性を調節する役割を持つ．血中濃度が一定で，疾患による濃

> 推算GFR（eGFR）は以下の血清クレアチニンの推算式（eGFRcreat）で算出する。
> るいそうまたは下肢切断者などの筋肉量の極端に少ない場合には
> 血清シスタチンC（eGFRcys）の推算式がより適切である。
>
> ●男性
>   eGFRcreat（mL/分/1.73m²）＝194×Cr$^{-1.094}$×年齢$^{-0.287}$
>   eGFRcys（mL/分/1.73m²）＝（104×Cys-C$^{-1.019}$×0.996^{年齢}）−8
> ●女性
>   eGFRcreat（mL/分/1.73m²）＝194×Cr$^{-1.094}$×年齢$^{-0.287}$×0.739
>   eGFRcys（mL/分/1.73m²）＝（104×Cys-C$^{-1.019}$×0.996^{年齢}×0.929）−8

図2● 推算GFR（eGFR）の推算式

（文献6より引用）

度変化がきわめて少なく，その他，年齢，性別，筋肉量，運動などの影響も受けにくいことがわかっており，『CKD診療ガイド2012』においても，るいそうまたは下肢切断者などの筋肉量の極端に少ない場合には，血清シスタチンC（eGFRcys）の推算式がより適切であることが記載されている[6]。

3. ガイドラインについて

　根拠すなわちエビデンスに基づいた診療ガイドラインが世界各国で作成されている。ガイドラインの定義としては「医療者と患者が特定の臨床現場で適切な決断を下せるよう支援する目的で，体系的な方法に則って作成された文書。Evidence-based medicine（EBM）の手順で作成することに最大の特徴がある」とされている。たとえばCKDに関するものであれば，腎臓系の学会として米国のKidney Disease Outcomes Quality Initiative（KDOQI），オーストラリアのCaring for Australasians with Renal Impairment（CARI），カナダのCanadian Society of Nephrology（CSN），英国のThe Renal Association，欧州のEuropean best practice guidelines（EBPG），栄養系の学会としてThe European Society for Clinical Nutrition and Metabolism（ESPEN），American Society for Parenteral and Enteral Nutrition（A.S.P.E.N.）などから発表されている。
　日本でも日本腎臓学会により作成された『エビデンスに基づくCKD診療ガイドライン

2013』[7]や，日本静脈経腸栄養学会により作成された『静脈経腸栄養ガイドライン第3版』[8]がある。もちろん，海外のガイドラインも非常に参考にはなるが，日本で実地臨床において診療ガイドラインを参考にする場合は，日本の医療事情も勘案したうえで作成されているものが好ましいと考えられる。エビデンスに基づき最良と考えられる治療方針を示しているガイドラインは，個々の患者の治療方針を決定していくうえで羅針盤の役割を果たしてくれる。一方で，たとえエビデンスに基づいた診療ガイドラインであっても万能ではないということに留意する必要がある。すなわち，診療ガイドラインは診療行為を縛るものではなく，あくまでも診療行為の助けとなるべきものであり，ときには個々の患者の病態，状態に応じて診療ガイドラインにあてはまらない診療行為も当然必要となってくることを念頭においておく必要がある。

❶『静脈経腸栄養ガイドライン』による腎疾患に対する経腸栄養

『静脈経腸栄養ガイドライン第3版』において，「急性腎不全（本ガイドラインにおいてはAKIと記載されていない）では，症例ごとに病態別経腸栄養剤と標準型経腸栄養剤を使い分ける」「慢性腎不全（同様に本ガイドラインにおいてはCKDと記載されていない）では，タンパク質制限を考慮した経腸栄養剤を使用する。透析患者に対する経腸栄養施行時には，標準組成の経腸栄養剤を用いる」と示されている。ただし，透析患者についてはその状態や透析期間，原疾患，合併症もさまざまであり，標準組成のものでよいかどうかは大いに疑問が残ると思われる。

❷『エビデンスに基づくCKD診療ガイドライン』における栄養療法

『エビデンスに基づくCKD診療ガイドライン2013』[7]の第2章および第3章に栄養関連の項目がある（第3章は「CKDと栄養」）。おもなものは以下の通りである。

①水分摂取量

CKDステージG1，G2では，水分負荷は腎機能保持に有効とされている。CKDステージG3以降では，水分負荷が腎機能悪化の危険因子であるとする報告もある。一方で，脱水はCKDのいずれのステージにおいても腎機能を悪化させる危険性があるため，適切な水分量の維持が重要である。

②タンパク質摂取量

「画一的な指導は不適切であり，個々の患者の病態やリスク，アドヒアランスなどを総合的に判断して，タンパク質制限を指導することを推奨する」となっている。すなわち，どのレベルのタンパク質制限を行えば腎機能低下速度を抑制できるのかということがはっきりしていないことが根底にある。

③食塩摂取量

　CKDにおいては，食塩の過剰摂取により高血圧をきたしやすく，さらに浮腫，心不全，肺水腫などの原因となることが考えられる．したがって，6g/日未満が推奨される．一方で，過度の塩分制限が心血管疾患および腎不全のリスクを上昇させることが報告されているため，下限として3g/日以上という数値が導入されている．

❸『慢性腎臓病に対する食事療法基準2014年版』について

　『慢性腎臓病に対する食事療法基準2014年版』[9]が作成されており，具体的な投与量は表1のようになっている．各ステージの投与エネルギー，投与タンパク質量などはこれらを参考にするのがよいと思われる．

4. 腎疾患における経腸栄養食品

　現在，わが国において市販されている代表的な経腸栄養食品（医薬品に分類される腎疾患用の経腸栄養剤は存在しない）は，表2に示す通りである．基本的なところとしては，水分やナトリウム，カリウム，リン，マグネシウムなどの電解質が制限されているのが特徴である．また，同じ名前でも2種類以上市販されているものが多いが，これはおもにタンパク質の投与量が保存期と透析期で異なることに対応するためである．なかでもリーナレン®は発売から20年が経過し，さまざまな改良が加えられていることと，糖質の吸収速度に配慮した独自の糖質組成となっているため投与後の血糖の上昇をきたしにくいことにより，糖尿病を基礎疾患とするCKDにおいても使用しやすいと考えられる．

　AKI患者においては，AKIがない状態と同様の投与量でよいが，腎代替療法を施行している場合はタンパク質として最低量1.5g/kg/日，1日投与エネルギーとしては25～30kcal/kg/日を目安とする．水分やナトリウム，カリウム，リン，マグネシウムなどの電解質を制限する必要があれば，病態別の経腸栄養食品を用い，そうでなければ汎用タイプのものを使用する．

　CKD（保存期）患者では，表2に示すような投与を目安とし，病態別の経腸栄養食品を用いる．注意すべきことは，たとえばいくらタンパク制限を行う保存期の患者とはいえ，リーナレンLP®のみの使用では投与タンパク量が少なくなり過ぎるため，目標タンパク質投与量に合うように，リーナレンLP®とリーナレンMP®を適宜混合して用いる（混ぜて投与するという意味ではなく，1日の投与を考えた場合に，たとえば，リーナレンLP®2本とリーナレンMP®2本という具合に）．

表1 ● CKDステージによる食事療法基準

ステージ（GFR）	エネルギー（kcal/kgBW/日）	たんぱく質（g/kgBW/日）	食塩（g/日）	カリウム（mg/日）
ステージ1（GFR≧90）	25〜35	過剰な摂取をしない	3≦ <6	制限なし
ステージ2（GFR60〜89）		過剰な摂取をしない		制限なし
ステージ3a（GFR45〜59）		0.8〜1.0		制限なし
ステージ3b（GFR30〜44）		0.6〜0.8		≦2,000
ステージ4（GFR15〜29）		0.6〜0.8		≦1,500
ステージ5（GFR<15）		0.6〜0.8		≦1,500
5D（透析療法中）	別表			

注）エネルギーや栄養素は，適正な量を設定するために，合併する疾患（糖尿病，肥満など）のガイドラインなどを参照して病態に応じて調整する．性別，年齢，身体活動度などにより異なる．
注）体重は基本的に標準体重（BMI=22）を用いる．

ステージ5D	エネルギー（kcal/kgBW/日）	たんぱく質（g/kgBW/日）	食塩（g/日）	水分	カリウム（mg/日）	リン（mg/日）
血液透析（週3回）	30〜35[注1,2]	0.9〜1.2[注1]	<6[注3]	できるだけ少なく	≦2,000	≦たんぱく質（g）×15
腹膜透析	30〜35[注1,2,4]	0.9〜1.2[注1]	PD除水量（L）×7.5＋尿量（L）×5	PD除水量＋尿量	制限なし[注5]	≦たんぱく質（g）×15

注1）体重は基本的に標準体重（BMI=22）を用いる．
注2）性別，年齢，合併症，身体活動度により異なる．
注3）尿量，身体活動度，体格，栄養状態，透析間体重増加を考慮して適宜調整する．
注4）腹膜吸収ブドウ糖からのエネルギー分を差し引く．
注5）高カリウム血症を認める場合には血液透析同様に制限する．

（文献9より引用）

　CKD（透析期）患者でも，表2に示されたような投与量を目安として，基本的にはリーナレンMP®を使用する．また，ごく最近になって，とくに療養型施設などでナトリウムやカリウムを別に追加しているという現状に合わせて，それらを増量したリーナレンD®も発売されているが，これについては十分な使用データがなく，使いやすさや効果などは今後明らかになってくるものと思われる．

表2● 腎疾患用の経腸栄養食品の商品組成（100kcalあたり）

製品名		リーナレンLP	リーナレンMP	リーナレンD
販売		明治	明治	明治
容量		125mL/250mL	125mL/250mL	125mL/196mL, 262mL
容器		紙パック/ソフトパック	紙パック/ソフトパック	紙パック/ソフトパック
濃度		1.6kcal/mL	1.6kcal/mL	紙パック　1.6kcal/mL ソフトパック 1.53kcal/mL
風味		コーヒーフレーバー	コーヒーフレーバー	コーヒーフレーバー
一般組成	タンパク質 g	1.0	3.5	3.5
	脂質 g	2.8	2.8	2.8
	糖質 g	17.5	15.0	14.9
	食物繊維 g	1.0	1.0	1.5
	灰分 g	0.25	0.31	0.40
	水分 g	47.4	46.8	46.9/50.0
	カルニチン mg	25.0	25.0	25.0
ビタミン	ビタミンA μgRE	60	60	60
	ビタミンD μg	0.13	0.13	0.13
	ビタミンE mg	1.0	1.0	1.0
	ビタミンK μg	2.1*	1.4*	2.1*
	ビタミンB_1 mg	0.12	0.12	0.12
	ビタミンB_2 mg	0.13	0.13	0.13
	ナイアシン mgNE	1.8	2.3	2.4
	mg	(1.6)	(1.6)	(1.6)
	ビタミンB_6 mg	1.0	1.0	1.0
	ビタミンB_{12} μg	0.24	0.24	0.24
	葉酸 μg	63	63	63
	ビオチン μg	3.0	3.0	3.0
	パントテン酸 mg	0.50	0.50	0.50
	ビタミンC mg	9.0	9.0	9.0
	コリン mg	0.4*	0.5*	10.5*
ミネラル	ナトリウム mg	30	60	99
	（食塩換算量） g	(0.08)	(0.15)	(0.25)
	カリウム mg	30	30	60
	カルシウム mg	30	30	50
	マグネシウム mg	15	15	15
	リン mg	20	35	50
	鉄 mg	1.5	1.5	1.5
	亜鉛 mg	1.5	1.5	1.5
	銅 mg	0.075	0.075	0.075
	マンガン mg	0.23	0.23	0.23
	クロム μg	3.0	3.0	3.0
	モリブデン μg	2.5**	2.5**	2.5**
	セレン μg	9.0	9.0	9.0
	ヨウ素 μg	15	15	15
	塩素 mg	7.5	10	50
比重（20℃）		1.118	1.116	紙パック　1.121 ソフトパック 1.116
pH（20℃）		紙パック　6.2 ソフトパック 5.7	紙パック　7.1 ソフトパック 6.2	紙パック　7.3 ソフトパック 6.2
粘度（20℃）mPa・s		15	25	25
non protein Cal/N		614	157	157
フィッシャー比		2.8	2.7	2.8

＊：分析値　＊＊：参考値

レナジー bit	レナジー U	レナウェルA	レナウェル3	レナプラス
クリニコ	クリニコ	テルモ	テルモ	三和化学
125mL	200mL	125mL	125mL	125mL
カート缶	紙パック	紙パック	紙パック	紙パック
1.2kcal/mL	1.5kcal/mL	1.6kcal/mL	1.6kcal/mL	1.5kcal/mL
コーヒー	—	ココア/ミックスフルーツ	コーヒー/プレーン	コーヒー風味
0.6	3.25	0.375	1.5	0.36
2.8	2.8	4.45	4.45	4.4
18.1	15.2	14.65	13.5	14.4
2.7	1.7	1.5	1.5	1.5
0.07	0.5	0.115	0.115	—
67	51	47	47	47
16.7	13	—	—	10
60	42	15	15	15
**0.22	0.4	0.0625	0.0625	0.2
33 (mg α-TE)	1.3 (mg α-TE)	3	3	1.2
5	7	*4.8	*4.8	3
0.30	0.13	0.25	0.25	0.15
0.30	0.15	0.34	0.34	0.2
3.3	1.2	—	—	2
3.2	0.4	4.0	4.0	
0.33	0.83	0.5	0.5	0.4
0.53	0.20	1.25	1.25	0.3
53	63	50	50	50
10	4	—	—	1
1.3	0.5	1.8	1.8	0.8
10	7	15	15	6
—	—	—	—	
30	115	30	30	30
0.08	0.29	0.075	0.075	0.08
0〜6.7	78	10	10	20
**1.7	33	5	5	30
**1.0	17	1.5	1.5	15
3.3〜10	40	10	10	10
**<0.07	0.8	1.25	1.25	1
2.0	1.0	*0.0025	*0.003	0.5
**φ	0.05	*0.001	*0.002	0.02
**φ	0.18	*0.0055	*0.0055	0.2
**φ	3	—	—	1.8
**φ	3	—	—	2.5
4	3	—	—	1.5
**φ	13	—	—	7.5
**φ	142	7.5	7.5	10
1.10	1.12	1.10	1.10	1.11
5.8	6.7	6.5	6.5	6.8
10	22	15	15	8.0
1017	167	1805	409	1711
2.8	2.9	3.0	4.5	3.1

おわりに

　腎臓は生体において非常に多彩な役割を果たしているため，腎機能が障害されるとさまざまな代謝異常が引き起こされてくる。腎疾患における経腸栄養剤の選択には，これらの病態や障害の度合いを把握しつつ個々の患者の病態，状態に応じたものを使用する必要がある。

文　献

1) Bellomo R et al: Acute renal failure - definition, outcome measures, animal models, fluid therapy and information technology needs: the Second International Consensus Conference of the Acute Dialysis Quality Initiative (ADQI) Group. Crit Care 8(4): R204-R212, 2004
2) Mehta RL et al: Acute Kidney Injury Network: report of an initiative to improve outcomes in acute kidney injury. Crit Care 11(2): R31, 2007
3) National Kidney Foundation: K/DOQI clinical practice guidelines for chronic kidney disease: evaluation, classification, and stratification. Am J Kidney Dis. Feb;39(2 Suppl 1): S1-266, 2002
4) Levey AS et al: Definition and classification of chronic kidney disease: a position statement from Kidney Disease: Improving Global Outcomes (KDIGO). Kidney Int 67(6): 2089-2100, 2005
5) Levey AS et al: Using standardized serum creatinine values in the modification of diet in renal disease study equation for estimating glomerular filtration rate. Ann Intern Med. 145(4): 247-254, 2006
6) 日本腎臓学会編: CKD診療ガイド2012. 東京, 東京医学社, 2012
7) 日本腎臓学会編: エビデンスに基づくCKD診療ガイドライン2013. 東京, 東京医学社, 2013
8) 日本静脈経腸栄養学会編: 静脈経腸栄養ガイドライン 第3版. 東京, 照林社, 2013
9) 日本腎臓学会編: 慢性腎臓病に対する食事療法基準2014年版. 東京, 東京医学社, 2014

根拠に基づいた経腸栄養剤の選択

7) 呼吸不全

山下 芳典　　原田 洋明　　桑原 正樹

はじめに

　呼吸不全(respiratory failure)とは,「動脈血ガスが異常な値を示し,それがために生体が正常な機能を営みえない状態」と定義される。室内気吸入時の動脈血酸素分圧(PaO_2)が60 Torr以下となる呼吸器系の機能障害,またはそれに相当する異常状態を指す。呼吸不全は大きく急性呼吸不全と慢性呼吸不全に分類され,後述するように基本的代謝動態は大きく異なることは言うまでもない。両者ともに均一な疾患群ではないが,急性呼吸不全の代表は,ALI/ARDS(acute lung injury/acute respiratory distress syndrome)であり,慢性呼吸不全の代表はCOPD(chronic obstructive pulmonary disease)である。この両疾患において,動脈血炭酸ガス分圧($PaCO_2$)の程度により,上昇をともなわないⅠ型と上昇をともなうⅡ型に分類される。わが国においてもALI/ARDSやCOPDのそれぞれのガイドラインに記載があるように,全身管理の一環として栄養管理が必須であることはいうまでもない[1,2]。急性呼吸不全,慢性呼吸不全ともに消化吸収機能に大きな異常はなく,消化管を使用した栄養療法が可能である。その管理の際には,胃食道逆流や誤嚥の予防に対して細心の管理を要する。投与ルートについては,基本的に静脈栄養が優先されない点は,各種ガイドライン上共通した推奨事項であり疑う余地はない。
　ALI/ARDSやCOPDにおいては,一般の半消化態栄養剤で対応可能な病態は多く認められるが,これらの呼吸不全に関わる病態別の経腸栄養剤も販売されている。本邦ではそれぞれの経腸栄養剤に特徴的に含有される栄養素に関してその使用根拠を述べ,実際の臨床での使用方法に触れてみたい。表1には,いわゆる呼吸不全患者の使用を意図した組成となっている経腸栄養剤と,急性・慢性を問わず,呼吸器疾患で使用する可能性があ

る製品，脂肪含有率が高い製品を挙げた。後述する，脂肪熱量比，n-6/n-3比，P含有量，フィッシャー比のデータを記載している。

1. ALI/ARDSに対する経腸栄養とその根拠

❶ ALI/ARDSの代謝状態と栄養管理

　ALI/ARDSとは，先行する基礎疾患をもち，急性に発症した低酸素血症で，胸部X線写真上では両側性の肺浸潤影を認め，心原性の肺水腫が否定できるものとされ，酸素化の程度によりALIとARDSに分類される。重症患者に対する早期経腸栄養と重なる部分があり，これに関するガイドラインを参照する必要がある[3]。ALI/ARDSの症例は，基本的にはKwashiorkor型の急性の栄養障害をきたして代謝は亢進し，ICUに収容される急性期の重篤な患者に対する早期経腸栄養が基本的アプローチとして定着している。侵襲から24〜48時間以内に開始する早期経腸栄養のコンプライアンスは低く，開始当初は目標栄養量に達しないことが多いのはいうまでもない。そして1週間以内には目標とされる適正熱量に達するために，静脈栄養の追加投与をすべきではないとされている[4]。またALI/ARDSには多種の原因があることからもわかるように病態は不均一で複雑であり，報告された臨床試験については対象患者が均一でないことを念頭に置く必要がある[3]。

　多くは人工呼吸器で管理されている状態で通常の経口摂取は困難であり，まずは強制栄養として経管による経腸栄養が選択される[4]。脂肪含有率，なかでもEPA（エイコサペンタエン酸）やDHA（ドコサヘキサエン酸）のn-3系脂肪酸の含有率およびタンパク含有率が高く，非タンパク窒素比の高い経腸栄養剤が選択される。近年では，n-3系脂肪酸に加え，γリノレン酸が添加され，免疫調整経腸栄養剤としての位置づけがなされている。この2者に抗酸化物質としてビタミンが添加されたものが市販されている。

　以上の観点に加え，抗生物質をはじめとし一般に輸液による水分の投与が多くなりがちで，心不全をともなう頻度も高く水制限が必要となる場合があるため，1.5〜2kcal/mLといった高濃度製剤が実用的といえる。

❷ n-3脂肪酸，γリノレン酸使用，抗酸化物質の使用根拠

　魚油に多く含まれるn-3脂肪酸はEPAが主であり，NF-κBという転写因子として働くタンパク複合体を介して抗炎症作用，抗凝固作用を発揮する。またn-6系の代謝産物であるγリノレン酸（GLA）は，より炎症惹起性の低いPGE_1に変換される。EPA，GLAをそれぞれ20％ずつ含有し，抗酸化剤が添加された製剤による3つの前向き試験において，人工呼吸管理日数やICU滞在日数の短縮としてその効果が検証されてきた[5-7]。その一方で，そ

表1 ● 呼吸不全の際使用が考慮される市販の経腸栄養剤の比較

	製品名	熱量比（%）			n-6/ n-3比	P (mg/L)	フィッシャー比
		糖質	タンパク質	脂質			
食品	プルモケア®-Ex （375kcal/250mL）	28.4	16.8	54.8	4.1	960	2.6
	オキシーパ® （375kcal/250mL）	28.2	16.7	55.1	1.6	1,000	2.6
	ライフロン®-QL （200kcal/125mL）	40	16.0	44.0	2.5	984	2.95
	ヘパスⅡ （150kcal/125mL）	65	13	22	1.8	424	18
	グルセルナ®-Ex （250kcal/250mL）	32.4	16.9	50.7	3.1	700	2.6
	タピオン®α （200kcal/200mL）	43.8	16	40.2	4.2	600	3.1
医薬品	エンシュア・リキッド® （250kcal/250mL）	54.5	14.0	31.5	44	520	3.13
	ラコール® （200kcal/200mL）	62.0	18.0	20.0	3	440	2.88

の効果について疑問を投げかけた報告も見られる[8]。

　上部消化管機能の観点から，急性期に脂肪含有率の高い経腸栄養剤を投与することは，迷走神経反射，コレシストキニンを介する胃食道逆流を誘発する可能性がある[9]。したがって，胃食道逆流が危惧される症例では幽門輪あるいはトライツ靭帯を越えた小腸栄養も逆流を予防する一つの方法であるが[10]，エンドポイントを肺炎とした場合，必ずしも有効ではないとの報告も見られる[11-13]。

❸利用可能な市販経腸栄養剤

　EPA，GLAをそれぞれ20%ずつ含有したオキシーパ®が市販されている。1日2パックを5日間投与し，その臨床的な評価をすることが勧められる。ほかの半消化態栄養剤に比べて高価であるため，効果を確認できない場合には半消化態経腸栄養剤に変更すべきと考えられる。

2. COPDに対する経腸栄養とその根拠

❶慢性呼吸不全の代謝状態と栄養管理

　安定期のCOPDに対しては食事療法が中心となるが、急性増悪をきたした際には経管栄養下に特殊な経腸栄養剤が選択される。COPDは、基本的にはMarasmus型の慢性の栄養障害をきたす。Marasmus型の栄養障害では、一般に摂取熱量の低下により生体の適応現象が生じ代謝は低下するが、COPDでは急性の栄養障害と同様に代謝は亢進する。すなわち、高二酸化炭素血症が換気刺激となり、疲弊した呼吸筋の仕事量の増大は安静時エネルギー消費量の増大をもたらす。さらに、COPDは加齢とともに進行した結果るいそうをもたらし、％IBWが90％未満となれば栄養療法の適応となる。低栄養による免疫能の低下から、肺炎によって急性増悪をきたすことも経験される。

　COPDの患者の多くは消化管の機能が保たれているため、消化管を使った栄養投与が大切である。日常生活を送るうえで、まずは正しい食事療法の指導から始める。患者は呼吸困難感に由来する食欲低下や、横隔膜の平定化により少量の食事摂取で腹部膨満感を感じるようになる。したがって、少量頻回の食事が原則で、食生活の指導により経口摂取を維持する努力が大切である。飲水や空気嚥下を避けることによって、早期の満腹感を抑制し、休みながら、ゆっくり摂取することが肝心である。経口摂取で十分量の熱量が投与できなければ、補食として経腸栄養剤の経口投与が考慮され、その次のステップにおいて強制栄養として経管による経腸栄養が選択される。

❷高脂肪低炭水化物の使用

　高二酸化炭素血症を認める場合には、高脂肪低炭水化物とする方法がある。その根拠を示すが、各種ガイドライでおしなべて「一般的に推奨される」程度にとどまっている[14]。以下に、高脂肪食が二酸化炭素の発生を抑制する理論的根拠を、呼吸商から示す。

　三大栄養素であるエネルギー基質が燃えるときには酸素を必要とし、その結果、二酸化炭素を発生する。間接熱量計を用いると、その比、すなわち呼吸商(RQ)が測定される。

呼吸商(RQ) = 発生するCO_2排出量 / 基質が燃焼したときのO_2消費量

　糖質、タンパク質、脂肪では、それぞれ1.0、0.8、0.7となる。つまり、脂肪がエネルギーとして燃える際には、糖質に比較して二酸化炭素の発生を約30％抑制することが可能である。この理論は、ALI/ARDSの際に発症する高二酸化炭素血症の改善のため、高脂肪経腸栄養剤が選択される根拠とされる。実際に、短期間であれば高炭水化物の摂取が呼吸ストレスになりうることが報告されている[15]。また、成人男性において、炭水化物を

控えて総投与熱量の一部を脂肪に置き換える栄養調整食を用いることにより、二酸化炭素の発生を抑えることが可能であると報告されている[16]。しかしながら、急性増悪時には病態の安定に貢献できるが、安定期のCOPDに対して日常的に長期間用いられるものではなく、予後には影響しないものと考えられている。

❸BCAA使用の根拠

COPDのタンパク代謝異常として、分岐鎖アミノ酸が低下しフィッシャー比（分岐鎖アミノ酸BCAA/芳香族アミノ酸AAA）の低下が指摘されている。分岐鎖アミノ酸の投与により筋タンパクの異化を抑制し、呼吸筋を維持できるとの報告もある[17]。また、BCAAを強化し12カ月間にわたり投与した結果、LBM(lean body mass)、内臓タンパクの増加および呼吸筋力の改善や症状緩和が認められている[18]。呼吸リハビリテーションに併用した場合に栄養状態の維持や呼吸機能の改善が期待され、術前にBCAAを併用した包括的呼吸リハビリテーションにより術後合併症を軽減する可能性も指摘されている[19]。

❹n-3系脂肪酸使用の根拠

ALI/ARDSの際と同様に抗炎症作用が期待されて投与され、多価不飽和脂肪酸（PUFA）として耐運動能の改善が報告されている[20]。

❺CoQ10(コエンザイムQ10)使用の根拠

CoQ10はミトコンドリアでのATP産生に関与する補酵素であることから、低酸素条件下での酸素利用率の改善とATP産生効率に着目し、COPDの症例に対して投与が試みられている。COPDの患者を対象に運動療法と併用した際に呼吸機能が改善したとの報告があるが、少数の症例が対象の症例研究が散見される[21]。

❻血清P, Caの維持

血清電解質のモニターは大切であり、その異常は補正する必要がある。とくにPはリン酸塩となり横隔膜の収縮に重要な役割を果たしているため、低リン血症に注意する必要がある[22]。またCOPDでは骨折の頻度が高くなることも示唆されているため、ビタミンDやCaの摂取は重要である[23]。

❼利用可能な市販経腸栄養剤
①プルモケア®-Ex

市販の経腸栄養剤のなかから、適切な経腸栄養剤を選択していく必要がある。わが国では三大栄養素を調合して経腸栄養剤を作成する機会はなく、日常臨床においてはキット

製剤を用いることがほとんどで，炭水化物と脂肪の含有量に注意しなければならない。糖尿病用の経腸栄養剤も脂肪含有量は高く利用価値がある。炭水化物と脂肪の比率が逆転したCOPD専用のプルモケア®-Exは，高二酸化炭素血症をともなうCOPDに有用である。高脂肪であるため味には難点があるが，経管で用いる際には勧められる。高二酸化炭素血症をともなわない状態や，急性増悪期を脱することができれば，通常の半消化態経腸栄養剤に変更する。

②ライフロン®-QL

n-3系脂肪酸の強化に加えて，1パックにCoQ10を10mg含有した200kcal/125mLにおいて，脂質熱量比は44.0%と極端には高くなく，通常の半消化態経腸栄養剤として安定期での使用が可能と考えられる(表1)。

③アミノフィール®，ヘパスⅡ

いずれもBCAAを多く含有した製剤で肝臓疾患用として販売されている。1包，1本同様に3.2gの比較的高容量のBCAAを摂取可能である。アミノフィール®は糖質，脂質は含有されておらず，栄養障害のない患者に対するBCAAの補給の目的で，1日2包程度の投与が望ましい。十分な栄養摂取がなされていない場合には，熱量のあるヘパスⅡが選択される。BCAA補給の目的ではリーバクト®，ヘパンED®，アミノレバンEN®も使用可能であるが，医薬品であり，適応が限られるため，呼吸不全症例に対する使用には注意が必要である。

おわりに

ALI/ARDS，またはCOPDを対象とした通常の半消化態経腸栄養剤との比較について，質の高い大規模な前向き試験はない。とくに安定期には，経消化管ルートで適正な熱量とバランスのとれた栄養素の投与が大切であろう。

文献

1) 日本呼吸器学会ARDSガイドライン作成委員会編：ALI/ARDS診療のためのガイドライン 第2版．東京，学研メディカル秀潤社，2010
2) 日本呼吸器学会COPDガイドライン第4版作成委員会編：COPD(慢性閉塞性肺疾患)診断と治療のためのガイドライン 第4版．大阪，メディカルレビュー社，2013
3) 氏家良人ほか：急性呼吸不全による人工呼吸患者の栄養管理ガイドライン2011年版．日本呼吸療法医学会栄養管理ガイドライン作成委員会編．人工呼吸 29(1)75-120, 2012
4) Casaer MP et al: Early versus late parenteral nutrition in critically ill adults. N Engl J Med 365(6): 506-517
5) Gadek JE et al: Effect of enteral feeding with eicosapentaenoic acid, gamma-linolenic acid, and antioxidants in patients with acute respiratory distress syndrome. Crit Care Med 27(8): 1409-1420, 1999
6) Singer P et al: Benefit of an enteral diet enriched with eicosapentaenoic acid and gamma-linolenic acid in ventilated patients with acute lung injury. Crit Care Med 34(4) : 1033-1038, 2006
7) Pontes-Arruda A et al : Effects of enteral feeding with eicosapentaenoic aicd, gamma-linolenic acid, and antioxidants in mechanically ventilated patients with severe sepsis and septic shock. Crit Care Med 34(9): 2325-2333, 2006
8) Rice TW et al : Enteral omega-3 fatty acid, gamma-linolenic acid, and antioxidant supplementation in acute lung injury. JAMA 306(14): 1574-1581, 2011
9) Holloway RH et al: Effect of intraduodenal fat on lower oesophageal sphincter function and gastro-oesophageal reflux. Gut 40(4): 449-453, 1997
10) Heyland DK et al: Optimizing the benefits and minimizing the risks of enteral nutrition in the critically ill: role of small bowel feeding. JPEN J Parenter Enteral Nutr 26(6 Suppl): S51-55, 2002
11) Marik PE, Zaloga GP: Gastric versus post-pyloric feeding: a systematic review. Crit Care. 7(3): R46-51, 2003
12) Ho KM et al: A comparison of early gastric and post-pyloric feeding in critically ill patients: a meta-analysis. Intensive Care Med 32(5): 639-649, 2006
13) Zhang Z et al: Comparison of postpyloric tube feeding and gastric tube feeding in intensive care unit patients: a meta-analysis. Nutr Clin Pract 28: 371-380, 2013
14) 日本静脈経腸栄養学会編：静脈経腸栄養ガイドライン 第3版．東京，照林社，p278, 2013
15) Ferreira I et al: Nutritional intervention in COPD: a systematic overview. Chest 119(2): 353-363, 2011
16) Angelillo VA et al: Effects of low and high carbohydrate feedings in ambulatory patients with chronic obstructive pulmonary disease and chronic hypercapnia. Ann Intern Med 103(6): 883-885
17) Yoneda T et al: Plasma level of amino acids and hypermetabolism in patients with chronic obstructive lung disease. Nutrition 17(2): 95-99, 2001
18) Ries AL et al: Pulmonary Rehabilitation: Joint ACCP/AACVPR Evidence-Based Clinical Practice Guidelines. Chest 31(5 Suppl): 4S-42S, 2007
19) Harada H et al: Multidisciplinary team-based approach for comprehensive preoperative pulmonary rehabilitation including intensive nutritional support for lung cancer patients. PLoS One 8(3): e59566. doi: 10. 1371, 2013
20) Broekhuizen R et al: Polyunsaturated fatty acids improve exercise capacity in chronic obstructive pulmonary disease. Thorax 60(5): 376-382, 2005
21) Satta A et al: Effects of ubidecarenone in an exercise training program for patients with chronic obstructive pulmonary diseases. Clin Ther 13(6): 754-757, 1991
22) Clark CL et al: Treatment of hypophosphatemia in patients receiving specialized nutrition support using graduated dosing scheme: results from a prospective clinical trial. Crit Care Med 23(9): 1504-1511, 1995
23) Katsura H, Kida K: A comparison of bone mineral density in elderly female patients with COPD and bronchial asthma. Chest 122(6): 1949-1955, 2002

3 根拠に基づいた経腸栄養剤の選択

8) がん

天野 晃滋

はじめに

　がん患者の栄養管理でも自ら経口摂取すること(経口栄養)が，経管栄養・静脈栄養のような受動的栄養療法よりもはるかに生理的な方法として重要である。また，がん患者の栄養管理では，がんの存在自体が生体に及ぼす影響(がん悪液質)を考慮する必要がある。その本態は慢性炎症で，エネルギー消費が亢進することが多く，同時に食欲不振から栄養摂取不足に陥ることが栄養障害に拍車をかける。さらに手術や感染などの侵襲が急性炎症として加わると，ますます栄養障害は深刻な問題となる。化学療法施行中に体重減少を認めた消化器がん，および肺がん患者を対象にした栄養指導群，栄養補助食品群，栄養指導＋栄養補助食品群，非介入群のランダム化比較試験では，4群の生存率とQOLに差は認めなかった[1]。すなわち，単なる栄養補充目的の栄養療法では効果が不十分であり，がんそのものに対する治療と並行して治療によるダメージを和らげ，がん悪液質の制御を狙った栄養管理が重要であると考えられる。病態を考慮して献立・食材・調理・配膳・食事環境・分割食などを工夫し，可能な限り自然な経口栄養ができるよう援助を継続することが肝要で，それでも必要エネルギー量を充足できない場合は，含有成分を考慮した経腸栄養剤，および必要に応じて静脈栄養を用いて栄養量を補充することが重要である。

1. がん悪液質の定義と病期

2010年，European Palliative Care Research Collaborative（EPCRC）のガイドラインで，がん悪液質の定義と病期が提唱された[2]。それによると「がん悪液質とは従来の栄養療法では十分な改善が難しく，進行性の機能障害をもたらす（脂肪組織の減少の有無は問わない）持続的な骨格筋量の減少を特徴とする複合的な代謝障害症候群である。病態生理学的には，食事摂取量の減少と代謝異常の多様な連動によって引き起こされる，タンパク質異化優位かつ負のエネルギーバランスを特徴とする」とある。また，病期はpre-cachexia（前悪液質），cachexia（悪液質），refractory cachexia（不可逆的悪液質）へと移行するとされている[2,3]（図1）。つまりpre-cachexiaでは積極的な栄養管理の効果が期待できるが，refractory cachexiaにおいては身体が投与された栄養量・栄養素を処理できず胸腹水や浮腫の出現，高血糖や高脂血症となり，逆に状態を悪化させ，患者の苦痛を増強さ

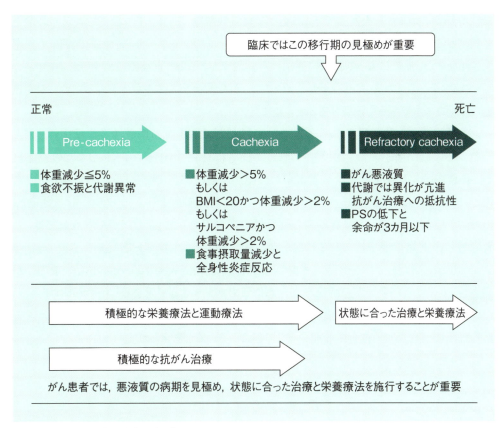

図1●がん悪液質の病期の概念図

（文献2より引用改変）

せることになりかねない。したがって、がん患者ではがん悪液質の病期を見極めた、適切な栄養療法を選択することが重要である[4-6]（図1）。

2.がん悪液質の病態

❶食欲不振，食事摂取量減少，体重減少

がん悪液質ではinterleukin-1（IL-1），IL-6やtumor necrosis factor-α（TNF-α）に代表される炎症性サイトカインの影響のためにさまざまな代謝異常が起こり，食欲不振，食事摂取量減少，体重減少，とくに除脂肪体重（lean body mass: LBM）の減少が出現する[7]。

❷エネルギー代謝の変化とその機序

がん細胞の特徴として，①ブドウ糖への依存度が高いこと，②酸素の有無によらず嫌気性解糖でエネルギーを産生できること，③嫌気性解糖によりブドウ糖から大量の乳酸を産生すること，が挙げられる。嫌気性解糖では1分子のブドウ糖から2分子のATPしか産生されないが，血流によって肝臓に運ばれた乳酸が1分子のブドウ糖に再生されるのに6分子のATPを必要とする（Cori cycle）。つまり，がん細胞がエネルギーを得るため，がん患者は多くのエネルギーを消費することになる[7]。

がん悪液質での代謝異常の機序として，がんに対する患者の全身性炎症反応と，がん細胞からの放出因子の影響が挙げられる。前者はIL-1，IL-6やTNF-αなどの炎症反応と神経内分泌反応である。後者はがん細胞が増殖に有利になるよう放出する脂肪運搬因子（lipid-mobilizing factor: LMF）とタンパク質分解誘導因子（proteolysis inducing factor: PIF）による脂肪および筋肉の進行性の喪失である[7]（図2）。がん悪液質では，栄養障害と体重減少が認められるにもかかわらず，基礎エネルギー消費量（basal energy expenditure: BEE）より安静時エネルギー消費量（resting energy expenditure: REE）が亢進していることが多いが，腫瘍やがん悪液質の病期によって異なるとも考えられている。そしてREEの亢進は，がん患者の全身性炎症反応，がん細胞からの放出因子，三大栄養素の代謝の変化など，複合的な結果として起こっていると考えられている[7]。

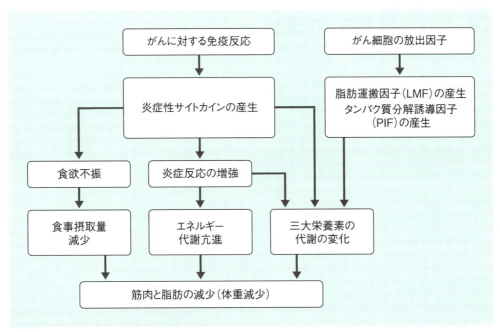

図2● がん悪液質の機序の簡略図

LMF: lipid-mobilizing factor　　PIF: proteolysis inducing factor

❸三大栄養素の代謝異常

①糖質
　炎症性サイトカインによりコルチゾール，カテコールアミン，グルカゴンの分泌が促進し，インスリン抵抗性が発現する[7]。

②脂質
　脂肪組織の減少は，食事摂取量の減少だけが原因ではなく，炎症性サイトカインとLMFの影響で脂肪合成が抑制され，脂肪融解が促進されることによる。その結果，血漿中の中性脂肪（triglyceride: TG），遊離脂肪酸とグリセロールの値が上昇する[7]。さらに炎症性サイトカインのレプチン様シグナルが増加し，グレリンの作用を阻害して食欲不振を引き起こす[8]。

③タンパク質
　筋肉組織の減少はタンパク質同化の抑制にもよるが，タンパク質異化の亢進が著しいためでもあると考えられる。異化が亢進すれば筋肉減少症（サルコペニア: sarcopenia）といわれる状態に陥り，ADLとQOLの低下に繋がる。

3. がん悪液質の治療

❶治療戦略

　がん悪液質の代謝異常の機序を踏まえ，患者の全身性炎症反応を抑えてREEの亢進に歯止めをかけエネルギーの消耗を防ぐこと，がん細胞からの放出因子（LMF・PIF）の影響を和らげて脂肪および筋肉を維持することが鍵となる。つまり，がん悪液質の治療は「長期的な消耗戦」に喩えることができ，できるだけ脂肪と筋肉を備蓄しつつエネルギーの無駄な消費を減らすことが重要である（図3）。そのため，患者の状態に合った栄養療法と運動療法を含めた集学的治療が有効とされている[7]。

　がん患者における栄養療法ががんの増殖を促進させるという考えは古くからあるが，人においては経腸栄養も静脈栄養もがんの増殖を促進させることを示す明確なエビデンスはない。つまり，現時点では進行がん患者においても，非がん患者における栄養障害と同様に経腸栄養および静脈栄養を駆使して実施することができるはずである[9,10]。また，栄養療法はpre-cachexiaの時点から開始することが重要で，目的は抗がん治療の実施・継続に重きを置くべきである。Refractory cachexiaに移行した場合には，栄養療法の目的を症状の緩和とQOLの維持・改善に切り替えることになる（図1）。

　一方，運動療法はサルコペニアの進行の抑制を目的とする。運動によって抗炎症性サイトカイン（IL-4，IL-10）と男性ホルモンの分泌が増加し，炎症性サイトカインが抑制されて筋肉組織の増加に繋がるという仮説モデルが唱えられている[11]。しかし，栄養摂取不足で

戦略❶
がんに対する免疫反応を抑えてREEの亢進に歯止めをかけ，エネルギーの消耗を防げ

戦略❷
がん細胞の放出因子（LMF・PIF）の影響を和らげ，脂肪と筋肉を維持せよ

がん悪液質の治療は「長期的な消耗戦」に喩えることができ，できるだけ脂肪と筋肉を備蓄しつつ，エネルギーの無駄な消費を減らすことが重要である。

図3●がん悪液質の治療戦略
REE（resting energy expenditure）：安静時エネルギー消費量

の運動は体組織の消耗に繋がり逆効果となるため，必要量の栄養補給を心がけなければならない。Refractory cachexiaに移行した場合は，心地よい程度の軽い運動やマッサージに止めるという方針転換も重要である。

さらに，身体的側面だけでなく心理社会的側面を評価した包括的ケアが重要である。そこで，栄養サポートチーム（nutrition support team: NST）や緩和ケアチーム（palliative care team: PCT）のような多職種連携チーム（multidisciplinary team: DT）が重要な役割を担うことになる[12, 13]。

❷食事療法

多くのがん患者は「生きていくためには食べないといけない。わかっているが十分に食べられない」と訴え，本能的に死を連想してしまうことに繋がる。これが逆に食欲を減退させることもある。食事として必要エネルギー量を充足できることが望ましいが，患者に無理させるのではなく，病態を考慮して献立・食材・調理・配膳・食事環境・分割食などで工夫して，可能な限り能動的な経口栄養を継続できるように援助することが食事療法の目的である。また，食事だけでなく含有成分を考慮した経腸栄養剤，濃厚流動食，サプリメント，さらに特別用途食品（病者用食品，総合栄養食品[14]），保健機能食品（特別保健機能食品，栄養機能食品）などの特殊な食品も有用であろう。しかし，食事摂取が不十分であるという理由でこれらを患者に配布するだけでは意味がない。きちんと摂取できるように援助することが肝要である。もちろん，経口的に摂取できれば最も生理的であり効果も期待できる。そのために各種フレーバーでの風味付けやゼリー化，ほかの飲み物とのブレンドなどの工夫も行わなければならない。

がん細胞のブドウ糖への依存度が高いことに着目し，進行がん患者でのケトン食（脂質とタンパク質を中心とした糖質制限食）の効果と安全性を検討した研究も散見されるが，その有効性を示す十分な根拠は，まだない[15-17]。また，食欲増進目的で頻用されるコルチコステロイドのデキサメサゾン，プレドニゾロンなどの薬剤は，炎症性サイトカイン合成抑制作用もあって有用であるが[18]，長期の使用では，逆に筋肉組織のタンパク質を分解して糖原性アミノ酸を放出させ，肝での糖新生を促進させることになるので，サルコペニアとともに高血糖にも繋がるため漫然と使用すべきではない。

❸経腸栄養剤

がん患者に対する使用を意図した組成の栄養機能食品，プロシュア®が発売されている。1缶240 mLで16 gのタンパク質を含有している。脂質は6.1 gでn-3系脂肪酸のEPA（eicosapentaenoic acid），DHA（docosahexaenoic acid）が強化されている。これらはLMFおよびPIFの発現を抑制してがん悪液質の影響を和らげ，骨格筋を維持してLBMを増加

させ，ADLやQOLの向上に繋がることが期待されている。しかし，現在のところ限定的な有効性しか示されておらず[19-21]，明確にがん悪液質の影響を和らげることができると証明されている経腸栄養剤は存在しない。したがって，現時点では「魚油（EPA）はがん悪液質の進行を遅らせる可能性がある」「EPAを強化した栄養補助食品は，膵がん患者で栄養状態の悪化を抑制する可能性がある」という程度の推奨度である。

　実際は，食事摂取量が減少して栄養障害に陥った（陥りかけている）がん患者に対して，一般的な経腸栄養剤を飲用してもらうことが多い。経口補助という形であるが，この場合，優先すべきは患者の嗜好であり，栄養摂取という意味合いをあまり強く考慮する必要はないのかもしれない。というのも，現時点ではがん患者に対してがん悪液質を考慮した経腸栄養剤やサプリメントを用いることの有用性は証明されていないというのが客観的な判断だからである。それよりも，非がん患者に対するのと同じような考えで経腸栄養剤を選択すればよいと考える。たとえば，食欲が減退しているのなら，味の好みにあった経腸栄養剤を選択するとか，ゼリー状にして食べやすくする，腎機能障害があるのなら腎不全用の経腸栄養剤を用いる，耐糖能異常があるのならその対応をしているものを用いる，などである。褥瘡がある場合はアバンドなどの創傷治癒促進効果が期待できる製品を用いることも必要であろう。状態によっては，immunonutritionが有効であるかもしれない。また，緩和医療の考え方としては，経口摂取（経腸栄養剤の飲用も含む）を無理強いするのでなく，自然な形で経口摂取を援助するような工夫が重要である。

まとめ

　がん患者に対する栄養管理においては，がん悪液質への対策という観点から，栄養療法に加えて運動療法を治療の一環として取り入れていくことが近年の基本的な考え方である。そこで，単なる食事療法だけでなく，経腸栄養剤や補助食品などを取り入れるという方針が有用となる。しかし，経口摂取が困難な場合や消化管機能が低下している場合には，食事は楽しむ程度に止め，静脈栄養で確実に必要と考えられる栄養量・栄養素を補充すべきである。また，可能であるなら消化管閉塞に対するステント治療や外科的治療を考慮して，可能な限り経口摂取ができるようにすることも重要である。

文　献

1) Baldwin C et al: Simple nutritional intervention in patients with advanced cancers of the gastrointestinal tract, non-small cell lung cancers or mesothelioma and weight loss receiving chemotherapy: a randomised controlled trial. J Hum Nutr Diet 24(5): 431-440, 2011
2) Radbruch L et al: Clinical practice guidelines on cancer cachexia in advanced cancer patients with a focus on refractory cachexia. European Palliative Care Research Collaborative 2010 http://www.epcrc.org/
3) Fearon K et al: Definition and classification of cancer cachexia: an international consensus. Lancet Oncol 12(5): 489-495, 2011
4) 谷口正哲ほか: がん治療と栄養療法 最近の話題から. 静脈経腸栄養 28(2): 3-7, 2013
5) 三木誓雄ほか: がん免疫栄養療法: 静脈経腸栄養 28(2): 9-14, 2013
6) 濱卓至: 緩和ケアにおける栄養療法とQOL. 静脈経腸栄養 29(3): 47-53, 2014
7) Fearon KC et al: Cancer cachexia: mediators, signaling, and metabolic pathways. Cell Metab 16(2): 153-166, 2012
8) Fujitsuka N et al: Efficacy of ghrelin in cancer cachexia: clinical trials and a novel treatment by rikkunshito. Crit Rev Oncog 17(3): 277-284, 2012
9) 日本静脈経腸栄養学会編: 静脈経腸栄養ガイドライン 第3版. 333-351, 2013
10) 日本緩和医療学会編: 終末期がん患者の輸液療法に関するガイドライン 2013年版. 46-51
11) Battaglini CL et al: Cancer Cachexia: Muscle Physiology and Exercise Training. Cancers (Basel) 4(4): 1247-1251, 2012
12) Laviano A et al: Therapy insight: cancer anorexia-cachexia syndrome: when all you can eat is yourself. Nat Clin Pract Oncol 2(3): 158-165, 2005
13) Kissane D: Beyond the psychotherapy and survival debate: the challenge of social disparity, depression and treatment adherence in psychosocial cancer care. Psychooncology 18(1): 1-5, 2009
14) 井上善文: 総合栄養食品. 臨床栄養 114(7): 798-803, 2009
15) Ho VW et al: A low carbohydrate, high protein diet slows tumor growth and prevents cancer initiation. Cancer Res 71(13): 4484-4493, 2011
16) Schmidt M et al: Effects of a ketogenic diet on the quality of life in 16 patients with advanced cancer: A pilot trial. Nutr Metab (Lond) 8(1): 54, 2011
17) Fine EJ et al: Targeting insulin inhibition as a metabolic therapy in advanced cancer: A pilot safety and feasibility dietary trial in 10 patients. Nutrition 28(10): 1028–1035, 2012
18) Simons JP et al: Effects of medroxyprogesterone acetate on food intake, body composition, and resting energy expenditure in patients with advanced, nonhormone-sensitive cancer: a randomized, placebo-controlled trial. Cancer 82(3): 553-560, 1998
19) Wigmore SJ et al: Effect of oral eicosapentaenoic acid on weight loss in patients of pancreatic cancer. Nutr Cancer 36(1): 177-184, 2000
20) BS van der Meij et al: Oral nutritional supplements containing n-3 polyunsaturated fatty acids affect quality of life and functional status in lung cancer patients during multimodality treatment: an RCT. Eur J Clin Nutr 66(3): 399-404, 2012
21) Murphy RA et al: Influence of eicosapentaenoic acid supplementation on lean body mass in cancer cachexia. Br J Cancer 105(10): 1469-1473, 2011

3 根拠に基づいた経腸栄養剤の選択

9）腸管機能障害（炎症性腸疾患を含めて）

佐々木 雅也

はじめに

　消化吸収機能が低下した結果，種々の栄養障害をきたす疾患を吸収不良症候群と総称する。共通してみられる症状と理学的所見は各種栄養素の欠乏による栄養障害であり，下痢，脂肪便，るいそう，貧血，浮腫などを生じる。アルブミンをはじめとする血清タンパク濃度，血清総コレステロール値なども低値となる。

　吸収不良症候群をきたす疾患には多くの疾患が挙げられるが，病態として管腔内消化障害型，腸粘膜消化吸収障害型，輸送経路障害型の3つに分類される（表1）[1]。このうち，腸管機能障害とは，小腸の消化吸収機能が低下した状態である。これには，小腸大量切除による短腸症候群，クローン病やアミロイドーシスなどにより広範囲に小腸粘膜の機能が低下した病態，さらには小腸の蠕動運動の障害により腸管機能が低下する病態などが含まれる。小腸機能の低下により栄養素の吸収が障害される病態を腸管不全（intestinal failure）と称する場合もある。

　腸管機能障害では，残存する小腸の機能に応じて静脈栄養や経腸栄養を選択する。残存小腸がきわめて短い場合や，残存小腸の機能が著しく低い場合には静脈栄養が適応となるが，経腸栄養は残存小腸の機能を高める効果もあり，腸が機能している場合は経腸栄養が第一選択である[2]。ここでは，腸管機能障害における経腸栄養剤の選択について解説する。

表1● 吸収不良症候群の病態

❶管腔内消化障害型
　1）乳化障害（BillrothⅠ法術後）
　2）消化液と食塊のタイミング不調（BillrothⅡ法術後，胃全摘後）
　3）管腔内pHの低下（Zollinger-Ellison症候群）
　4）膵外分泌機能不全（慢性膵炎，膵切除後）
　5）胆汁分泌不全（閉塞性黄疸，胆摘後）
　6）胆汁酸プールの減少
　7）腸内容通過時間の短絡（カルチノイド症候群，糖尿病）
　8）管腔内細菌叢異常（盲管症候群，慢性偽閉塞）
❷腸粘膜消化吸収障害型
　1）刷子縁膜酵素欠損ないし低下（二糖類分解酵素欠損症など）
　2）輸送担体障害（グルコース・ガラクトース吸収障害，ハートナップ病など）
　3）細胞内代謝障害（無β-リポタンパク血症）
　4）吸収面積減少（セリアック病，H鎖病，アミロイドーシス，強皮症，ウィップル病，
　　　　　　　　　クローン病，腸結核，好酸球性胃腸炎，短腸症候群，原虫症，
　　　　　　　　　制がん薬などによる腸粘膜障害）
❸輸送経路障害型
　1）リンパ管系異常（腸リンパ管拡張症，腸リンパ管形成不全）
　2）血管系異常（慢性腸間膜静脈血栓症，慢性腸間膜動脈閉塞症）

（文献1より引用）

1. 短腸症候群における栄養素の吸収障害と経腸栄養剤の選択

❶小腸機能と栄養素の消化吸収障害

　小腸の最も重要な機能は栄養素の消化吸収である。成人の小腸は約6mの長さがある。小腸切除により残存小腸が150cm以下，あるいは3分の1以下となった状態を短腸症候群という。広範な炎症により小腸機能が著しく低下した場合も，機能的な短腸症候群といえる。

　小腸は上部と下部とでは吸収機能が異なる。多くの栄養素は上部小腸で吸収されるが，ビタミンB_{12}や胆汁酸は下部小腸がおもな吸収部位である。したがって，どの部位が切除され，どの部位が残存しているかによって，吸収障害される栄養素が異なる。腸管機能障害で，最も吸収が障害されやすいのは脂質であり，その代表的な症候の1つが脂肪便である。また同時に，脂溶性ビタミンも障害されやすい栄養素である。脂質の種類によっても

消化吸収率は異なる。長鎖脂肪酸に比べると中鎖脂肪酸は吸収障害されにくい脂質であり[3]，腸管機能障害に用いる経腸栄養剤の脂質として有用である。

　窒素源としてのタンパク質は，アミノ酸またはジペプチド・トリペプチドまで分解されて，小腸粘膜から吸収される。アミノ酸に比べて，むしろペプチドの形で吸収される経路が主体であり，ペプチドは小腸の粘膜細胞内でアミノ酸に分解される。アミノ酸が複数の吸収担体により吸収されるのに対して，ペプチドはPEPT1という単一の担体によって吸収され，NaイオンではなくHイオンと共輸送されるという特徴がある。したがって，ペプチドはアミノ酸に比べて吸収が速く，バランス良く吸収される。またPEPT1という担体が小腸粘膜障害時にも機能が低下しにくいことは，抗がん剤を用いた動物モデルなどで確認されている[4]。このように，小腸機能障害時にはペプチドを窒素源とする経腸栄養剤が有用と考えられる。

　一方，糖質の消化吸収はタンパク質や脂質に比べて障害されにくく，小腸機能が低下した場合でも吸収効率は比較的保たれる。

❷経腸栄養剤の選択

　別項で解説されているように，経腸栄養剤は成分栄養剤，消化態栄養剤，半消化態栄養剤に分類される。短腸症候群のように小腸機能が著しく低下している場合には，成分栄養剤や消化態栄養剤が適応となる[1]。

　成分栄養剤には，窒素源がアミノ酸からなり，脂肪の含量がきわめて少ないという特徴がある。成分栄養剤のエレンタール®，エレンタールP®は消化吸収機能が低下している場合にも吸収効率がすぐれている。成分栄養剤を用いる場合には脂肪乳剤の静脈投与は必須である。また腸管機能が低下した症例に成分栄養剤を長期に用いると，亜鉛やセレンなどの微量元素，脂溶性ビタミンなどが不足しやすい[5]。これらの微量栄養素の欠乏に留意する必要がある。

　窒素源としてのジペプチド，トリペプチドは，アミノ酸に比べてすみやかに吸収され，障害時にも影響を受けにくいことから，ジペプチド・トリペプチドを窒素源とする消化態栄養剤・消化態流動食を用いるのも有用である。消化態栄養剤であるツインライン®NFの窒素源は，ジペプチド・トリペプチドを主体とし，アミノ酸に比べてバランス良く吸収されるという利点もある。脂肪の含量はエネルギー比で25%とエレンタール®に比べてかなり多いが，小腸から吸収されやすい中鎖脂肪酸（medium chain triglyceride: MCT）が70%と多い。

　消化態流動食のペプチーノは脂肪を含まず，成分栄養剤に比べると浸透圧も低く設定されている。しかし，脂肪乳剤の併用は必須であり，単独での栄養管理は不可能である。さらに，ペプタメン®AFやペプタメン®スタンダードなど，ペプチドを窒素源とした流動食

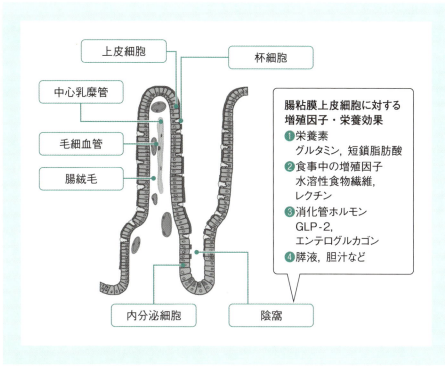

図1● 腸陰窩と腸絨毛の構造図

が相次いで市販されている。残存小腸機能によっては，消化態栄養剤は有用な選択肢である。

一方，成分栄養剤や消化態栄養剤には，食物繊維を含む製剤は市販されていない。食物繊維，なかでも水溶性食物繊維は，残存小腸機能の代償能を促進するのにきわめて有用な栄養素である[6]。Glucagon like peptide-2などの消化管ホルモン分泌を促進し，腸内細菌による発酵を受けて短鎖脂肪酸を産生する(図1)。さらに，腸内環境を整える効果もある。したがって，残存する小腸の消化吸収機能によっては，水溶性食物繊維を含む経腸栄養剤の選択が有用である。また，成分栄養剤，消化態栄養剤を使用する際には，食物繊維などのプレバイオティクス，プロバイオティクスを併用すべきである。

腸管機能障害においては，膵液や胆汁の分泌障害，あるいは食塊と消化液分泌のタイミング不調なども併存することがある。消化吸収障害時の経腸栄養剤の適応については，表2のようにまとめることができる[1]。

表2 ● 消化吸収障害機序からみた経腸栄養剤の選択

	実効吸収面積の減少による吸収不良	膵外分泌機能の低下による消化障害	胆汁分泌障害による消化障害	食塊と消化液分泌のタイミング不調
成分栄養剤	○	○	○	○
消化態栄養剤	△	○	○	△
半消化態栄養剤	×	△〜○	△〜○	×

○：重症例でも適　△：軽症〜中等症に適　×：不適

（文献1より引用）

2. クローン病における経腸栄養の意義と経腸栄養剤の選択

❶栄養療法の意義

　クローン病は，消化管に潰瘍やびらんを生じる難治性の慢性炎症性疾患である。腹痛や下痢，発熱による食事摂取量の減少と異化亢進を生じる。さらに消化吸収障害やタンパク漏出が合併し，その結果，エネルギータンパク栄養障害（protein energy malnutrition：PEM）を特徴とする，慢性的な栄養障害を生じる。

　クローン病に対する栄養療法は，低栄養状態を改善するだけでなく，寛解導入療法，寛解維持療法としても有用である。近年，インフリキシマブやアダリムマブなどの抗TNF-α抗製剤による顕著な寛解導入効果が確認されているが，栄養療法は安全で有用性も高い治療法である。

　クローン病においては，厚労省難治性炎症性腸疾患調査研究班により，重症度に応じた治療法が提唱されている[7]。軽症から中等症，中等症から重症では，栄養療法として経腸栄養が第一選択である。一方，重症で経腸栄養が適応とならない場合には，静脈栄養を選択する。したがって，著しい栄養不良，頻回の下痢，広範な小腸病変の病勢が著しい場合，腸管の高度狭窄，腸閉塞，瘻孔や膿瘍を合併する場合，大量出血をきたした場合，高度の肛門病変を有する場合が中心静脈栄養法（total parenteral nutrition：TPN）の適応となる。

❷経腸栄養剤の選択基準

　経腸栄養剤の選択について，治療指針では「経腸栄養剤は成分栄養剤（エレンタール®）でも消化態栄養剤（ツインライン®NFなど）でもよい」と記載されている[7]。わが国では成分

栄養剤が広く用いられており，その理由として，窒素源が抗原性のないアミノ酸であること，きわめて低脂肪であることが効果発現の機序と考えられている（図2）[8]。また，欧米の成分栄養剤とは異なり，エレンタール®にはグルタミンが豊富に含有されていることから，小腸病変の創傷治癒促進効果が期待できる。さらには，ヒスチジンに潰瘍の治癒効果があるとの報告もある[9]。成分栄養剤を用いる場合には，脂肪乳剤は必ず併用する。総投与量の10～30％程度を脂肪乳剤で補給して問題ない。

一方，欧米では，クローン病の寛解導入療法における成分栄養剤と半消化態栄養剤の比較，低脂肪の経腸栄養剤と通常の経腸栄養剤の比較において，両者に有意差はないとのメタ解析の結果が報告され（図3）[10]，必ずしも成分栄養剤が第一選択の経腸栄養剤とは位置づけられていない。

❸在宅経腸栄養法

在宅経腸栄養法（home enteral nutrition: HEN）は，クローン病の寛解維持にきわめて有用な治療法であり，摂取カロリーの半量程度に相当するHENが寛解維持に有用であることが確認されている（図4）[11]。HENの有用性が確認されているのは成分栄養剤のみであるが，エレンタール®はきわめて低脂肪であり，セレンなどの微量元素含量も少ない。長期のHENではこれら微量栄養素の欠乏に注意する必要がある[5]。

近年，インフリキシマブやアダリムマブといった抗TNF-α製剤が，クローン病の治療薬としてきわめて有用であることが確認されている。しかし，二次無効の問題があり，インフリキシマブでは30％～50％に効果減弱がみられるとも報告されている[12]。一方，抗

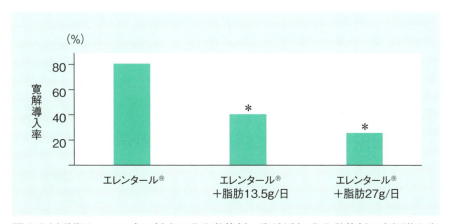

図2●活動期クローン病に対する成分栄養剤，脂肪添加成分栄養剤の寛解導入率

＊：Cochran Armitageの傾向検定にて有意な容量依存性あり

（文献8より引用，一部改変）

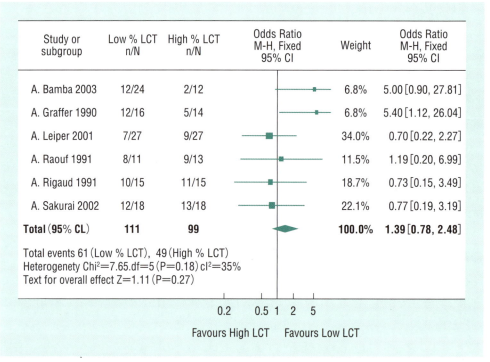

図3● 寛解導入療法における低脂肪栄養剤と高脂肪栄養剤の比較
2007年のCochrane data baseより
低脂肪と高脂肪の経腸栄養剤によるクローン病の寛解導入効果を比較したメタ解析の結果では，低脂肪の経腸栄養剤の方が寛解導入率にすぐれているという論文が2編報告されているものの，全体として有意差はないと結論付けられている。

（文献10より引用）

TNF α 製剤と成分栄養剤を用いたHENの併用については，明らかな効果はないとの成績[13]，併用した群に再燃が少ないとの成績[14]があり，一定の見解が得られていない。

3. 潰瘍性大腸炎における経腸栄養の意義と経腸栄養剤の選択

　潰瘍性大腸炎の治療の主体は薬物療法であり，栄養療法は補助的な意味でしかない。経腸栄養そのものに寛解導入効果や寛解維持効果は得られていない。静脈栄養から食事への移行期や，食事のみでは十分なエネルギーが摂取できない場合に，補助的に経腸栄養剤が用いられる場合がある。

　潰瘍性大腸炎では小腸機能が低下することはまれであり，栄養素の消化吸収機能は保

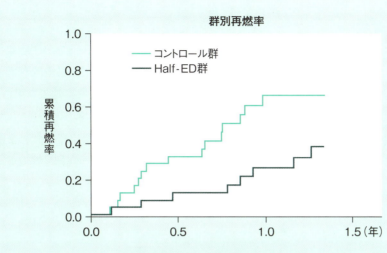

図4● クローン病における在宅成分栄養法の累積再燃率
経口摂取の半分を成分栄養剤エレンタール®で摂取した群（half ED群）と，全部を食事で摂取した群を比較すると，half ED群では再燃を約40％に抑える効果があることが証明された。

(文献11より引用)

たれている。しかし，結腸に炎症がみられる活動期には，脂質の多い製剤は控えるべきである。また，成分栄養剤のように浸透圧の高いものは，下痢を招きやすいので注意する必要がある。

おわりに

「腸が機能している時は腸を使う」という基本的な考え方が浸透し，経腸栄養は第一選択の栄養法として認識されている．とくに，腸管機能障害により消化吸収機能が低下している場合には，経腸栄養剤の選択がきわめて重要である．十分な栄養効果を得るには，病態や消化吸収機能に応じて成分栄養剤や消化態栄養剤を選択することが必須である．しかし，経腸栄養のみで十分な効果が得られない場合，下痢等の消化器症状により経腸栄養のみで十分な栄養を補給できない場合には，静脈栄養を上手く併用すべきである．

文 献

1) 佐々木雅也：吸収不良症候群．日本臨床増刊号．静脈・経腸栄養 第3版．平田公一編．大阪，日本臨牀社，pp344-348, 2010
2) 佐々木雅也：吸収不良症候群．今日の治療指針．山口徹ほか編．東京，医学書院 pp403-404, 2010
3) Garrow JS et al：消化器疾患の栄養管理 ヒューマンニュートリション 第10版．細谷憲政ほか監．東京，医歯薬出版，pp571-596, 2004
4) Tanaka H et al: Regulation of the PepT1 peptide transporter in the rat small intestine in response to 5-f;uorouracil-induced injury. Gastroenterology 114(4): 714-723, 1998
5) Johtatsu T et al: Serum concentration of trace elements in patients with Crohn's disease receiving enteral nutrition. J Clin Biochem Nutr 41(3): 197-201, 2007
6) Fukunaga T et al: Effect of the soluble fibre pectin on intestinal cell proliferation, fecal short chain fatty acid production and microbial population. Digestion 67(1-2): 42-49, 2003
7) 潰瘍性大腸炎・クローン病診断基準・治療指針 難治性炎症性腸管障害に関する調査研究班（渡辺班）平成25年度分担報告書別冊 2014
8) Bamba T et al: Dietary fat attenuate the benefits of an elemental diet in active Crohn's disease a randomized, controlled trial. Eur J Gastroenterol Hepatol 15(2): 151-157, 2003
9) Andou A et al: Dietary histidine ameliorates murin colitis by inhibition of proinflammatory cytokine production from macrophages. Gastroenterology 136(2): 564-574, 2009
10) Zachos M et al: Enteral nutritional therapy for induction of remission in Crohn'disease. Cochrane Database Syst Rev 2007 CD000542, 2007
11) Takagi S et al: Effectiveness of an 'half elemental diet' as maintenance therapy for Crohn's disease: A randomized-controlled trial. Aliment Pharmacol Ther 24(9): 1333-1340, 2006
12) Rutgeerts P et al: Scheduled maintenance treatment with infliximab is superior to episodic treatment for healing of mucosal ulceration associated with Crohn's disease. Gastrointest Endosc 63(3):433-442, 2006
13) Yamamoto T et al: Prospective clinical trial: enteral nutrition during maintenance infliximab in Crohn's disease. J Gastroenterol 45(1): 24-29, 2010
14) Hirai F et al: Effectiveness of concomitant enteral nutrition therapy and infliximab for maintenance treatment of Crohn's disease in adults. Dig Dis Sci 58(5): 1329-34, 2013

3 根拠に基づいた経腸栄養剤の選択

10) 高齢者

葛谷 雅文

はじめに

　一般的な「高齢者」の定義によると，65歳以上はすべて高齢者ということになり幅が広い。しかも，74歳までの前期高齢者を，たとえば平均寿命がいまほど伸びていなかった30年前の高齢者と比べると，有する疾病にも身体的にもかなりの相違があるように思われる。もちろん個人差はあるものの，昨今の前期高齢者はまだまだ元気であり，成人との差はあまり感じられない。とくに，本書が対象とする経腸栄養を使用する高齢者の多くは，後期高齢者，なかでも要介護高齢者など疾病と障害を有するケースが多いと思われる。そこで本項での高齢者は，75歳以上を念頭に入れることとする。

1. 高齢者の代謝に関する特徴

　基礎代謝は加齢とともに減少するが，縦断調査の結果によると，おおよそ10年の経過により1～3％程度減少し，とくに男性の減少率が大きいことが報告されている[1, 2]。この現象はおもに加齢にともなう除脂肪組織（おもに筋肉）の減少によることが想定されている。それ以外にも，高齢者におけるカロリーを消費する種々の臓器の機能の低下，または加齢の影響による筋肉，臓器あたりのエネルギー消費量が，若年者に比較して減少している可能性がある。

　表1は「日本人の食事摂取基準（2015年版）策定検討会」報告書[3]のデータを基にした，男女別，体重あたりの基礎代謝量である。20歳代より明らかに体重あたりの基礎代謝量の

表1● 男女別年齢階級別基礎代謝基準値

	基礎代謝基準値(kcal/kg体重/日)	
	男性	女性
10〜11歳	37.4	34.8
12〜14歳	31.0	29.6
15〜17歳	27.0	25.3
18〜29歳	24.0	22.1
30〜49歳	22.3	21.7
50〜69歳	21.5	20.7
70歳以上	21.5	20.7

(文献3より引用,一部改変)

表2● 代表的な基礎代謝量推定式

● 国立健康・栄養研究所[4]
(0.1238+0.0481×体重(kg)+0.0234×身長(cm)−0.0138×年齢(歳)
−0.5473×性別*)×1,000/4.186

性別*:1(男性)または2(女性)

● Harris Benedict[5]
男性:66.47+13.75×体重(kg)+5.0×身長(cm)−6.75×年齢(歳)
女性:665.09+9.56×体重(kg)+1.84×身長(cm)−4.67×年齢(歳)

● FAO/WHO/UNU[3]

18〜29歳
男性:(64.4×体重(kg)−113.0×身長(cm)/100+3,000)/4.186
女性:(55.6×体重(kg)−1,397.4×身長(cm)/100+148)/4.186

30〜59歳
男性:(47.2×体重(kg)+66.9×身長(cm)/100+3,769)/4.186
女性:(36.4×体重(kg)+104.6×身長(cm)/100+3,619)/4.186

60歳以上
男性:(36.8×体重(kg)+4,719.5×身長(cm)/100−4,481)/4.186
女性:(38.5×体重(kg)+2,665.2×身長(cm)/100−1,264)/4.186

● Mifflin-St Jeor[6]
男性:9.99×体重(kg)+6.25×身長(cm)−4.92×年齢(歳)+5
女性:9.99×体重(kg)+6.25×身長(cm)−4.92×年齢(歳)−161

表3● 高齢者(70歳以上)の推定エネルギー必要量

	男性			女性		
身体活動レベル	Ⅰ	Ⅱ	Ⅲ	Ⅰ	Ⅱ	Ⅲ
エネルギー(kcal/日)	1,850	2,200	2,500	1,500	1,750	2,000

身体活動レベルは,低い,ふつう,高いの3つのレベルとして,それぞれⅠ,Ⅱ,Ⅲで示した。

(文献3より引用,一部改変)

減少が認められる。表2にさまざまな基礎代謝量推定式を挙げたが、いずれも年齢ごと、あるいは公式に年齢が組み込まれていることがわかる。

エネルギー必要量とは、ある身長・体重と体組成の個人が、長期間に良好な健康状態を維持する身体活動レベルの時、エネルギー消費量との均衡がとれるエネルギー摂取量と定義される。また、エネルギー必要量は基礎代謝基準値(kcal/kg体重/日)×参照体重(kg)×身体活動レベルとして算出できる。一般に高齢者の活動レベルは低く、とくに人工栄養を受けている高齢者ではなおさらである。表3に「日本人の食事摂取基準(2015年版)策定検討会」報告書[3]に記載されている高齢者(70歳以上)の身体活動レベル別推定エネルギー必要量を記した。経腸栄養を導入するような、経口による十分な栄養補給ができない高齢者は、栄養状態が不良であるケースが多い。したがって、理論上の必要量に上乗せする必要がある対象者も多く存在すると思われる。

それ以外にも、高齢者の身体上の特徴として、骨格筋量が減少し脂肪に置き換わる傾向がある。一般的に、20〜30歳台に比較すると、80歳までに骨格筋面積は25〜30%、筋力は30〜40%減少し、50歳以降毎年1〜2%程度筋量は減少する。また、後期高齢者では、加齢とともに徐々に体重が減少し、その減少の多くは筋肉(おもに骨格筋)の減少による。内臓脂肪の増加も起こり、インスリン抵抗性に傾きやすく、全体に耐糖能は低下する。したがって、過剰なエネルギー投与(とくに炭水化物)が糖代謝に影響を与える可能性に留意すべきである。

また、高齢者では、体内水分量が5%程度(成人では体重の60%であるが高齢者では55%程度)減少していることが知られる。若年者と比較して細胞外液量の変化は少なく、おもに細胞内液量の減少が高齢者で観察される。細胞内液は細胞外液のバッファーとしても機能しており、高齢者が脱水になりやすい因子の一つと思われる。さらに、加齢とともに糸球体濾過率は低下し(1年に1%の割合で低下)、腎濃縮率、希釈能も低下する。各臓器の予備能が低下し、ホメオスターシスの低下により容易に電解質異常、心不全、脱水に陥りやすい[7]。

●● 2. 高齢者の消化管における特徴

一般に加齢とともに括約筋機能低下、蠕動運動の低下が指摘されるが、特別な疾患がない限り、機能的には大きな問題にはならない程度である。小腸の構造や機能、および絨毛の高さや腸細胞数、小腸の運動機能に関しても、特別な疾病がなければ加齢変化は受けないと言われている。

胃の消化機能でみると、胃酸の分泌・ペプシンの産生は、加齢による変化を受けやす

表4 ● 栄養素吸収の加齢変化

低下	変化なし	増加
炭水化物	ビタミンB_1	コレステロール
タンパク質	ビタミンB_2	ビタミンA
中性脂肪	ナイアシン	ビタミンC
葉酸	ビタミンK	
ビタミンB_{12}	亜鉛	
ビタミンD	マグネシウム	
カルシウム	鉄	

（文献8より引用，一部改変）

く，加齢により低酸症をきたしやすいが，これも加齢自体によるものというよりは，高齢者で高率に感染しているヘリコバクターピロリ菌の影響を受けることによる場合が多いと，近年では考えられている。また，膵臓の外分泌ホルモンの分泌量は，加齢とともに減少すると言われているが，大きく健康障害に関連するほどの低下ではない。

　栄養素吸収能に関しては，上記のようにヘリコバクターピロリ菌にともなう低酸症が存在すれば鉄欠乏であるとか，小腸の細菌異常増殖，また自己免疫性萎縮性胃炎や内因子を分泌する壁細胞の障害が存在すると，ビタミンB_{12}欠乏に関連する場合がある。一方，小腸の栄養吸収能に加齢による変化はほとんどないことが一般には知られている。表4に加齢の影響を受ける可能性のある栄養素を挙げたが，これも臨床的に問題が出てくるレベルの変化ではない。アミノ酸の吸収も加齢の影響は受けないとされる。大腸では便の通過時間が高齢者では遅延するため，水分の吸収が過度に起こり便秘のリスクになる可能性がある。

3. 経腸栄養剤の選択

　高齢者における代謝上さらには消化管の機能上の特徴を考える必要はあるが，健常な高齢者では消化管の機能，消化吸収能力はほかの臓器に比較すると大きな加齢変化を受けにくいと言える。むしろ現在の栄養状態，抱えている疾病背景や投与されている薬剤などの影響を考える必要がある。

　しかし，ここまで述べてきた高齢者の代謝には，成人とは異なる特徴があり注意を要する。できるだけ効率的にカロリーを稼ぎたい場合が多く，その意味で高濃度（1.5kcal/mL

以上）の製品が使用しやすい場合もある．高齢者は長期間使用するケースが多いため，過不足なく微量元素が含まれている製品が好ましい．表5に「日本人の食事摂取基準（2015年版）策定検討会」報告書に記載されている70歳以上の高齢者に必要な栄養素の摂取基準を示す．経腸栄養剤は基本的には1,000kcal/日投与された時に必要な微量元素やビタミンが入っており，これより少ないカロリー投与が長期間持続することにより，微量元素，ビタミン欠乏に陥る可能性がある．

　タンパク質の量は基本的な病態によるが，多くの高齢者は腎機能の低下を認めるため，あまりに高タンパク質の製剤は使用しにくい場合がある．しかし，背景に代謝性ストレスを抱える場合はタンパク質投与を増やす必要があることは成人と同様である．褥瘡を抱える高齢者にはアルギニン強化，亜鉛強化製剤が有効である．

　高齢者だから下痢をしやすい，というわけではないが，経腸栄養剤を使用する前に長期間消化管の使用が途絶えているケースも多く，とくに経腸栄養剤開始時に下痢をともなうケースも多い．その意味では繊維を含む製剤が望ましい．

　上記のように基本的には水代謝，電解質代謝を請け負う臓器のホメオスターシスが低下しており，成人よりもモニタリングの間隔は短くして，早めに対応すべきである．

4. 半固形化栄養剤

　胃食道逆流ならびに下痢は高齢者の経腸栄養剤使用にあたり，もっとも頻度の多い合併症である．経腸栄養補給を必要とするような高齢者の場合には，一般的にその噴門部の機能が低下しているが，たとえその機能が正常であっても，胃食道逆流が起こる可能性が高い．胃食道逆流は誤嚥性肺炎の原因ともなり，その予防が重要である．液状の経腸栄養剤に変わり固形化・半固形化栄養剤を用いることにより，胃食道逆流のみならず下痢の頻度も減ることが報告されている[9,10]．近年，市販の経腸栄養剤ですでに半固形化されているものが多数手に入るようになってきた．

表5 ● 高齢者(70歳以上)の食事摂取基準

栄養素	男性			女性		
	推奨量	目安量	目標量	推奨量	目安量	目標量
タンパク質(g/日)	60			50		
%エネルギー(中間値)			13〜20 (16.5)			13〜20 (16.5)
脂質 %エネルギー (中間値)			20〜30 (25)			20〜30 (25)
炭水化物 %エネルギー (中間値)			50〜65 (57.5)			50〜65 (57.5)
食物繊維(g/日)			19以上			17以上
ビタミンA(μgRE/日)	800			650		
ビタミンD(μg/日)		5.5			5.5	
ビタミンE(mg/日)		6.5			6.0	
ビタミンK(μg/日)		150			65	
ビタミンB_1(mg/日)	1.2			0.9		
ビタミンB_2(mg/日)	1.3			1.1		
ナイアシン(mgNE/日)	13			10		
ビタミンB_6(mg/日)	1.4			1.2		
ビタミンB_{12}(μg/日)	2.4			2.4		
葉酸(μg/日)	240			240		
パントテン酸(mg/日)		5			5	
ビオチン(μg/日)		50			50	
ビタミンC(mg/日)	100			100		
鉄(mg/日)	7.0			6.0		
亜鉛(mg/日)	9			7		
銅(mg/日)	0.9			0.7		
マンガン(mg/日)		4.0			3.5	
ヨウ素(μg/日)	130			130		
セレン(μg/日)	30			25		
クロム(μg/日)		10			10	
モリブデン(μg/日)	25			20		

推奨量:ほとんどの人が充足している量。
目安量:十分な科学的根拠がなく,推定推奨量が設定できないが,一定の栄養状態を維持するのに十分な量。
目標量:生活習慣病の予防のために現在の日本人が当面の目標とすべき摂取量。
70歳以上の参照身体計測値は以下の通り。男性:身長160.8cm/体重60kg,女性:身長148cm/体重49.5kg。

(文献3より引用,一部改変)

5. 栄養補助目的で使用するケース

臨床の現場で経口摂取が不十分で徐々に体重が減少し，栄養不良に陥る高齢者は多い。背景に炎症性疾患があるケースもあるが，原因不明の食思不振であるケースも多い。そのような場合，経腸栄養剤を経口摂取することにより，必要カロリー，栄養素を補充し，体重維持，在宅療養の維持ができる場合がある。なかには数年間経口からの経腸栄養剤だけで生活している高齢者もいる。

このようなケースでは，もともと経口摂取が進まないことがベースにあり，なるべく容量が少ない，効率的な栄養補充が望ましいことから，高濃度，高タンパク，高脂質の栄養剤が利用しやすい。

文献

1) Keys A et al: Basal metabolism and age of adult man. Metabolism 22(4): 579-587, 1973
2) Henry CJ: Mechanisms of changes in basal metabolism during ageing. Eur J Clin Nutr 54 Suppl 3: S77-91, 2000
3) http://www.mhlw.go.jp/stf/shingi/0000041824.html
4) Ganpule AA et al: Interindividual variability in sleeping metabolic rate in Japanese subjects. Eur J Clin Nutr 61(11): 1256-1261, 2007
5) Harris JA, Benedict FG: A Biometric Study of Human Basal Metabolism. Proc Natl Acad Sci U S A. 4(12): 370-373, 1918
6) Mifflin MD et al: A new predictive equation for resting energy expenditure in healthy individuals. Am J Clin Nutr 51(2): 241-247, 1990
7) 葛谷雅文: 今すぐに役立つ 輸液ガイドブック. 高齢者の維持・栄養輸液と経腸栄養―注意点，具体的メニュー，コンサルトを受けた具体例と対処法. 総合臨床増刊号 58: 361-364, 2009
8) Morley JE: The aging gut: physiology. Clin Geriatr Med 23(4), 757-767, 2007
9) Kanie J et al: Prevention of late complications by half-solid enteral nutrients in percutaneous endoscopic gastrostomy tube feeding. Gerontology 50(6): 417-419, 2004
10) 合田文則: 胃瘻からの半固形化栄養材をめぐる問題点とその解決法. 静脈経腸栄養 23(2): 235-241, 2008

3 根拠に基づいた経腸栄養剤の選択

11) 褥瘡

片多 史明

1. 褥瘡患者はマルチプロブレム

褥瘡患者への経腸栄養剤の選択を考えるにあたり，まず，褥瘡を発症するのはどのような患者かを考えることが重要である。褥瘡を抱えて入院・入所する患者，あるいは入院・入所中に褥瘡を発症する患者には，脳血管障害や認知症，腰椎圧迫骨折，大腿骨頸部骨折，脊髄損傷，集中治療中の鎮静など，何らかの要因で意識レベルや身体活動能力が低下し，栄養摂取が不十分になった方が多い。褥瘡患者には高齢者が多く，背後に介護力不足や介護者の知識不足，経済力不足などの社会的問題が隠れている場合もある。

厚生労働省が定めた「褥瘡対策に関する診療計画書」で採用されている褥瘡発症の危険因子には，基本的動作能力（の低下），病的骨突出，関節拘縮，栄養状態の悪化，皮膚の浸潤，浮腫などがある(表1)。これらの危険因子を改善させ褥瘡を治療するためには，局所治療だけではなく，患者が危険因子を持つに至った原疾患に対する治療，栄養療法を含めた全身管理[1,2]，リハビリテーションなどが必要である。また，発症の要因となった社会的背景がある場合には，それに対するアプローチも重要になる。

褥瘡の治療には，いろいろな職種のスタッフが連携して，これらの複雑に絡み合った諸要因を解きほぐし，1つ1つ解決していくことが大切である。褥瘡患者への経腸栄養剤の選択も，併存するいろいろな疾患（心疾患，腎疾患，糖尿病など）や，患者の経済状況も踏まえながら，個々の患者ごとに最善の選択枝を探していくことになる。ここでは，褥瘡治療のための経腸栄養剤選択の基本原則について述べる。

表1● 褥瘡発症の危険因子

- 基本的動作能力
- 病的骨突出
- 関節拘縮
- 栄養状態の悪化
- 皮膚の浸潤
- 浮腫

2. 基本は半消化態栄養剤による十分なエネルギーとタンパク質の投与

　褥瘡治療のための経腸栄養剤選択の基本原則は，十分なエネルギーとタンパク質の投与である。ヨーロッパ褥瘡諮問委員会（European Pressure Ulcer Advisory Panel: EUPAP）と，国立褥瘡諮問委員会（National Pressure Ulcer Advisory Panel: NPUAP）が共同で作成し，2009年に出版された『臨床実践ガイドライン』では，褥瘡治療のために，エネルギー30～35kcal/kg/日，タンパク質1.25～1.5g/kg/日の投与が推奨されている。『静脈経腸栄養ガイドライン　第3版』（日本静脈経腸栄養学会編）[3]でも，エネルギー量30～35kcal/kg/日，タンパク質量 1.2～1.5g/kg/日を目標とし，褥瘡の程度，基礎疾患や合併症に応じて調整するとされている（表2）。

　これらの推奨値は一つの目安にはなるが，ガイドラインには「最大公約数」的な側面もあるため注意が必要である。栄養投与量の決定にあたっては，患者の基礎疾患や合併症，褥瘡のステージ，数，大きさ，感染徴候の有無，最近の体重の推移なども考慮しなければならない。わが国からのエビデンスとして，Ohuraらが実施した，ステージの進行した褥瘡に対する栄養療法のRCTがある。60名の経管栄養実施中のStage Ⅲ・Ⅳの褥瘡患者を対象としたRCTで，投与栄養量を増加させた群（エネルギー量 37.9±6.5kcal/kg/日，タンパク質量 1.62 g/kg/日）と増加させない群（エネルギー量 29.1±4.9kcal/kg/日，タンパク質量 1.24 g/kg/日）の褥瘡治癒速度を検討したものだが，栄養投与量を増加させた群で，12週間後の褥瘡が有意に改善している[4]。

　ステージが進行した褥瘡の場合，るい痩が目立ち患者の現体重が少ない場合は，投与エネルギー量，投与タンパク質量がガイドラインの推奨値を越える場合がある。『静脈経腸栄養ガイドライン　第3版』でも「褥瘡の程度，基礎疾患や合併症に応じて調整する」[3]とされており，推奨値を越えた投与量であっても，腎機能や耐糖能が許すようであれば，躊躇なく投与してよいと考える。

表2 ● 褥瘡治療のための栄養療法

エネルギー	30～35kcal/kg/日 褥瘡の程度，基礎疾患や合併症に応じて調整
タンパク質	1.2～1.5g/kg/日 褥瘡の程度，基礎疾患や合併症に応じて調整
経腸栄養	半消化態栄養剤を使用
その他	アルギニン，ビタミンC，亜鉛などを強化した栄養補助食品を付加する方法もある

（文献3より引用）

表3 ● 褥瘡治癒への有効性が検討されている栄養素

アルギニン	コラーゲンの生成を促進，抗酸化物質として作用
ビタミンC	線維芽細胞の成熟とコラーゲン形成に関連
亜鉛	肉芽形成や創部の再上皮化に関連
HMB*	ロイシンの代謝産物 体タンパク質の分解抑制，タンパク質の合成促進に有効

*：β-ヒドロキシ-β-メチル酪酸（β-hydroxy-β-methylbutyrate）

3. 特定の栄養素の褥瘡治癒に関する効果

　創傷にも手術創や熱傷，褥瘡など，さまざまな種類がある。褥瘡の場合は，圧迫などの局所因子があり，壊死組織が存在し，感染を合併することが多いことが，ほかの創傷と異なる特徴である。手術創や熱傷の創傷治癒促進に有効性が示されている栄養素がいくつかあり，これらが褥瘡治療にも有効かどうかについて，さまざまな検討が行われてきた（表3）。

❶アルギニン

　アルギニンはコラーゲンの生成を促進し，抗酸化物質として作用する条件付必須アミノ酸である。外科手術後の創傷治癒に関しては，アルギニン補充の有効性がいくつか報告されている[5,6]。しかし，褥瘡治療において，アルギニンの単独補充が有功であったというエビデンスレベルの高い報告は，現時点では存在しない。

❷ビタミンC

　ビタミンCは線維芽細胞の成熟とコラーゲン形成に関係するため，創傷治癒に重要な役

割を果たす。ビタミンCの褥瘡患者に対する投与効果の検討は，1970年代から行われている。Taylorらの1974年の報告では，20名の褥瘡患者に対し，ビタミンCの補充に関するRCTを行った。その結果，投与開始1カ月後の褥瘡表面積がビタミンC補充群では84%縮小し，この効果は対照群の43%縮小と比較しても，統計学的に有意であったと報告している[7]。しかし，1990年代にter Rietらが88名の施設入所中の褥瘡患者に対して行ったRCTでは，ビタミンC 500mg/日 1日2回投与による褥瘡治癒促進効果は確認されなかった[8]。ビタミンCの単独補充が褥瘡治癒を促進するかどうかについては，相反する報告が混在しており，その有効性について現時点では結論付けることはできない。

❸ 亜鉛

亜鉛は，肉芽形成や創部の再上皮化に関連し，創傷治癒に重要な役割を果たす。亜鉛の単独補充が褥瘡治癒に有効かどうかを検討した研究に，Brewerらが1967年に報告した14名の患者に対して行ったRCTがある[9]。しかし，この報告では，亜鉛補充の褥瘡治癒に関する有効性は確認できなかった。その後も，亜鉛単独補充の褥瘡治癒への有効性については，エビデンスレベルの高い検討は行われていない。

❹ β-ヒドロキシ-β-メチル酪酸

β-ヒドロキシ-β-メチル酪酸（β-hydroxy-β-methylbutyrate: HMB）は，ロイシンの代謝産物であり，体タンパク質の分解抑制，タンパク質の合成促進に有効と報告されている。種々の病態におけるHMBの投与効果に関する研究が進んでいる。Williamsは70歳以上の健康成人35名を対象にRCTを行い，アルギニン，グルタミン，HMBを組み合わせた栄養補助食品がコラーゲン合成を促進し，創傷治癒に有効な可能性があることを報告した[10]。しかし，HMBの単独補充が褥瘡治癒に有効であったという報告は今のところない。

患者に特定の栄養素欠乏がある場合は，通常の栄養管理の一環として，その栄養素の補充を行うべきである。しかし，欠乏がない場合に，画一的な特定の栄養素の補充が褥瘡治癒に有効であったという報告は，現時点ではない。褥瘡患者を念頭に置き，アルギニン，ビタミンC，亜鉛などを多く含んだ栄養補助食品，HMBを含んだ栄養補助食品がいくつか市販されているが，これらは褥瘡治療の「特効薬」ではない。褥瘡治療のための栄養療法の基本は，十分なエネルギーとタンパク質の投与である。経腸栄養剤を選択する場合は，使用可能な半消化態栄養剤のなかから患者の病態にあうものを吟味し，使用すべきと考える。十分なエネルギーとタンパク質の投与を行わないまま，特定の栄養素を強化した栄養補助食品を付加するのは本末転倒である。

4. 褥瘡の再発予防のために

　治癒した褥瘡を再発させないためには，適切な栄養管理を継続的に実施することが重要である。適切な栄養管理とは，定期的な栄養スクリーニングの実施，スクリーニングで抽出された患者に対する栄養アセスメント，アセスメント結果に応じた栄養療法の実施である。Iizakaらは在宅で褥瘡を発症した患者290名と，褥瘡を発症していない456名の比較検討を行い，褥瘡発症に最も強く関連していたのは低栄養であったと報告している(オッズ比2.29，95% CI 1.53-3.44)[13]。通常の栄養療法は，褥瘡予防だけを念頭に置いて実施するものではないため，褥瘡の再発予防のための特定のエネルギー量，タンパク質量の目安や，再発予防に有効な特定の栄養素補充の推奨はない。個々の患者の病態に応じた十分なエネルギー量，タンパク質量の投与が，結果として褥瘡発症予防にもつながると考える。

文　献

1) Stratton RJ et al: Enteral nutritional support in prevention and treatment of pressure ulcers: a systematic review and meta-analysis. Ageing Res Rev 4: 422-450, 2005
2) Langer G KA et al: Nutritional interventions for preventing and treating pressure ulcers. Cochrane Database of Systematic Reviews CD003216, 2008
3) 日本静脈栄養学会編: 静脈経腸栄養ガイドライン 第3版. 東京, 照林社, 2013
4) Ohura T et al: Evaluation of effects of nutrition intervention on healing of pressure ulcers and nutritional states(randomized controlled trial). Wound repair and regeneration : official publication of the Wound Healing Society [and] the European Tissue Repair Society 19: 330-336, 2011
5) Kirk SJ et al: Arginine stimulates wound healing and immune function in elderly human beings. Surgery 114(2): 155-159, 1993
6) Stechmiller JK: Arginine supplementation and wound healing. Nutr Clin Pract 20(1): 52-61, 2005
7) Taylor TV et al: Ascorbic acid supplementation in the treatment of pressure-sores. Lancet 2(7880): 544-546, 1974
8) Ter Riet G et al: Randomized clinical trial of ascorbic acid in the treatment of pressure ulcers. J Clin Epidemiol 48(12): 1453-1460, 1995
9) Brewer RD Jr et al: The effect of oral zinc sulfate on the healing of decubitus ulcers in spinal cord injured patients. Proc Annu Clin Spinal Cord Inj Conf 16: 70-72, 1967
10) Williams JZ et al: Effect of a specialized amino acid mixture on human collagen deposition. Ann Surg 236(3): 369-374, 2002
11) Horn SD et al: The National Pressure Ulcer Long-Term Care Study: pressure ulcer development in long-term care residents. J Am Geriatr Soc 52(3): 359-367, 2004
12) Lindgren M et al: Pressure ulcer risk factors in patients undergoing surgery. J Adv Nurs 50(6): 605-612, 2005
13) Iizaka S et al: The impact of malnutrition and nutrition-related factors on the development and severity of pressure ulcers in older patients receiving home care. Clin Nutr 29(1): 47-53, 2010

根拠に基づいた経腸栄養剤の選択

12）摂食・嚥下障害

三宅 哲

はじめに

　摂食・嚥下障害は，加齢，脳血管障害のほかにも口腔や咽頭，喉頭，食道の炎症や腫瘍などの器質的原因による通過障害や，開胸手術後の反回神経麻痺，神経・筋疾患などによる嚥下筋の機能低下，COPD，大腿骨頸部骨折，胃食道逆流症などさまざまな原因で起こる障害で，それらが複雑に合併していることもある。また，高齢者ではわずかな絶食期間であっても摂食・嚥下機能の廃用をきたし，容易に誤嚥をきたすことがある。

　このように摂食・嚥下障害という病態は大きくとらえる必要があり，その病態は細かく評価していかなければならないが，本項では，摂食・嚥下障害の病態は成書に譲り，一般的な摂食・嚥下障害患者に対する経腸栄養法について解説する。

　摂食・嚥下障害患者は経口摂取が不十分，あるいは不可能であることが多く，必然的に栄養障害に陥りやすい。同様に水分摂取量も減少しがちで脱水になりやすく，血液検査上では血清アルブミン値などが見かけ上正常値である場合もある。また，摂食・嚥下障害患者が摂食・嚥下機能を回復させるために必要な摂食・嚥下障害のリハビリテーション（以下，嚥下リハ）は，病態によってはしばしば時間を要する。そのため，早期から摂食・嚥下障害が疑われる患者では嚥下造影検査（VF）の施行が望ましいが，機器，設備が必要になる。ベッドサイドでの簡便なスクリーニング検査としては，水飲みテストが有用である[1]。検査の結果，誤嚥の危険が高いと判断されれば，適切な栄養摂取方法および予防を考慮することが推奨される[1]。

　脳卒中患者においては，嚥下障害が多く認められる。それに対し，嚥下機能のスクリーニング検査，さらには嚥下造影検査（VF），内視鏡検査（VE）などを適切に行い，その結

果をもとに，栄養摂取経路（経口・経管）や食形態，姿勢，代償嚥下法の検討と指導を行うことが勧められる[1]。経口摂取が困難と判断された患者においては，急性期から（発症7日以内）経管栄養を開始したほうが，末梢点滴のみを継続するよりも死亡率が低い傾向があり勧められる[1]。発症1カ月後以降も経口摂取困難な状況が継続している場合には，胃瘻での栄養管理が勧められる[1]。

1. 嚥下機能評価

『静脈経腸栄養ガイドライン 第3版』（日本静脈経腸栄養学会編）の脳血管障害の章に，脳血管障害患者では誤嚥のリスクが高いので，嚥下機能の評価は必須である[2]とあるが，脳血管障害以外の摂食・嚥下障害患者すべてにとって，嚥下機能の評価は非常に重要である。

❶スクリーニング検査

スクリーニング検査は，以下に挙げたものを単独あるいは組み合わせて行う。簡便に行えるが，感度や特異度から考えると，必ずしも誤嚥を反映しているとは言い難い[3,4]。あくまでもスクリーニングとして検査すべきである。

Ⅰ　反復唾液嚥下テスト（repetitive saliva swallowing test: RSST）
Ⅱ　改訂水飲みテスト（modified water swallowing test: MWST）
Ⅲ　フードテスト（food test: FT）
Ⅳ　頸部聴診法
Ⅴ　血中酸素飽和度モニター

❷画像嚥下機能検査

スクリーニングで摂食・嚥下障害が疑われた場合，以下の画像嚥下機能検査によって嚥下機能の評価，誤嚥の有無などを観察することができる。機器や設備が必要。

Ⅰ　嚥下造影検査（videofluoroscopic examination of swallowing: VF）
Ⅱ　嚥下内視鏡検査（videoendoscopic: VE）
Ⅲ　320列造影CT

❸摂食・嚥下障害グレード

摂食・嚥下障害グレードを表1に示す。

表1● 摂食・嚥下障害グレード

Ⅰ 重症	経口不可	1	嚥下困難または不能，嚥下訓練適応なし
		2	基礎的嚥下訓練のみ適応あり
		3	厳密な条件下の摂食訓練が可能
Ⅱ 中等症	経口と補助栄養	4	楽しみとしての摂食は可能
		5	一部(1〜2食)経口摂取が可能
		6	3食経口摂取が可能だが補助栄養が必要
Ⅲ 軽症	経口のみ	7	嚥下食で，3食とも経口摂取可能
		8	特別に嚥下しにくい食品を除き，3食経口摂取可能
		9	常食の経口摂取可能，臨床的観察と指導を要する
Ⅳ 正常		10	正常の摂食・嚥下能力

実際の摂食場面を観察し，重症度の評価として用いられる。改善度の変化をとらえ，目標設定にも用いられる。

(文献5より引用，一部改変)

2. 摂食・嚥下障害と経腸栄養

摂食・嚥下障害を認める場合は，消化管に問題のないことを確認し，できるだけ早期に経腸栄養を導入する[2]。嚥下機能の回復が短期間(米国静脈経腸栄養学会：A.S.P.E.N.のガイドラインでは6週未満としているが，当院ではおおむね1カ月以内)と見込まれる場合は，6Fr〜10Frの経鼻胃管を用いて経鼻経管栄養法を行う。嚥下リハに時間を要すると想定される場合には，経皮内視鏡的胃瘻造設術(percutaneous endoscopic gastrostomy: PEG)による胃瘻からの経腸栄養法が推奨される。

近年，高齢者に対する胃瘻造設が社会問題となっているが，長期にわたり嚥下リハを行うためには栄養管理が必須(食べるための胃瘻)であり，患者の社会的背景，生命予後，患者家族の価値観などを踏まえてインフォームドコンセントを得る必要がある。

早期から経鼻経管栄養法を施行する場合，カテーテルの口径は細いほど患者の苦痛が軽減されて，機械的合併症(鼻翼の損傷，鼻中隔の壊死，副鼻腔炎，中耳炎，嗄声，声帯麻痺，食道潰瘍など)のリスクも小さい[2]。経口摂取の併用や嚥下リハへの妨げにならないために，細径(6Fr〜10Fr)のカテーテルが推奨される。しかし，投与する栄養剤のことも考慮する必要がある。

健常人は通常，口から食物を取り込んで咀嚼して食塊を形成し，座位または立位で嚥下して食道経由で胃に送り込む。経腸栄養法では，液体の経腸栄養剤を直接胃に送り込む。体位も違えば口腔内で形成した食塊とも違うものを胃に送り込んでいるわけである。経鼻経管栄養法施行時の液体経腸栄養剤での大きなトラブルとして，胃食道逆流，嘔吐，下痢などがあるが，摂食・嚥下障害患者で最も注意が必要なものは胃食道逆流と嘔吐である。両者とも誤嚥の可能性が高く，嘔吐では窒息のリスクも考えられる。また，カテーテルの存在が分泌物を増加させ，痰が付着し咽頭が汚染され嚥下リハに不利に働く。このように，摂食・嚥下障害患者にとって，長期にわたる経鼻経管栄養には限界がある。

3. 嚥下リハと胃瘻からの経腸栄養法

　摂食・嚥下障害患者は嚥下機能の再獲得をoutcomeとするが，重度の摂食・嚥下障害患者では，摂食・嚥下障害発現前のように完全な経口摂取はなかなか難しい場合が多い。また，嚥下機能の改善に時間を要することが多い。
　嚥下リハには間接訓練と直接訓練がある。間接訓練とは食物を用いない嚥下リハで，直接訓練とは食物を用いる訓練である。経口摂取が可能になれば，間接訓練と直接訓練を併用する。摂食・嚥下障害患者には早期から間接訓練を施行して「いつでも食べられる口」を準備しておくことが重要である。このように時間を要する摂食・嚥下障害患者には，早期に胃瘻造設を行い，胃瘻からの経腸栄養法によって十分で安全な栄養管理をすることによって，嚥下リハの効果をあげていくことが肝要である。
　胃瘻からの経腸栄養法では，基本的に栄養スクリーニング，栄養アセスメント，栄養ケアプランにより適正な液体経腸剤を選択し，水分量も考慮しながら行う。摂食・嚥下障害患者では，胃食道逆流，嘔吐があると，逆流物，嘔吐物を誤嚥し，容易に重症誤嚥性肺炎に移行するため，予防が重要である。最初は投与速度を30 mL/時とゆっくり注入を開始する。徐々に注入量を増やし，50～70 mL/時まで増量し，問題がなければ100 mL/時で維持注入量とする。また，姿勢にも考慮しなくてはならない。通常，液体経腸栄養剤を注入する前に，上半身を30度から90度に起こして，胃食道逆流，嘔吐を予防する。そして，注入終了後も褥瘡に注意しながら2時間（最低でも30分）は上半身を挙上しておく。胃食道逆流の原因と病態を表2[6]に示す。

表2● 胃食道逆流の原因と病態

原因	病態
1. 器質的な消化管障害	消化管の解剖学的障害
①患者に起因するもの	
食道裂孔ヘルニア	噴門機能（胃食道逆流防止機構）の破綻
胃全摘術後	噴門機能がない
胃部分切除術後	胃の貯留機能がない
消化管の狭窄や閉塞	内容物が胃から腸に排出できない
②胃瘻栄養に起因するもの	
胃瘻カテーテルの位置異常による閉塞	内容物が胃から腸に排出できない
胃内残留が多いときのさらなる注入	胃の容量を超えて胃内容物がある
2. 機能的な消化管障害	消化管の生理運動機能の障害
①患者に起因するもの	
機能性ディスペプシア	胃食道逆流防止機構の機能低下
	胃の貯留機能不全
	胃の排出機能不全
②胃瘻栄養に起因するもの	
液体栄養剤注入	胃の貯留機能および排出不全
	粘性摩擦力がないことによる拡散
消化管運動を低下させる薬剤の使用	消化管運動機能の低下
胃食道逆流防止機能を阻害する薬剤の使用	噴門機能（胃食道逆流防止機構）の破綻

（文献6より引用）

4. 胃瘻からの半固形状流動食の投与

　摂食・嚥下障害患者は経腸栄養投与時の胃食道逆流を回避しなければならない。その観点から考えると，半固形状流動食の使用が胃食道逆流に有効な場合がある[2]。

　胃瘻を造設すれば栄養状態が改善して元気になるという誤解がある。胃瘻を造設して適正なチューブ管理を行いながら，胃瘻からの経腸栄養を実施することに意味がある[7]。胃瘻は経腸栄養法を実施するための手技にすぎず，患者に対する治療は経腸栄養法であることをもう一度考える必要がある[7]。

　摂食・嚥下障害患者の胃瘻からの経腸栄養法による液体経腸栄養剤で，胃食道逆流や下痢を認める場合，半固形状流動食に変更する。胃は噴門と幽門という2カ所の生理的狭窄部を持って，胃内容物を一定時間保持する機能がある。しかし，液体は流動性が高いため，それらの狭窄部の通過が容易となり，胃食道逆流や下痢の原因となる[7]。

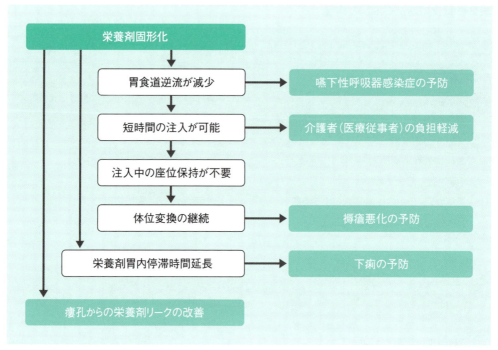

図1 ● 半固形状流動食の効果

（文献7より引用，一部改変）

　半固形状流動食により流動性は低下し，噴門部の通過性が低下して胃食道逆流が減少する。また，胃食道逆流の減少により嚥下性（誤嚥性）肺炎が減少する。さらに注入もボーラスでの一括注入が可能になり，注入時間の短縮により患者本人と介護者の負担軽減に寄与する[7]。半固形状流動食の効果を図1に示す。

5. 胃瘻からの半固形状流動食短時間注入法（図2）

　人間は食物を口腔内で咀嚼し，唾液と混合して食塊（流動物）を形成する。それを嚥下し，短時間で食道を経由して胃に送る。生理的な食物（半固形状流動食）の短時間摂取により胃の適応性弛緩を惹起し，正常な胃貯留能と胃排出能が得られる。正常に胃が機能し，消化管運動，消化吸収能に問題がなければ，胃瘻からの半固形状流動食短時間注入法は，消化管機能を十分発揮する生理的な栄養摂取法である[8]。

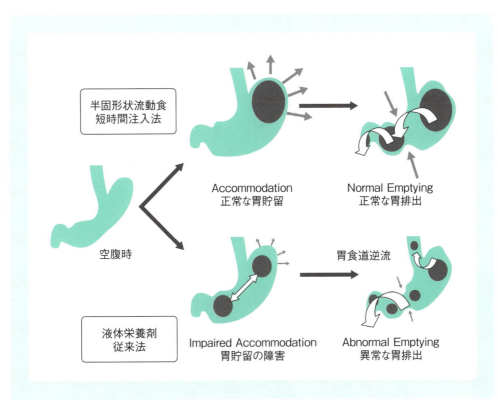

図2 半固形状流動食短時間注入法と液体栄養剤従来法の比較

(文献8より引用,一部改変)

6. 当院で使用している胃瘻からの市販半固形状流動食

　当院で使用している胃瘻からの市販半固形状流動食を表3に示す。カームソリッド®はすぐれた半固形状流動食であるが,パウチの形状が大きく加圧バッグが必要である。ジャネフ®REF-P1とジャネフ®K-4Sでは,先にREF-P1を注入し60分以内にジャネフ®K-4Sを注入しなければならず,2剤が必要である。ハイネ®ゼリー,ハイネ®ゼリーAQUAは接続コネクターを使用するこによってパウチから手指で注入できる。最近はハイネ®ゼリーの使用が多くなっている。ハイネイーゲル®は液体経腸栄養剤であるが,胃酸(pH4.8以下)と反応しゲル状に流動性が変化する。PPI,H2ブロッカーを使用している患者には使用しづらい。また,果汁などの酸性物質,多量の塩類と併用すると凝固してしまう。当院での市販半固形状流動食の使用は,まだ症例数は少ないが良好な結果を得ている。

表3 ● 当院で使用している胃瘻からの半固形状流動食の種類と組成

販　売			ニュートリー	キユーピー
製品名			カームソリッド®300	ジャネフ®K-4S
容　量			400mL（420g）	300mL
	その他規格		400, 500kcal	400kcal
1製品あたりのエネルギー		kcal	300	300
1mL(g)あたりのエネルギー		kcal/mL	0.75	1
タンパク質		g	11.3	13.5
	エネルギー比	%	15.1	18.0
脂質		g	6.6	8.1
	エネルギー比	%	19.8	24.3
	MCT	%	15.0	18.4
	n-6/n-3		3.9	4.3
炭水化物		g	47.0	48.0
	エネルギー比	%	62.7	64.0
	食物繊維	g	3.8	6.0
	オリゴ糖	g	—	1.2
水分		g	349	253
ビタミン	ビタミンB₁	mg	1.00	0.39
	ビタミンB₂	mg	0.53	0.42
	ナイアシン	mgNE	5.3	8.4
	ビタミンB₆	mg	0.53	0.75
	ビタミンB₁₂	μg	0.9	1.2
	葉酸	μg	90	75
	ビオチン	μg	16.9	15.0
	パテントン酸	mg	2.3	3.0
	ビタミンC	mg	37.5	60.0
	ビタミンA	μgRE	263	210
	ビタミンE	mg	3.4	2.7
	ビタミンD	μg	1.9	1.5
	ビタミンK	μg	25	24
ミネラル	ナトリウム	mg	589	540
		mEq	25.6	23.5
	食塩相当量	g	1.5	1.4
	クロール	mg	533	600
		mEq	15.0	16.9
	カリウム	mg	467	330
		mEq	12.0	8.4
	マグネシウム	mg	100	105
	カルシウム	mg	200	180
	リン	mg	210	135
	クロム	μg	13.3	12.0
	モリブテン	μg	7.5	9.0
	マンガン	mg	1.2	1.2
	鉄	mg	2.5	2.4
	銅	mg	0.24	0.24
	亜鉛	mg	3.3	2.7
	セレン	μg	16.7	9.0
	ヨウ素	μg	45	45
性状・物性	粘度	mPa・s	20,000	10
	硬さ	N/m²	1,500	—
	pH		6.6	6.4
	比重		1.05	1.08
	浸透圧	mOsm/kg	496	380
賞味期限		月	7	8

キユーピー ジャネフ®REF-P1 90g —	大塚 ハイネ®ゼリー 300g —	大塚 ハイネ®ゼリー AQUA 250g —	大塚 ハイネイーゲル®300kcal 375mL 400kcal
7	300	200	300
—	1	0.8	0.8
0.0	15.0	10.0	12.0
0.0	20.0	20.0	16.0
0.0	6.8	4.5	6.6
0.0	20.0	20.0	20.0
0.0	17.6	17.6	33.8
0.0	3.1	2.3	3.0
1.8	47.1	31.4	50.3
100.0	60.0	60.0	64.0
1.4	3.5	2.3	4.1
—	0.8	0.5	—
88	228	202	330
—	0.96	0.64	0.68
—	1.10	0.70	0.74
—	11.0	7.0	6.8
—	1.40	0.90	0.90
—	1.4	0.9	0.9
—	135	90	90
—	18.0	12.0	12.8
—	6.0	4.0	3.8
—	240.0	160.0	158.0
—	246	164	203
—	11.0	7.0	7.1
—	6.0	4.0	3.8
—	2.9	19	18.8
120	531	354	499
5.2	23.0	15.0	22.0
0.3	1.3	0.9	1.3
—	597	398	454
—	17.0	11.2	13.0
2	468	312	469
0.1	12.0	8.0	12.0
—	177	78	68
—	282	188	176
3	225	150	248
—	12.0	8.0	8.6
—	9.6	6.4	15.0
—	1.5	1.0	1.0
—	2.4	1.6	1.8
—	0.36	0.24	0.24
—	5.4	3.6	3.6
—	15.0	10.0	9.8
—	56	38	41
※1,050	6,000	6,000	10
—	5,200	4,500	—
—	6.7	6.7	5.5〜7.5
—	1.07	1.06	1.07
—	—	—	360
6	8	8	9

※K-4Sと混合した場合

文　献

1) 篠原幸人ほか：脳卒中治療ガイドライン2009．脳卒中合同ガイドライン委員会編．東京，協和企画，2009
2) 日本静脈栄養学会編：静脈経腸栄養ガイドライン 第3版．東京，照林社，2013
3) 鄭漢忠ほか：反復唾液嚥下テストは施設入所者の摂食・嚥下障害をスクリーニングできるか？ 摂食・嚥下リハ学会誌 3: 29-33, 1999
4) 才藤栄一：平成13年度厚生科学研究補助金（長寿科学研究事業）「摂食・嚥下障害の治療・対応に関する総合的研究」総括研究報告書．pp1-17, 2002
5) 藤島一郎：脳卒中の摂食・嚥下障害 第2版．東京，医歯薬出版，1998, p85
6) 合田文則：胃ろうPEG管理のすべて 胃ろう造設からトラブル対策まで．東京，医歯薬出版，2010, p141
7) 関西経皮内視鏡的胃瘻増設技術研究会編：PEG（胃瘻）栄養．大阪，フジメディカル出版，2005
8) 合田文則：胃瘻からの半固形化栄養材短時間注入法．臨牀看護臨時増刊号 38(4): 482-486, 2012

3 根拠に基づいた経腸栄養剤の選択

13）認知症

伊藤 明彦

はじめに

　超高齢化が進むなか，高齢者に対する栄養管理が非常に重要になっている。2050年には世界の認知症患者数が1億3,500万人になるとの試算もあり，認知症患者に対する栄養管理のニーズもますます高くなると思われる。

　本項では，認知症患者に対する経腸栄養剤の選択のポイントを概説するとともに，社会問題化している経腸栄養の適応について，筆者の考えをまじえて述べてみたい。

1. 認知症に対する栄養療法の適応

　日本静脈経腸栄養学会の『静脈経腸栄養ガイドライン第3版』[1)]では，認知症に対する栄養療法の適応について，「軽度から中等度の認知症では，栄養療法の適応がある」（BⅢ）とされる一方で，「重度の認知症に対する栄養療法の導入は慎重であるべきである」（BⅡ）とされている（表1）。また，一方，高齢者の栄養投与ルートの選択については，「経口摂取が第一選択で，食事摂取量の増加，捕食の推進を図る」（AⅢ）としたうえで，「経口摂取が不十分な場合，経管栄養を考慮する」（AⅡ）とされている（表2）。

　たしかに，認知症患者への対応は，複数の疾患や加齢による影響を受けるうえに，倫理的な問題が関わっており，栄養療法に関するRCTやメタ解析も少なく，明確なエビデンスを得ることが困難である。しかし，軽度から中等症の認知症の患者に対しては，経口摂取を第一選択に，場合によっては経管栄養も選択肢の一つと捉えて，栄養療法をマネジメ

表1●認知症に対する栄養療法の適応

❶軽度から中等度の認知症では,栄養療法の適応がある。
　⇒B-Ⅲ(一般的に推奨する,症例蓄積研究や専門家の意見)
❷重度の認知症に対する栄養療法の導入は慎重であるべきである。
　⇒B-Ⅱ(一般的に推奨する,RCTではない比較研究・コホート研究による実証)

(文献1より引用)

表2●高齢者の栄養投与ルートの選択

❶経口摂取が第一選択で,食事摂取量の増加,補食の推進を図る。
　⇒A-Ⅲ(強く推奨する,症例蓄積研究や専門家の意見)
❷経口摂取が不十分な場合,経管栄養を考慮する。
　⇒A-Ⅱ(強く推奨する,RCTではない比較研究・コホート研究による実証)

(文献1より引用)

ントしていく姿勢が必要と思われる。

2. 認知症に効果のある栄養素とその根拠

　認知症は,認知機能の低下が明らかになる何年も前から始まっているとされている。したがって,認知症の発症を予防し,たとえ発症してもその進行を遅らせるための対策は,早ければ早いほどよいと言える。ここでは,加齢にともなう認知機能低下や認知症に関連するといわれている栄養素について取り上げる。

❶脂肪酸

　脂肪酸は,認知機能障害や認知症のリスクを変化させることが示唆されている。とくに,多価不飽和脂肪酸は,神経細胞膜のリン脂質のおもな成分であるだけでなく,神経の炎症を調節する作用(n-6系は炎症促進作用,n-3系は抗炎症作用)があり,これが神経変性の病理に関わっている[2]。

脂肪酸摂取量と認知機能低下や認知症に関するコホート研究では，飽和脂肪酸を多く摂取している人はアルツハイマー病を発症するリスクが2～3倍になり，認知機能低下のペースも早くなったとの報告がある[3]。一方，一価不飽和脂肪酸や多価不飽和脂肪酸によるエネルギー摂取量が多い場合には，認知機能がより良好であったとの結果が報告されている[4]。週1回以上魚類を摂取することが，アルツハイマー病の発症リスクや認知機能低下のリスクを低下させる，との報告もある[5]。

n-3系多価不飽和脂肪酸の補給の有用性については，軽度のアルツハイマー病の患者でミニメンタルステート検査（MMSE）の結果が良好であったとのRCTがある[6]が，ほかの多くの研究では，その効果は限定的である。

❷ビタミンB群

ビタミンB群，とくに葉酸，ビタミンB_{12}，ビタミンB_6は認知機能低下や認知症に対する予防因子とされている。これらの栄養素は，ホモシステインのメチル化における補酵素として働き，不足するとホモシステインの濃度が上昇する。ホモシステインは，生理学的濃度を超えると，アミロイドタンパク質の蓄積やアポトーシス，神経細胞死が促されるといわれており，認知機能低下に直接的な影響を及ぼすと考えられる[2]。

ビタミンB群およびホモシステインに関するコホート研究では，葉酸の値が低いことと認知機能低下との関連性を示唆する報告がある[7]。また，ビタミンB_{12}や葉酸が低値であるとアルツハイマー病の発症リスクが有意に上昇するとの報告[8]や，ホモシステイン濃度が高いとアルツハイマー病の発症リスクが上昇するとの報告もある[9]。

ビタミンB群の補給の有効性については，葉酸サプリメントの投与を3年間行ったところ，葉酸値の有意な上昇とホモシステイン値の26％の低下とともに，記憶力，感覚運動の速さ，情報処理の速さが有意に改善したとのRCTがある[10]。一方で，ビタミンB_6やビタミンB_{12}を補給した場合の効果を調べた研究もいくつか存在するが，いずれも認知機能に対する効果は限定的であったという。

❸抗酸化物質

認知機能低下や認知症の病因に関わる因子としては，フリーラジカルの蓄積やそこから生じる酸化ストレスが挙げられる。ビタミンC，ビタミンE，カロテン類，ポリフェノール類，亜鉛，セレン，マンガンなどは，活性酸素の産生や脂質過酸化反応，アポトーシス，タンパク質の酸化，細胞質やDNAの損傷，ベータアミロイドの蓄積を阻害することで，神経細胞の損傷や細胞死を抑制すると考えられている[2]。

抗酸化物質の認知機能低下や認知症に対する影響に関するコホート研究では，ビタミンCおよびビタミンEのサプリメントの使用とアルツハイマー病のリスクまたは認知機能低下

との間に逆相関を認めるという報告がある[11]。また，セレン濃度が最も低い群の認知機能低下が最大になったという研究[12]や，亜鉛濃度と認知機能低下との間に関連がみられ，亜鉛が欠乏状態にある場合にその関連がより強くなる，との報告もある[13]。

ビタミンEの補充の有効性を示すRCTもある[14]。ビタミンE補充が，死亡や施設入所に至るまでの期間，また日常生活の基本動作を行う能力を失ったり重度の認知症になったりするまでの期間との間に有意な相関を認めたという。

以上より，抗酸化物質は，認知機能低下や認知症の予防に重要であることが示唆される。今後は，それらをどうバランスよく組み合わせるか，といったことが問題になるであろう。

3. 栄養投与ルートの選択 ―ONSの有用性

先に述べたように，軽度から中等度の認知症患者の場合，栄養療法の適応がある。まずは，その患者の栄養評価を行い，エネルギー必要量を算出する。実際の摂取量を把握し，エネルギー充足率を算出する。そのうえで，最適な栄養投与ルートを選択する。

表3 ● 認知症に効果のある栄養素を含む栄養剤一覧

製品名	50〜60歳推奨量	プロシュア®		オキシーパ®		ペプタメン®AF	
発売元		アボットジャパン		アボットジャパン		ネスレ	
基準		1缶	100mL	1缶	100mL	1本	100mL
容量（mL）		240	100	250	100	200mL	100
エネルギー（kcal）		300	125	375	150	300	150
kcal/mL（kcal）		1.25		1.5		1.5	
タンパク質（g）		16.0	6.7	15.6	6.2	19.0	9.5
脂質（g）		6.1	2.5	23.4	9.4	13.2	6.6
糖質（g）		49.0	20.4	26.5	10.6	26.4	13.2
水分（g）		191.0	79.6	196.5	78.6	155.0	77.5
ビタミンB_6（mg）	1.4	0.8	0.3	1.1	0.4	1.3	0.7
ビタミンB_{12}（μg）	2.4	1.2	0.5	1.5	0.6	2.4	1.2
葉酸（μg）	240.0	406.0	169.2	105.0	42.0	92.0	46.0
ビタミンC（mg）	100.0	103.0	42.9	210.0	84.0	80.0	40.0
ビタミンE（mg）	7.0	48.0	20.0	54.0	21.6	3.0	1.5
Zn（mg）	12/9	—	—	4.5	1.8	4.4	2.2
Se（μg）	30/25	—	—	4.0	1.6	12.0	6.0
EPA	1.0	1.1	0.4	1.3	0.5	0.51	0.26
DHA	1.0	0.5	0.2	1.1	0.4	0.24	0.12
特徴		MCTは脂質の20% 低糖質 抗酸化ビタミン強化		γ-リノレン酸1.1g/本 抗酸化ビタミン強化		乳清ペプチド MCT	

認知症患者では，中核症状とさまざまな周辺症状から，十分な量の経口摂取ができないことが多い。そのような場合は，少ない量で効率よくエネルギーや必要な栄養素が摂取可能なONS（oral nutritional supplement）を積極的に活用する。認知症による栄養障害に対し，ONSは認容性がよく体重の増加が得られ有用であったとの報告もある[15]。高齢者を対象としたNSTの分野で使われる，いわゆるハーフ食も有用である。メインとなる食事からのカロリーを必要エネルギーの半分程度とし，残りの半分をゼリーやムースなどの経口補助食品や経腸栄養剤の経口投与（ONS）を組み合わせて，必要エネルギーを充足させることも実際の臨床では広く行われている。

ONSの大きな利点は，各種栄養素を効率よく摂取できることにある。認知症患者は，タンパク・エネルギー低栄養状態（PEM）に陥りやすく，サルコペニアの予防が必要な高齢者でもあり，まずはタンパク質の必要量を充足させなければならない。脂肪については，先に述べたように，認知症と脂肪酸の研究が進んでおり，MCTは含有されているか，EPAやDHAは含まれているか，といった観点が，根拠に基づいたONSの選択のポイントになろう。

メイン®		テルミール®ミニα	アルジネード	ブイクレス®（キャロット）	サンキスト®ポチプラスV	一挙千菜
明治		テルモ	ネスレ	ニュートリー	サンキスト	フードケア
1本	100mL	1本	1本	1本	1本	1本
200mL	100mL	125	125mL	125mL	125mL	125mL
200	100	200	100	80	75	80
1		1.6	0.8	0.64	0.6	0.64
10.0	5.0	7.3	5.0	1.0	0.3	0.5
5.6	2.8	7.5	0.0	0.0	0.0	0.1
26.6	13.3	26.0	20.0	21.2	18.3	19.4
168.8	84.4	94.0	107.0	110.0	111	112
0.6	0.3	0.50	1.0	5.0	1.4	1.2
1.2	0.6	1.50		10.00	2.40	2.00
100.0	50.0	50.0	100	800	240	170
100.0	50.0	50.0	500	500	500	480
10.0	5.0	2.6	5.0	20.0	8.0	19.0
2.0	1.0	2.40	10.0	12.0	11.0	11.0
10.0	5.0	10.0		50.0	15.0	—
0.06	0.03	0.10				
0.04	0.02	0.07				—
ホエイペプチドMCTカルニチンパラチノース			アルギニン2,500mg配合	コエンザイムQ10（15mg）βカロテン6.6mg		

また，微量栄養素では，ビタミンB群，とくに葉酸や，抗酸化物質でいえば，ビタミンCやビタミンE，およびセレンや亜鉛といった栄養素が含まれているか，また推奨量を充足しているか，などもONSの選択ポイントになる。
　われわれの施設で採用している，あるいは採用を検討している認知症に効果のある栄養素を含む栄養剤の一覧を表3に示す。

4. 経管栄養の是非
―終末期の栄養管理とその考え方

　ONSを含めて経口摂取量が不十分で，エネルギー充足率を大きく下回れば，経管栄養の適応となる。ここで，間違ってはいけないのが，あくまで経口摂取中止ではなく経管栄養との併用をめざし，経過が良ければ経管栄養からの離脱を目標にすることである。「経管栄養を選択したら経口摂取ができなくなる」という声もよく聞かれ，「経口摂取を続ける＝廃用を防ぐ」努力を怠って，経管栄養を批判する古い考え方がいまだに残っていることも問題である。
　また，水分や薬剤の投与ルートとしての経管栄養は，リスクマネジメントの観点からもすぐれている。経口摂取を併用し，リスクを回避し，QOLを保ちながら，経管栄養から離脱できる軽度から中等度の認知症患者を，実際の臨床の現場ではよく経験する。認知症という診断があるだけで，栄養管理の適応を誤ってはならない。
　ただし問題は，そういった患者が，認知症が徐々に進行し，経口摂取の併用が困難になってきたり，意思疎通が不可能になって，本人のQOLを維持できているかという倫理的観点から疑問符がつく重度の状態になった時である。
　われわれは，2008年から，認知症以外も含めPEGによる栄養管理中の患者に，いわゆる寝たきり状態を維持し続ける終末期の栄養管理をどうするか，といった問題について考える「PEGのジレンマ」という概念を考案した(図1)。そのなかで，われわれは「尊厳あるギアチェンジ」がポイントであろうと考えている。2012年には，日本老年医学会から「高齢者ケアの意思決定プロセスに関するガイドライン―人工的水分・栄養補給の導入を中心として」で，その減量や中止が選択肢として示された[16]。
　もちろん，すでに重度の認知症の状態と診断されている患者への経管栄養は，より慎重に適応が検討されなければならない。

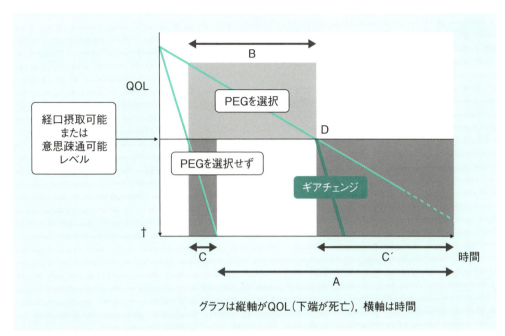

図1● PEGのジレンマ（概念図）
PEGもしくは経腸栄養を選択することで栄養学的な問題がほぼ解決するので、生命予後は確実に延びる（矢印A）。患者のQOLを考えた場合、経口摂取が可能な時間、もしくは家族や大切な人との意思疎通が可能な時間も延びる（矢印B）。ところが、経口摂取ができず経腸栄養だけになる時間や、意思疎通が図れずいわゆる「寝たきり」の時間もその先に存在し、しかも逆に大幅に時間が延びる可能性がある（矢印C⇒C'）。その問題を解決するには、点Dの時点で、栄養管理をPEGを選択しなかった場合の管理、つまり投与量を減量するギアチェンジが必要ではないだろうか。

おわりに

　認知症に対する栄養管理は、対象患者の併存疾患の多さや加齢による影響、そして終末期という倫理的な問題も加わるため、明確なエビデンスを得ることが困難である。

　そのようななかでも、栄養素レベルで徐々に明らかになってきていることもあり、それらを予防の段階から積極的に活用することが必要であろう。

　「認知症」という病名だけで栄養療法の適応からはずすようなことはあってはならず、「より早い介入」と「尊厳あるギアチェンジ」を2本柱にする姿勢が求められる。

文　献

1) 日本静脈経腸栄養学会編：成人の病態別栄養管理・高齢者. 静脈経腸栄養ガイドライン第3版. 東京, 照林社, 2013, pp385-392
2) Vellas B: Nutrition and prevention of cognitive decline. Nutrion Review. Nestle Nutrition Council Japan, September 2009, pp1-13
3) Morris MC et al: Dietary fat intake and 6-year cognitive change in an older biracial community population. Neurology 62(9), 1573-1579, 2004
4) Solfrizzi V et al: Dietary intake of unsaturated fatty acids and age-related cognitive decline: a 8.5 years follow-up of the Italian Longitudinal Study on Aging. Neurobiol Aging 27(11): 1694-1704, 2006
5) Barberger-Gateau P et al: Fish, meat, and risk of dementia: cohort study. BMJ 325(7370): 932-933, 2002
6) Freund-Levi Y et al: Omega-3 fatty acid treatment in 174 patients with mild to moderate Alzheimer's disease: OmegAD study. Arch Neurol 63(10): 1402-1408, 2006
7) Kado DM et al: Homocysteine versus the vitamins folate, B6, and B12 as predictors of cognitive function and decline in older high-functioning adults: MacArthur Studies of Successful Aging. Am J Med 118(2): 161-167, 2005
8) Wang HX et al: Vitamin B12 and folate in relation to the development of Alzheimer's disease. Neurology 56(9): 1188-1194, 2001
9) Seshadri S et al: Plasma homocysteine as a risk factor dementia and Alzheimer's disease. N Engl J Med 346(7): 476-483, 2002
10) Durga J et al: Effect of 3-year folic acid supplementation on cognitive function in older adults. A randomized, double blind, controlled trial. Lancet 369(9557): 208-216, 2007
11) Zandi PP et al: Reduced risk of Alzheimer's disease in users of antioxidant vitamin supplements: the Cache County Study. Arch Neurol 61(1): 82-88, 2004
12) Berr C et al: Cognitive decline is associated with systemic oxidative stress: the EVA study. Etude du Vieillissement Artériel. J Am Geriatr Soc 48(10): 1285-1291, 2000
13) Marcellini F et al: Zinc status, psychological and nutritional assessment in old people recuited in five Europian countries: Zincage study. Biogerontology 7(5-6): 339-345, 2006
14) Sano M et al: A controlled trial of selegiline, alpha-tocopherol, or both as treatment for Alzheimer's disease. The Alzheimer's Disease Cooperative Study. N Engl J Med 336(17): 1216-1222, 1997
15) Wouters-Wesseling W et al: Study of the effect of a liquid nutrition supplement on the nutritional status of psycho-geriatric nursing home patients. Eur J Clin Nutr 56(3): 245-251, 2002
16) 日本老年医学会編：高齢者ケアの意思決定プロセスに関するガイドライン 人工的水分・栄養補給の導入を中心として. 2012

3 根拠に基づいた経腸栄養剤の選択

14) サルコペニア

小川 純人

はじめに

　サルコペニアは高齢者に認められるフレイル（虚弱）の重要な要素として知られているが，ADL・QOLや転倒・骨折リスクに及ぼす影響が大きく，その予防はわが国においても重要な課題となっている。サルコペニアの発症・進展には，加齢にともなう液性因子の変化や栄養障害などが関与している可能性が考えられており，また加齢にともなう体組成変化や身体機能低下，老年症候群など複合的な要因によってフレイル，要介護状態に陥る場合も少なくない。本項ではサルコペニア対策に向けた高齢者の栄養評価，栄養管理と経腸栄養剤の選択について概説する。

1. サルコペニアの成因・背景

　サルコペニアは，ギリシャ語の「sarco」（肉）と「penia」（減少）を組み合わせたもので，1989年にRosenbergによって提唱された概念である[1]。高齢者を対象としたdual energy X-ray absorption（DEXA）法を用いた筋量測定では，若年者筋量の2SD以下の割合が65～70歳では20％前後であるのに対し，80歳以上では50％以上とサルコペニアの頻度は年齢とともに増加していることが示唆され，下半身における筋力低下がおもに認められる[2]。筋力低下については，高齢者の膝伸展筋力は健常成人に比べ20～40％程度の低下が認められ，90歳以上では一層の低下が認められる[3]。サルコペニアの基準に関しては，DEXA法から求めた四肢筋量の合計値を身長の2乗で除したskeletal muscle mass index（SMI）が

用いられ，健常成人におけるSMI値平均から2標準偏差（SD）未満のものをサルコペニアとすることが多い[4]。このほか，bioelectrical impedance analysis（BIA）法から除脂肪体重を推定する方法などがあるが，簡便性，正確性などの面で確立するに至っていない。

サルコペニアの定義については，The European Working Group on Sarcopenia in Older People（EWGSOP）によるコンセンサスが2010年に発表されている。そこでは「筋量と筋力の進行性かつ全身性の減少に特徴づけられる症候群で，身体機能障害，QOL低下，死のリスクをともなうもの」と定められた[5]。同コンセンサスでは，筋量・筋力低下（握力：男性30 kg未満，女性20 kg未満），身体機能低下（歩行速度0.8 m/秒以下）から構成される臨床的な診断手順が示された。そこでは65歳以上の高齢者を対象とし，筋量低下が必須条件とされ，それに筋力低下，身体機能低下のいずれかが加われば，サルコペニアの診断に至る（図1）。また，加齢によるサルコペニアを一次性サルコペニアと位置づけ，活動量減少（ベッド上安静，体調不良，無重力状態，不活発な生活習慣，廃用）・低栄養（食思不振，摂食不良，吸収不良）・疾患（悪性腫瘍，炎症性疾患，臓器不全，内分泌疾患）などに関連するものを二次性サルコペニアと分類している。最近，Asian Working Group for Sarcopenia（AWGS）によって日本を含むアジア人を対象とした基準が発表され，そこでは高齢者（各国で定義する60歳または65歳以上）を対象に握力および歩行速度をまず測

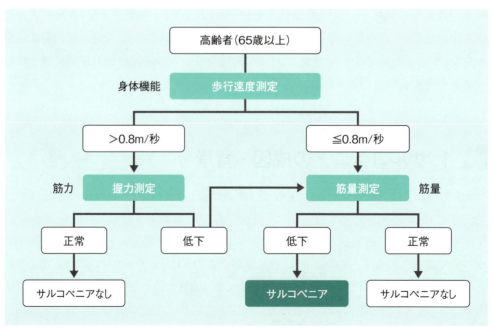

図1● EWGSOPコンセンサスによるサルコペニア診断の流れ

（文献5より引用，一部改変）

定し,握力低下(男性26 kg未満,女性18 kg未満),歩行速度低下(0.8 m/秒未満)の一方あるいは両方を認めた場合に筋量測定を行う手順が示されている[6]。その際,筋量低下(DEXA法にて男性7.0 kg/m^2,女性5.4 kg/m^{2}未満;BIA法にて男性7.0 kg/m^2,女性5.7 kg/m^{2}未満)を認めた場合にサルコペニアの診断となる。

サルコペニアによって転倒,歩行速度低下,活動度低下,基礎代謝低下など,バランス障害,生活機能障害が引き起こされ,フレイルや要介護状態の進行につながる可能性が高くなる。わが国の要介護発生要因の10%程度を占めている転倒に関しても,サルコペニアにともなう筋力やバランス機能低下は主要な内的要因,転倒リスクである。さらにまた,サルコペニアとそれにともなう筋力低下,活力低下,低栄養,活動度低下など,フレイルの各指標,要素についても互いに悪循環,連鎖(フレイル・サイクル)を形成することが知られている[7](図2)。このように高齢者のサルコペニアでは,高齢者の運動機能,身体機能を低下させるばかりでなく,生命予後,ADLを規定し,高齢者本人,介護者のQOLを低下させてしまう場合が多く,その予防対策は重要である。

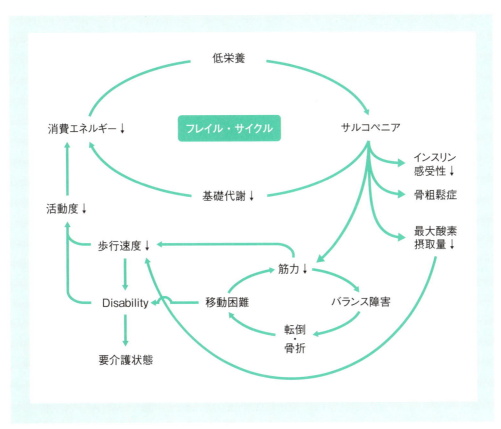

図2● フレイル・サイクル

(文献6より引用,一部改変)

2. サルコペニア予防に向けた栄養管理

　高齢者では生理的な食欲低下をはじめ，さまざまな要因によって低栄養・栄養障害を認めやすく，さらに低栄養・栄養障害自体がサルコペニアなどの機能障害やフレイルの要因となり，生命予後を含めた予後不良の指標にもなる。したがって，高齢者における栄養状態の評価とそれに基づく経腸栄養剤を含む適切な介入は，サルコペニア・フレイル対策の点からも重要である。高齢者における低栄養の特徴の一つとして，タンパク質および総エネルギー量が欠乏したProtein Energy Malnutriton（PEM）が挙げられ，エネルギー不足を主体とするMarasmus型とタンパク質不足を主体とするKwashiorkor型，両者混合型の3つのタイプに分類される。低栄養に関する明確な診断基準はないが，体重やその変化，および血清タンパクなどから総合的に判断する。わが国では，加齢にともなって「やせ（BMI 18.5未満）」の割合が上昇することが知られており，その一因としてPEMの関与が考えられる。

　高齢者低栄養の要因については，疾患的要因，薬物的要因，環境的要因の3つに大別される。このうち疾患的要因は，食事摂取量の減少によるもの，消化・吸収障害によるもの，栄養素喪失によるもの，エネルギー消費の増大・利用障害によるものに分けられる。また，高齢者では骨・関節疾患などにともなう疼痛，義歯不具合，嚥下機能低下などを機に食欲低下・食事量減少を呈することが多い点にも留意する。薬物的要因としては，薬物の副作用が低栄養の原因となっている可能性も考慮し，内服薬投与量や相互作用，サプリメントの有無などの確認，年齢や臓器障害の程度に合わせた薬物内容の見直しも大切である。環境的要因のなかでも，とくに独居高齢者については，孤立感や疎外感を感じやすく，うつの合併やADL低下が認められる場合がある。こうした状況下では，買い出しや食事準備なども億劫になり，結果として食事不足，偏食，低栄養に至るリスクが高くなるため，環境改善へのアドバイス，うつ評価，介護環境整備などの対策が必要になることも多い。

　高齢者の栄養評価に際しては，簡便な主観的方法でスクリーニングを行い，栄養リスクの有無について評価し，リスクありと判断した場合には，客観的方法で栄養障害の程度についての栄養アセスメントを行う場合が多い。代表的なスクリーニング方法の一つとして，主観的包括的アセスメント（subjective global assessment：SGA）があり，体重変化，食事摂取変化，消化器症状，身体活動度，基礎疾患ならびにその代謝性ストレス，身体所見（皮下脂肪，筋肉，浮腫評価）などの情報から主観的な評価を行う。このほか，高齢者における栄養スクリーニング方法として，多剤内服，ADL障害やうつ・認知症などの高齢者特有の栄養リスク項目が含まれたMini Nutritional Assessment（MNA®）[8]が用いられる場合も多い。栄養アセスメントに際しては，身体計測では現体重および体重変化，四肢

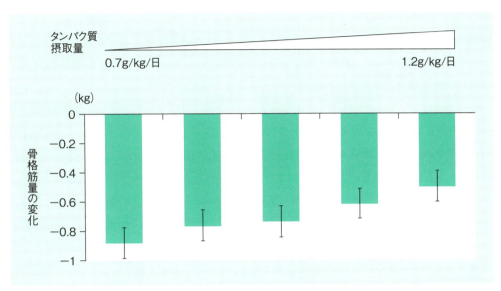

図3● タンパク質摂取量の変化にともなう骨格筋量の変化

(文献10より引用,一部改変)

　筋量の推定値などから評価し,血液検査では,血清タンパク質などにより栄養障害の程度評価を行う.その際,経時的な変動を観察していくことが大切であり,トランスサイレチンやトランスフェリンなどのRapid Turnover Proteinと呼ばれる血清タンパクを用いた評価も行われる.

　栄養計画の作成においては,まずHarris-Benedictの推定式を用いるなど総エネルギーの必要量を決定する.そこでは体重,身長,年齢から基礎代謝量を求め,身体活動度の係数,疾患および治療にともなうストレスの係数を乗じて算出できるが,本来70歳までを対象に作られた式であるため,70歳以上の高齢者では参考値となる.必要タンパク質量を決める際には,高齢者でもタンパク質需要は低下しない点に留意し,腎疾患など特別な場合を除き十分量のタンパク質投与を検討する.具体的には,わが国の食事摂取基準における推奨量(高齢男性推奨量60g/日,高齢女性推奨量50g/日)に達するか上回る量が望ましいと考えられる.最近のエビデンスに基づいた推奨によれば,高齢者は少なくとも1〜1.2g/kg/日のタンパク質を摂取することとなっている[9](図3).

　アミノ酸投与に際しては,効率よくタンパク合成に利用できるよう投与する栄養剤の非タンパク熱量/窒素比(non protein calorie/nitrogen: NPC/N)を把握しておくことも重要である.窒素量は投与タンパク質量/6.25,投与非タンパク熱量は総エネルギーからタンパク質(g)×4kcalを引いた値をそれぞれ計算し,重症感染症や腎不全などの病態を除き,通常NPC/N比を150前後になるように調整する.その後,脂質投与量,糖質投与量を求

めたうえで栄養投与経路や水分量についても決定する。これらの栄養管理計画をもとに，実際に栄養を投与した後は，定期的な栄養状態の再評価を行い，改善が乏しい場合，病態変化，新たな合併症，身体活動度の変化などを認めた場合には，再度栄養管理計画を作成し実施することが大切である。

サルコペニア・フレイル対策を考えるうえでは，こうした高齢者に対する栄養評価が前提となり，これまでの知見などからサルコペニア予防・治療において十分なタンパク質摂取，アミノ酸投与などの栄養介入が有効である可能性が指摘されている。米国在住高齢者2,066名（70〜79歳）を対象にタンパク質摂取量（0.7g/kg/日〜1.2g/kg/日）と3年間の筋量変化との関連性を検討したところ，タンパク質摂取量が少ないと筋量減少を認めやすい結果となった[10]。高齢女性を対象とした前向きコホート研究では，タンパク質摂取量が多いほどフレイルの発症リスクが小さいとの報告もある[11]。その一方で，栄養介入効果は運動療法との併用効果で認められることが多く，一般的には栄養介入単独では虚弱高齢者の筋量・筋力回復が難しい面もある。高齢者用介護施設（ナーシングホーム）入所者（平均87.1歳）を運動単独群，運動＋補食（360kcal）群，補食単独群，対象群の4群に分け，各介入を10週間施行した結果，補食単独群では下肢筋力増加が認められなかった一方で，運動＋補食群が下肢筋力増加に最も効果的であった[12]。サルコペニアに対するアミノ酸補充については，高齢者を対象とした10日間の安静臥床試験において必須アミノ酸投与により骨格筋タンパク質合成低下や身体機能低下の抑制が認められたり[13]，ロイシンや同代謝物であるHMB（β-ヒドロキシβ-メチル酪酸）をはじめとする分岐鎖アミノ酸補充が高齢者の筋量維持に有効であるとの指摘もあり，今後の研究の進展が期待される。

このほか，高齢者におけるビタミンD血中濃度とサルコペニアとの関連性については，これまでの横断・縦断研究によって報告されており，その骨代謝作用に加えて筋肉に対する直接的作用を有する可能性も示唆されている[14]。その一方で，ビタミンD投与による筋量・筋力増加，転倒予防効果はビタミンD不足の高齢者を対象とした場合に認められるなど定まっていない面もあり[15]，今後ビタミンD作用機序に関するさらなる検討が必要である。

経腸栄養剤の選択に際して，定期的な栄養評価を行ったうえでサルコペニアや併存疾患の病態に応じた栄養管理や重点的補充を検討することが重要である。また，適切な栄養療法と運動療法との併用によって，サルコペニアを予防するアプローチがより効果的と考えられる。

おわりに

　高齢者のサルコペニア対策においては，栄養評価に基づく低栄養・栄養障害の改善が重要な要素であり，経腸栄養剤の選択に際しても病態に応じた栄養管理を十分考慮する必要がある。また，サルコペニアの予防・治療に向けて栄養療法と運動療法との併用やフレイル・サイクルを考慮した包括的アプローチによる高齢者医療の実践が求められる。今後，サルコペニアの病態ならびにサルコペニアと栄養素との関連性について一層解明が進み，栄養療法を含む新たな予防・診断・治療戦略の構築が期待される。

文献

1) Rosenberg IH: Sarcopenia: origins and clinical relevance. J Nutr 127(5 Suppl): 990S-991S, 1997
2) Janssen I et al: Skeletal muscle mass and distribution in 468 men and women aged 18-88yr. J Appl Physiol 89(1): 81-88, 2000
3) Doherty TJ: Invited review: Aging and sarcopenia. J Appl Physiol 95(4): 1717-1727, 2003
4) Sanada K et al: A cross-sectional study of sarcopenia in Japanese men and women: reference values and association with cardiovascular risk factors. Eur J Appl Physiol 110(1): 57-65, 2010
5) Cruz-Jentoft AJ et al: Sarcopenia: European consensus on definition and diagnosis: Report of the European Working Group on Sarcopenia in Older People. Age Ageing 39(4): 412-423, 2010
6) Chen LK et al: Sarcopenia in Asia: consensus report of the asian working group for sarcopenia. J Am Med Dir Assoc 15(2): 95-101, 2014
7) Xue QL et al: Initial manifestations of frailty criteria and the development of frailty phenotype in the Women's Health and Aging Study II. J Gerontol A Biol Sci Med Sci 63(9): 984-990, 2008
8) Detsky AS et al: What is Subjective Global Assessment of Nutricional Status? JPEN 11(1): 8-13, 1987
9) Bauer J et al: Evidence-based recommendations for optimal dietary protein intake in older people: a position paper from the PROT-AGE Study Group. J Am Med Dir Assoc 14: 542-559, 2013
10) Houston DK et al: Health ABC Study. Dietary protein intake is associated with lean mass change in older, community-dwelling adults: the Health, Aging, and Body Composition (Health ABC) Study. Am J Clin Nutr 87(1): 150-155, 2008
11) Vellas B et al: The Mini Nutritional Assessment (MNA) and its use in grading the nutritional state of elderly patients. Nutrition 15(2): 116-122, 1999
12) Beasley JM et al: Protein intake and incident frailty in the Women's Health Initiative observational study. J Am Geriatr Soc 58(6): 1063-1071, 2010
13) Fiatarone MA et al: Exercise training and nutritional supplementation for physical frailty in very elderly people. N Engl J Med 330(25): 1769-1775, 1994
14) Ferrando AA et al: EAA supplementation to increase nitrogen intake improves muscle function during bed rest in the elderly. Clin Nutr 29(1): 18-23, 2010
15) Wilhelm-Leen ER et al: Vitamin D deficiency and frailty in older Americans. J Intern Med 268(2): 171-180, 2010

3 根拠に基づいた経腸栄養剤の選択

15) 小児

清水 義之

はじめに

　小児は臓器の未熟性や，成長，発育の過程にあるという点で，成人とは大きく異なっており，このことは栄養管理においてもいえることである．本来であれば，諸外国のように小児向けに開発された栄養剤を用いて栄養管理を行うのが理想[1,2]であるが，現在，乳児以降の小児向けに開発された経腸栄養剤はわずかであり，その選択の幅は狭い．本項では小児における代謝の特徴とそれに基づいた経腸栄養剤の選択について述べる．

1. 小児における代謝の特徴

　小児における体重あたりの必要エネルギー量は，成人よりも多いことが知られている（表1）[3]．これは体重に対する内臓重量と筋量の割合が年齢により変化することで起こると理解されている．ただし，体重自体は少ないので，投与量（エネルギー量）の絶対値は成人よりも少ない．一方，ビタミン類（とくにビタミンD）やカルシウム，リンなど，一部の電解質必要量は成人と同等であり，また投与される栄養素は成長発育に不可欠なものであることから，投与不足は成長障害を招く結果となるため注意が必要である．
　各臓器においても，肝，腎機能は成人に比べて未熟と言われている．肝臓におけるグリコーゲン蓄積量が少ないため容易に低血糖を起こしやすく，アミノ酸代謝も未熟であるためにシステインやタウリンなどメチオニンから合成される含硫アミノ酸の不足に陥りやすい．腎臓においても濃縮能は弱く，よって老廃物の排泄機能は低い．成人と同じNPC/

表1 ● 年齢別の目標投与エネルギー量（静脈栄養時）

年齢	必要エネルギー量（kcal/kg/日）
未熟児	110～120
0～1歳	90～100
1～7歳	75～90
7～12歳	60～75
12～18歳	30～60

体重あたりの必要エネルギー量は年齢が低いほど高くなる傾向にある。

（文献3より引用）

N比150以下のタンパク質投与では，容易に尿素窒素やクレアチニンの上昇をきたすため，NPC/N比は200～250くらいが望ましいとされる[4]。脂肪は小児において重要なエネルギー源であるが，肝の未熟性によるリポタンパクリパーゼの活性低下が起こりやすく，長鎖脂肪酸代謝に必要なカルニチンの合成能力も乏しいため，容易に欠乏状態に陥る[5]ことが知られている。

2. 小児用経腸栄養剤が兼ね備えるべき特徴

以上をふまえてまとめると，小児用の経腸栄養剤は，「NPC/N比が200程度（タンパク質の比率が低い）」「熱量あたりのカルシウム，リンの含有量が多い」「ビタミンのうち脂溶性ビタミン（とくにビタミンD）の含有量が多い」「n-3，n-6の必須脂肪酸を十分量含有しつつも，中鎖脂肪酸の割合が比較的高い」「カルニチンが含まれている」といった条件を満たしていることが望ましいということになる。実際に用いられている小児用経腸栄養剤について，表2にまとめた。

❶新生児から乳児まで

基本的には母乳もしくは調整粉乳（いわゆる乳児用ミルク，レギュラーミルク）を選択する。母乳は免疫グロブリンを含み，児の腸管免疫獲得に有利とされ，壊死性腸炎を予防するエビデンス[6,7]も存在することなどにより，新生児期から乳児期までの経腸栄養剤として第1選択である。ただし，ビタミンD，K，鉄の含有量が少ないことや，母体の感染症や服用薬物の影響を考慮して投与する必要がある。乳児用調製粉乳は母乳を参考に組成が定められているが，母乳のみでは不足に陥る可能性がある栄養素（ビタミンD，Kや鉄な

表2● 小児用経腸栄養剤

経腸栄養剤	NPC/N	Ca(mg)	ビタミンD(μg)	備考
母乳	約350	41	0.3	
調整粉乳	約250	75	1.8	いわゆる乳児用ミルク
エレンタール®P	195	109	2.82	小児用成分栄養剤
アイソカル®1.0ジュニア	200	100	0.5	小児用半消化態栄養剤, カルニチン配合
アイソカル®・ジュニア	200	78	0.5	小児用半消化態栄養剤, 1.5kcal/mL
リソース®・ジュニア	200	86	0.6	小児用半消化態栄養剤
ラコール®	118	44	0.34	成人用半消化態栄養剤
エンシュア・リキッド®	157	52	0.5	成人用半消化態栄養剤
エネーボ™	108	96.7	0.93	成人用半消化態栄養剤
PediaSure®	189	104	1.6	米国, 小児用半消化態栄養剤
Peptamen JUNIOR®	183	112	1.5	米国, 小児用消化態栄養剤

成人用の経腸栄養剤に比べてNPC/N比が高く設定されている。

ど)も十分量ふくまれている。乳アレルギーを有する患児においてはアレルギー用のミルクを，その他，代謝異常などに関してはそれぞれの病態に応じた特殊ミルクが選択される。ただし，この特殊ミルクに関してはビタミンB群のひとつであるビオチンが含まれていないので，別に補充する必要がある。その他，消化，吸収障害のある児に対しては，小児用成分栄養剤(エレンタール®P)が選択され，長鎖脂肪酸の吸収障害や乳び胸，腹水に対してはMCTミルクを利用することができる。このように，乳児期までは比較的豊富な選択肢が存在する。

❷幼児期から学童期まで

現在，半消化態栄養剤では1社(ネスレ日本(株))より，アイソカル®ジュニア，リソース®ジュニアのみが上市されている。それぞれNPC/N比が200程度に調整されており，カルシウムやリンも成人用の経腸栄養剤に比べて多く配合されている。なかでもアイソカル®1.0ジュニアにはカルニチンが配合され，設計が比較的新しいこともあり，セレン，クロム，モリブデンなどの微量元素も含まれ，現時点では1歳以降の小児における半消化態栄養剤の第1選択になると思われる。ただし，ビタミンDに関しては，成人用の経腸栄養剤と差はな

く，諸外国の小児用経腸栄養剤（PediaSure®やNutren JUNIOR®）と比べて少ない量となっており，今後の改良が待たれる。

　成分栄養剤を除いた場合，現在小児向けに開発された消化態栄養剤はない。循環動態が不安定であったり，消化管手術後などで低残渣な経腸栄養剤の投与が必要な場合，もしくは消化能力が落ちている場合など，適応となる場面は，しばしば経験される。Peptamen JUNIOR®やPediaSure® Peptideなどが海外では使用されており，わが国における早期の導入または開発が望まれる。

　小児用の成分栄養剤としては，エレンタール®P（味の素製薬）が医薬品扱いで利用できる。小児用の半消化態栄養剤が上市されるまでは，唯一の小児用の経腸栄養剤であった。NPC/N比は約200に調整され，カルシウム，リンの配合も多く，ビタミンDも諸外国の小児用経腸栄養剤とほぼ同量配合されている．ただし，近年クローズアップされているセレンやその他一部の微量元素，カルニチンなどは含まれておらず，また脂肪はごく少量の大豆油が含まれるのみである。先述の消化態栄養剤が適応となる病態に投与可能であることに加え，ミルクアレルギーや，乳び腹水，乳び胸など，アレルギーや脂肪制限が必要な病態において適応となり，重症病態に陥った患児においてもしばしば用いられる。

3. 小児における経腸栄養剤投与の実際

　経口摂取が可能なら，そのまま飲んでもらうことが望ましいが，普段は直接母乳を飲んでいる乳児の場合など，哺乳が困難な場合もしばしば経験される。哺乳瓶の乳首を変更してみると哺乳が進む場合もある。保護者がいつも使用している哺乳瓶があれば，それを用いて試してみるとうまくいくことも経験される。ただし，以上のような工夫をしても経口摂取ができない場合や，幼児や学童で味が受け付けない場合，もしくは重症病態などで経口摂取ができない場合には，経鼻胃管による注入を選択する。また，胃排泄が遅延している場合や，胃食道逆流を認める場合には，経鼻空腸カテーテルからの注入を考慮する（図1）。経口摂取と経鼻カテーテルによる経腸栄養剤の注入は，しばしば併用される。たとえば，心不全や呼吸不全などで，経口摂取では全量摂取できなかった栄養剤の残りを，経鼻胃管を用いて注入を行ったり，短腸症候群の患児などにおいて，夜間のみ経鼻胃管を留置し，就寝中に経腸栄養剤の持続注入を行ったりすることも可能である。

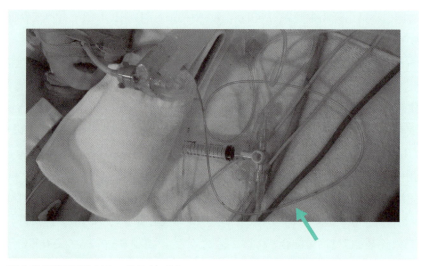

図1●経鼻空腸カテーテル（矢印）
心不全に肺炎を合併し，人工呼吸管理中の1歳男児。胃排泄遅延を認め，経鼻空腸カテーテルから小児用経腸栄養剤を持続投与している。

4. 小児における経腸栄養剤投与の現状

　たとえば3歳の幼児が肺炎で人工呼吸管理を受けていたとして，あなたはどのような経腸栄養剤を選択するであろうか。上記までにいろいろ述べたものの，わが国においては医療者側も患者側も，成人用の経腸栄養剤を投与しているのが現実のところである。投与を行う医療者側は，これら小児用の経腸栄養剤の存在や，その違いを知らないことも一因であろうし，知っていても使用経験がなく，「とりあえずビール」ならぬ「とりあえずエンシュア®（またはラコール®，エネーボ™）」となっている可能性もあると思われるが，なによりもビール（エンシュア®）は成人向けであることを認識しておく必要がある。また患者側の要因としても，小児は医療保険上，「医薬品」であれば医療費助成が受けられる場合が多く，医薬品扱いの半消化態経腸栄養剤のほうが，患児の保護者の負担が軽くなるので，これを投与する方が無難という事情もある。

5. 医薬品扱いの成人用半消化態栄養剤を小児に投与する際の注意点

　以下に，医薬品扱いの成人用半消化態栄養剤を小児に投与する際の注意点を述べる。相対的にタンパク含有量が多いため，尿素窒素や血清クレアチニン値の上昇に注意する，

ある程度の尿素窒素の上昇のみであれば許容できる場合も多いが，場合によっては投与量の減量もしくはほかの経腸栄養剤への変更が必要になる。経腸栄養剤の種類によっては，カルシウム，ビタミンDなどは投与量の関係で不足する場合も多く，長期にわたる投与が必要な場合，骨密度の低下などを引き起こす可能性は考慮しておかなければならない。またヨウ素不足により甲状腺機能異常を招く可能性や一部の製剤を除きセレン欠乏の可能性もあるので，長期に単独で使用する場合にはこれらを念頭におく必要がある。

おわりに

わが国においてもようやく，小児用半消化態栄養剤が上市されたが，十分に普及しているとは言えない。日本の医療者の認識不足も大きいと思われるが，諸外国のように「小児に小児用の経腸栄養剤を投与するのはあたりまえ」となるように，少しずつでも変わっていくように努力する必要がある。

文献

1) Ramstack M, Listernick R: Safety and efficacy of a new pediatric enteral product in the young child. JPEN 15(1): 89-92, 1991
2) Joeckel RJ, Phillips SK: Overview of infant and pediatric formulas. Nutr Clin Pract 24(3): 356-362, 2009
3) Koletzko B et al: Guidelines on paediatric parenteral nutrition of the European Society of Paediatric Gastroenterology, Hepatology and Nutrition (ESPGHAN) and the European Society for Clinical Nutrition and Metabolism (ESPEN), supported by the European Society of Paediatric Research (ESPR). J Pediatr Gastroenterol Nutr 41(supple 2): S5-S87, 2005
4) 永井米次郎ほか：小児外科領域の経腸栄養と熱量N比．外科と代謝・栄養18(1): 53-58, 1984
5) 松井潔ほか：小児病院における二次性カルニチン欠乏の検討．小児科臨床67(5): 839-844, 2014
6) Meinzen-Derr J et al: Role of human milk in extremely low birth weight infants' risk of necrotizing enterocolitis or death. J Perinatol 29(1): 57-62, 2009
7) Sisk PM et al: Early human milk feeding is associated with a lower risk of necrotizing enterocolitis in very low birth weight infants. J Perinatol 27(7): 4284-4233, 2007

4 経腸栄養時のトラブル対処

1) 胃瘻の瘻孔トラブル

西口 幸雄

はじめに

栄養剤の投与が成功して初めて，患者は胃瘻の恩恵を受けるのであるが，期せずして瘻孔に関するトラブルが発生することがある。本項では，それらのトラブルについて，カテーテルや瘻孔に起因するものと，瘻孔周囲の皮膚びらんとに分けて解説する。

1. カテーテルや瘻孔に起因するトラブル（図1）

瘻孔感染は「膿瘍や排膿があれば確定とし，発赤・腫脹・硬結・疼痛などがあり，抗菌薬の投与や局所の処置，胃瘻使用の中止・延期を行った場合」と定義されている[1]。感染の診断にはJainの基準（表1）8点以上を参考にするとされている。PEG後2週間以内の早期合併症としても，2週間以降の慢性期にも起こりうる。

さまざまな原因で発生するこれらのトラブルについて，以下に個別に説明する。

❶カテーテルと皮膚の圧迫によるトラブル

胃瘻造設時には，胃壁と腹壁が離れないようにするため，ストッパーと皮膚を密着させすぎ，挟まれた皮膚に血流障害が起こり，感染が起こる（図2）。圧迫が強すぎれば皮膚が壊死に陥ったり，筋膜まで壊死になる場合もある。5mmから1cm程度の余裕を持って造

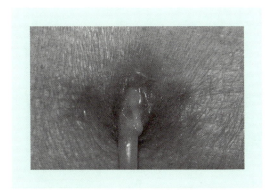

図1● 瘻孔感染
カテーテル周囲に感染が発生し，膿汁が排出している。

表1● Jainの基準

発赤	浸出液	硬結
0〜発赤 なし	0〜浸出液なし	0〜硬結なし
1〜直径 <5 mm	1〜漿液	1〜直径 <10 mm
2〜直径 6〜10 mm	2〜漿液血液状	2〜直径 11〜20 mm
3〜直径 11〜15 mm	3〜血性	3〜直径 >20 mm
4〜直径 >15 mm	4〜膿性	

瘻孔感染にはこの基準が用いられる。スコアの合計が8点以上，もしくは明らかな膿汁の流出がみられた時に「感染あり」とする。

(文献1より引用)

設することが，血流障害を防ぐコツである(図3)。腹壁固定をすることは，カテーテルの固定をゆるくするために有効である。

瘻孔感染が発生したら，局所のドレナージ，洗浄，抗生剤の投与など一般的な感染の治療を行う。ときには栄養剤の投与を遅らせたり，中止せざるをえない症例もある。

❷口腔内の雑菌による瘻孔感染

口腔内の雑菌がカテーテル周囲に付着し，瘻孔感染を引き起こすといわれている。造設手技の一つである，カテーテルが口腔内を通過するプル法やプッシュ法では，カテーテルが口腔内を通過しないイントロデユーサー法より感染発生率が高いと言われている。

多くは急性期に発生するため，造設の際に万全の注意を要する。予防は口腔内の清拭に始まる口腔ケアであろう。口腔ケアはPEGを行う前にも行った後にも重要である。PEGを行う前の重要性はもちろんであるが，PEGを行った後にも，栄養剤を胃瘻から注入すると，唾液分泌が増え，口腔内の雑菌が胃瘻周囲に流れ込んでくるためである。また，造設手技

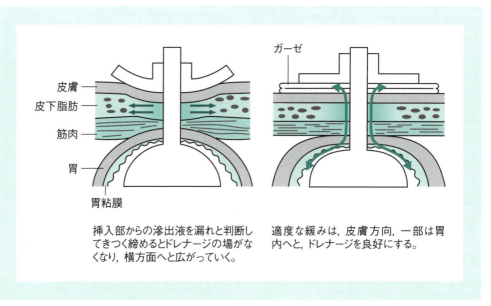

図2● 血流障害による感染のシェーマ
内部ストッパーと外部ストッパーによる締め過ぎが原因となる。

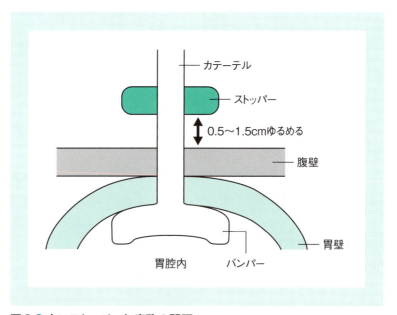

図3● 良いストッパーと瘻孔の間隔
約1cm程度の余裕があることが望ましい。

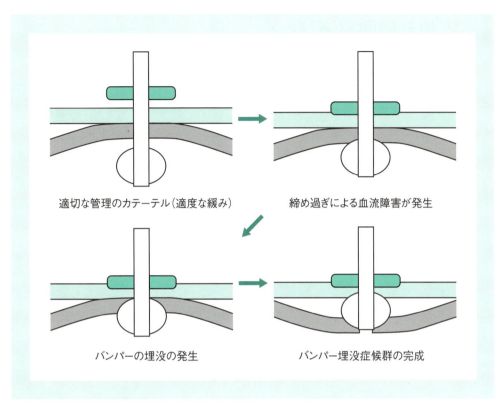

図4 ● バンパー埋没症候群
外部ストッパーと内部ストッパーを締め過ぎることに起因することが多い。

(文献2より引用)

として，カテーテルが口腔に触れないようにオーバーチューブを使ったり，カテーテルを口腔内を通らないで留置できるイントロデューサー法（あるいは変法）で行なったりすることも重要である。

❸ バンパー埋没症候群[2]（図4）

PEG特有の合併症で，栄養剤が注入できない，栄養剤が瘻孔から漏れる，といった症状で発見される場合が多い。カテーテルが回転しないことでもある程度発症の予測はできる。対策は，カテーテル型の場合は，カテーテルをゆるく，内部ストッパーと外部ストッパーで挟む場合に約1cmの余裕を作ることである。ボタン型の場合は瘻孔長より約1cm以上長めのカテーテルを選択する。

発生すれば，埋没したカテーテルを取り出し，再度カテーテルを留置する。その際，瘻孔径が大きくなければそのまま栄養剤を注入することができるが，瘻孔径が大きければ，いったん栄養剤の注入を見合すことも必要である。

2. 瘻孔周囲皮膚びらん[3]（図5）

❶瘻孔径の拡大

　瘻孔径の拡大はカテーテルの不適切な固定などにより起こるもので，カテーテルを引っ張りすぎたり，乱暴に取り扱わないようにしなければならない。カテーテルは，皮膚に対して垂直にまっすぐ固定するのが基本である。瘻孔径が拡大して栄養剤が漏れる時は，一時的に栄養剤の注入を中止し，注入時の体位，注入速度を再確認する必要がある。液状の栄養剤を半固形状にすることで瘻孔からの漏れが減少する場合もあり，ろう孔径の拡大予防策として有効な方法だと思われる。

❷胃からの排泄遅延

　胃瘻造設が適応となる患者には，脳血管疾患による自律神経の障害や活動性の低下などが見られることが多く，そのために胃の排拙能が低下している場合も少なくない。そのために胃の内圧が高くなり，瘻孔から栄養剤が漏れる原因となる。栄養剤を投与する際は，事前に必ず胃内の栄養剤の残量をチェックする必要がある。多く残っている場合には「一食抜く」といったことも必要となる。胃からの排出を良くするために，エリスロマイシン，ガスモチン®，プリンペラン®などの薬剤を投与すると効果的な場合がある。

❸腹圧の上昇

　原疾患が脳血管疾患による場合が多いため，胃だけでなく，小腸や大腸も運動能が悪く麻痺性となり，腹圧が上昇し，栄養剤が小腸に流れず，瘻孔から漏れる，といった症状が出る。対策としては，下剤の投与，腸管蠕動促進薬の投与などがある。

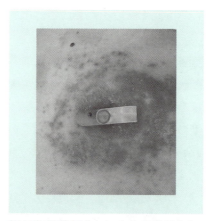

図5●栄養剤もれによる皮膚びらん
細菌感染を起こし痛みをともなう。

（文献3より引用）

3. 栄養剤の漏れへの対策

❶皮膚に対して

瘻孔完成後（おおむねPEG造設後2～3週間後）なら，シャワーや湯船につかってよく洗うことが大切である。PEGの瘻孔から湯や細菌が侵入し，生体に悪影響を及ぼすことは考えられないため，チューブを露出した状態で入浴し，よく洗い，入浴後は自然乾燥させるといった，一般的なスキンケアを行う。

瘻孔からは多少の分泌物はつき物である。少量の分泌物なら，テイッシュペーパーのこよりが安価で吸収性もよく有効である（図6）。しかし，びらんを起こした皮膚は栄養に富むため，細菌感染を起こしやすく，痛みもともないやすい。局所の洗浄が大事であるが，ときには皮膚保護材の貼付を必要とする場合もある（図7）。施設によっては皮膚・排泄ケア認定看護師が治療にあたり，成果を上げているケースもある。

❷半固形状流動食

多くの患者では通常，液状の栄養剤を注入して問題なく栄養管理ができる。しかしなかには，液状だから瘻孔から栄養剤が漏れるという観点から半固形状流動食を注入し，瘻孔からの栄養剤の漏れがなくなった，という報告も多くみられる（図8）。半固形状流動食の概念には，液状の栄養剤とペクチンなどの物質を胃内に注入し，胃の中で半固形状にするタイプと，半固形状にした流動食を胃の中に注入するタイプがある。胃食道逆流を防ぐには高い粘度が必要とされるが，下痢を防止したり，胃瘻からの漏れを防ぐためなら粘度

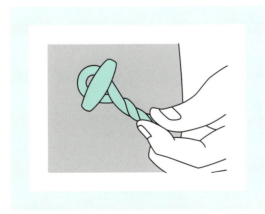

図6● テイッシュペーパーによるこより
テイッシュペーパーは吸水性もよく安価である。

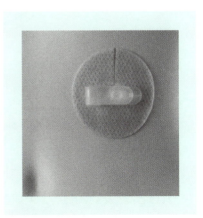

図7● PEGケア
PEG用の皮膚保護材が市販されている。

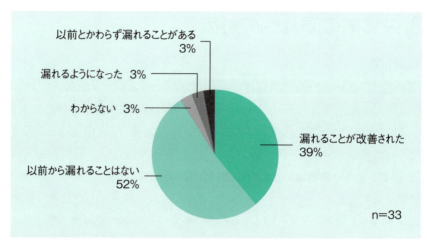

図8 ● 半固形状流動食品による栄養剤漏れに対する効果
栄養材形状機能研究会によるアンケート調査。瘻孔からの漏れは減少している。

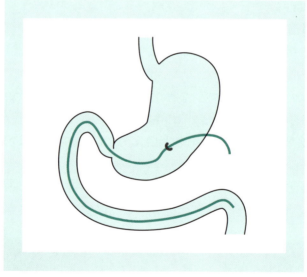

図9 ● PEG-J
既存のPEGカテーテルの中を通す場合と，PEGカテーテルを抜去し，直接空腸までカテーテルを挿入する場合がある。

（文献4より引用）

もそれほど高くなくてもよく，適切な方法だと思われる。半固形状流動食については，これからさらに知見が得られることが期待される。

❸ PEG-J[5]（図9）

どうしても栄養剤を胃に投与すると漏れる，胃からの排泄が悪い，といった場合には，PEGの瘻孔を通して空腸にチューブを留置し，空腸から栄養剤を投与する場合がある。PEGのカテーテルの中に細いチューブを挿入する場合と，PEGの瘻孔から太目のチューブを空腸まで挿入する方法がある。前者はチューブが細いため閉塞しやすく，後者の方が管理が容易であるが，瘻孔が完成してからでなければ施行できない欠点がある。

4. まとめ

胃瘻の瘻孔トラブルにはさまざまな場合があるため，まずはそれぞれの種類を熟知すべきである。カテーテルにともなうトラブルも瘻孔感染も，栄養剤の漏れも知っていれば防げる合併症であることを認識して，栄養療法を行っていただきたい。

文献

1) 高橋美香子: 瘻孔周囲炎. PEG用語解説. 鈴木博昭ら監. 大阪, フジメデイカル出版, 2013, p139
2) 倉敏郎: カテーテルトラブル. 曽和融生ら編. 胃ろうと栄養. 東京, PEGドクターズネットワーク, 2004年, pp136-139
3) 松原康美: スキントラブル. 曽和融生ら編. 胃ろうと栄養. PEGドクターズネットワーク, 東京, 2004年, pp133-135
4) 高橋美香子, 鈴木裕: 経胃瘻的小腸挿管(PEGJ). PEG用語解説. 鈴木博昭ら監. 大阪, フジメデイカル出版, 2013, pp48-49

4 経腸栄養時のトラブル対処

2) 下痢

佐藤 敦子　　足立 香代子

はじめに

　一般的に，下痢は1日3回以上の水様便の排泄もしくはそれまでの排便習慣の著しい変化と定義され，経腸栄養施行時の合併症では最も発生頻度が高く，経腸栄養療法中断の原因となる。そのため，経腸栄養開始時には，患者の状態に応じた発生予防対策を十分に講じ，仮に発生した場合には，早期に原因を特定して適切な対応をとる必要がある。

　下痢の原因としては，経腸栄養剤の組成・高浸透圧，投与速度とステップアップの早さ，経腸栄養製品の細菌汚染，投与薬剤，炎症や敗血症により放出されたメディエーター，長期の絶食による腸粘膜の萎縮，腸の運動性亢進，薬剤性の腸炎，短腸症候群や炎症性腸疾患などの腸疾患が挙げられる。

　この項では，これらの原因を念頭に，下痢の予防法および発生時の対処法について述べる。

1. 下痢の発生予防

　一般に経腸栄養は，管理が適正に行われれば下痢は生じないと言われている。患者の状況を評価したうえで以下の項目を決定して実施する。

❶投与部位の選択

　下痢の発生予防を考慮した投与部位は，食物貯留能と胃液分泌による浸透圧の低下，胃

酸による殺菌が期待できる胃投与が第一選択となる。胃食道逆流や胃の機能不全，胃に原疾患がある場合は，幽門後投与となるが，その際には以下の項目をより慎重に検討する必要がある。

❷経腸栄養剤の選択

下痢の原因となり得る経腸栄養剤の成分には，乳糖と過量の長鎖脂肪酸が挙げられる。乳糖に関して問題となるのは，現在市販されている経腸栄養剤のなかでは，自然食流動食に分類されるオクノス流動食品A®とオクノス流動食品C®の2製品である。そのほかの製品は，原材料が乳由来であっても乳糖含有量は微量であり，下痢の原因とはならない。長鎖脂肪酸に関しては，膵液や胆汁分泌が十分でない患者に対する投与量が問題となるので，無脂肪の製品や脂質含有量の少ない，あるいは脂質中に占める中鎖脂肪酸の割合の高い製品から投与して，耐性を確認していく必要がある。

1 kcal/mLの市販の経腸栄養剤，浸透圧に関しては等張からやや高張に調整されているため，浸透圧そのものが下痢の原因とはならないが，成分栄養剤のエレンタール®は760 mOsm/Lと高張のため，投与開始時に0.5 kcal/mL濃度に溶解して投与する場合もある。

経腸栄養剤の選択に関しては，7日以上にわたって消化管を使用していない，あるいは低アルブミン血症で浮腫が生じている，また心不全などでは，消化吸収能の低下が予測されるので，消化態栄養剤もしくは成分栄養剤の投与を検討する。

❸投与速度とステップアップ

下痢の発生予防を考慮した投与速度は，開始時は20〜30 mL/時の低速とし，経腸栄養ポンプを用いた持続，または周期的投与とする。ステップアップは，耐性を確認したうえで1日ごとに20〜25 mL/時ずつ投与速度を上げるが，経腸栄養で必要エネルギー量の50%が補給できるまでは50 mL/時で投与する。

また昇圧薬投与で循環動態の安定を図っている場合は，10〜15 mL/時の超低速で開始し，循環動態や消化器症状の変化に注意して，1日ごとに10〜15 mL/時ずつかそれ未満で投与速度を上げていく。

❹経腸栄養剤，投与システムなどの汚染防止

微生物により汚染された経腸栄養剤の投与は，下痢の原因となる。高栄養の経腸栄養剤は一般的な病原菌や日和見菌の培地となるため，混入の予防や細菌増殖を考慮した投与時間の検討が必要となる。市販の液体製品は出荷時点では無菌であるが，水も含め他の成分を混合することにより汚染リスクが高まるため，経腸栄養剤には何も混ぜないことが

原則である。また，1回あたりの投与時間は，粉末製品を溶解した場合は4時間以内，コンテナへの移し替えを行う開放系システムでは8時間以内，クローズドシステムでは24時間以内とし，容器内へ経腸栄養剤を注ぎ足すことは避ける。なお，未使用の開封あるいは調整済み経腸栄養剤の保存は，4℃の冷蔵庫で24時間まで可能であるが，24時間経過した場合には廃棄，冷蔵していない場合は8時間以上で廃棄とする。

投与操作に関連したリスク予防には，投与の準備および投与中の清潔操作が重要となる。クローズドシステムであっても投与操作における汚染リスクは存在するため，標準的な手指衛生を行ったうえで，接続部を消毒用アルコールで消毒するなどの細部にわたる注意が必要である。なお，投与システムは24時間ごとに交換が必要である。

❺その他

抗菌薬は，経腸栄養療法を行う患者の多くに投与されており，腸内細菌叢が乱れる原因となる。経腸ルートが確立された時点で，プロバイオティクスとして抗菌薬に耐性のある整腸剤(ビオフェルミンR®，ミヤBM®など)の投与や，プレバイオティクスとして水溶性食物繊維やオリゴ糖などの投与も検討する。

2. 下痢発生時の対処

十分な予防策を実施したにもかかわらず下痢が発生した場合は，まず投与速度を下痢のなかった時の速度まで戻し，3日程度経過を観察して，下痢と間違いやすい便失禁や宿便の排出ではないことを確認したうえで以下を行う。

❶薬剤の確認

下痢を生じやすい薬剤には，緩下剤，抗菌薬，H₂ブロッカーやプロトンポンプ阻害薬(PPI)，非ステロイド性抗炎症薬(NSAIDs)，抗不整脈薬，降圧薬，マグネシウムやソルビトールを含有する薬物などがある。薬剤性の下痢が疑われる場合は，原因と考えられる薬剤の投与を中止，または下痢のリスクが少ない薬剤に変更する。また，投与中止から2週間後でも下痢が発生する薬剤もあるので，さかのぼっての確認が必要である。

❷便の細菌培養，CDトキシン検査の実施

抗菌薬を投与中，または過去に投与されていた場合には，抗菌薬関連下痢症を疑い，便の細菌培養を実施して原因菌を特定する。*Clostridium difficile*は，院内感染症の中で最も頻度が高い偽膜性腸炎の原因菌である。広域抗菌薬や複数の抗菌薬の使用，H₂ブロッ

カー投与中，高齢者，長期間の入院，経管栄養中などが*Clostridium difficile*感染の危険因子として挙げられているが，*Clostridium difficile*が毒性を示すには毒素Aと毒素Bが必要であることから，毒素検査を実施して病原性の有無を確認する。

*Clostridium difficile*関連腸炎との診断確定後は，発症の契機となった抗菌薬の投与を中止，あるいは*Clostridium difficile*が生じにくい抗菌薬への変更を行うが，改善が見られない場合は，除菌治療としてバンコマイシンの投与を行う。

❸投与方法の検討

持続投与法で胃内に経腸栄養剤が投与されている場合は，つねに胃内のpHが上昇し，胃酸による殺菌効果が期待できないため，耐性が獲得でき次第，周期的投与法，間欠投与法，または半固形状流動食のボーラス投与法に変更する。半固形状流動食は，消化管本来の持つ運動機能や生理的な消化管ホルモンの分泌が得られることから，下痢の改善効果が期待できる。

❹原因が特定できない場合は投与を中断

原因が特定できず下痢が続く場合は，経腸栄養剤の投与を24時間中止して，下痢の特徴を確認する。経腸栄養剤や投与速度，高浸透圧の薬剤が原因である場合は浸透圧性の下痢であり，投与を中断することにより改善する。改善がない場合は分泌性の下痢を疑い，再度腸炎を引き起こす薬剤や病原菌などがないかを確認しながら，下痢による水分や電解質の喪失を補うために静脈栄養から開始する。

文献

1) 井上善文ほか：栄養管理のリスクマネジメント．静脈経腸栄養ガイドライン第3版．日本静脈経腸栄養学会編．東京，照林社，2013，pp113-119
2) 同上，pp153-176
3) 同上，pp235-247
4) 同上，pp268-273
5) 足立香代子：経腸栄養法の実際．実践栄養管理パーフェクトマスタ．東京，学研メディカル秀潤社，2010，pp230-247
6) 厚生労働省編：偽膜性腸炎．重篤副作用疾患別対応マニュアル．2008
http://www.mhlw.go.jp/topics/2006/11/dl/tp1122-1g05.pdf

4 経腸栄養時のトラブル対処

3) 便秘

利光 久美子　　足立 香代子

1. 便秘の種類を見極める

　便秘とは，何らかの原因で排便が障害され，腸管内に異常に糞便が貯留した状態をいう。通常，排便回数の減少や便量の減少，硬い便，残便感，直腸からの便排泄困難の状態が，単独または複合的に起こったものである。便秘の発生頻度は健常人でも2〜25％と報告されており，集中治療室の患者においては80％にのぼる[1]。また女性に多く，長期臥床，高齢，環境の変化などが便秘を起こしやすい要因である。その他，便秘を引き起こす腸閉塞，大腸がんといった既往歴が影響する。それらの発生原因の有無によって，腸管に配慮した経腸栄養剤の選択を行う必要がある。

2. 便秘の種類と経腸栄養剤の選択

　便秘の一般的な発生機序は，①腸管の通過障害，②胃-結腸反射の減弱，④排便反射の減弱，④排便動作が困難，⑤自己意思による排便抑制，などであるが，発生機序により器質性便秘と機能性便秘，薬剤性便秘に大別される。また機能性便秘は，一過性便秘または習慣性便秘に分かれ，習慣性便秘は機序によって弛緩性便秘，直腸性便秘，痙攣性便秘に分類される(図1)。

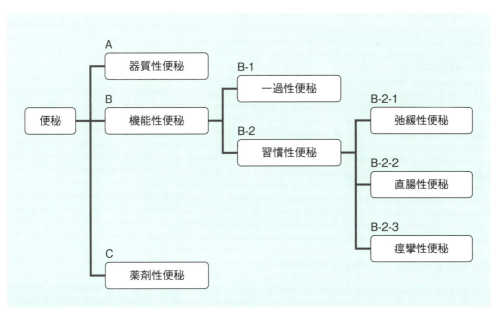

図1● 便秘の分類

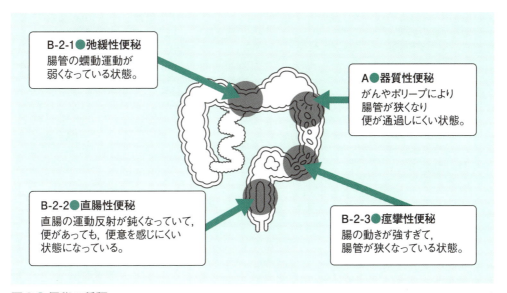

図2● 便秘の種類

❶便秘の種類（図2）

A 器質性便秘

腸の腫瘍，炎症などによる狭窄や通過障害あるいは腸以外の器質的疾患にともなう大腸の運動機能異常によって起こる．腸閉塞や癒着が認められる場合は，原則腸管は使

用せず，閉塞状態の寛解においては低脂肪かつ食物繊維を含まない成分栄養剤を使用する。

B 機能性便秘

機能性便秘は，原因によって弛緩性便秘と直腸性便秘，痙攣性便秘の3つに分かれるが，なかでも弛緩性便秘と直腸性便秘が重複した単純性便秘の発生率が高い。機能性便秘の場合，一般的に水分と食物繊維の摂取が必要であり，その有効な予防策でもある。

❷便秘の原因と栄養剤の選択

便秘の種類とその原因，および栄養剤の選択について表1にまとめた。

表1● 便秘の種類・原因と栄養剤の選択

区分	A	B-2-1	B-2-2	B-2-3	C
	器質性便秘	弛緩性便秘	直腸性便秘	痙攣性便秘	薬剤性便秘
おもな原因・誘因	①腫瘍，瘢痕，癒着などによる腸管の狭窄・捻転・重積・閉塞 ②痔核・肛門裂傷，肛門周囲膿瘍 ③全身性硬化症（強皮症），多発性硬化症 ④神経系障害 ⑤脳血管障害 ⑥パーキンソン病 ⑦脊髄損傷，脊髄腫瘍 ⑧内分泌障害（甲状腺機能低下症，糖尿病） ⑨代謝性・中毒性障害（脱水，全身衰弱）	①食事量・繊維性食品の摂取不足 ②高齢者，経産婦 ③運動不足 ④排便の意識的抑制（肛門周囲の痛みや背部・腹部痛など，排便の我慢） ⑤旅行や入院による食事・排泄習慣や環境の変化	①下剤・浣腸の乱用 ②排便の意識的抑制 ③腹圧の減弱など	①動揺・緊張などの精神心理的ストレス ②うつ病 ③認知症 ④慢性の精神疾患など	抗コリン薬，抗うつ薬，鎮咳薬，腸管運動を抑制する薬，制酸薬，カルシウム製剤，抗パーキンソン病薬，造影剤（バリウム），オピオイド鎮痛薬（オキシコドン塩酸塩）やモルヒネ・麻酔薬，麻酔補助薬
栄養剤の選択	腸管に狭窄が認められる場合は，成分栄養剤を使用する	食物繊維を含む半消化態栄養剤，フラクトオリゴ糖含有栄養剤	食物繊維を含む半消化態栄養剤，フラクトオリゴ糖含有栄養剤	腸管への刺激を抑えるために水溶性食物繊維含有の栄養剤，フラクトオリゴ糖含有栄養	食物繊維を含む半消化態栄養剤の使用

3. 便秘改善および予防に必要な栄養素

❶水分量

　水分摂取量の減少，食物繊維の不足は便通障害に繋がりやすい。水分制限が必要な場合を除き，水分不足は便秘を招きやすい。体重1kgあたり，30～40mL/日を基準とし，病態に応じて増減する。経腸栄養剤は，100mL中に約85%の水が含まれており，水分量の決定は，体重，体組成，体内水分量，病態によってモニタリングを行いながら調整を行う必要がある[2]。

　その他，脂肪強化の栄養剤は便秘が生じやすく，発生した場合は便柔軟剤の使用を検討する。

❷食物繊維量

　食物繊維は小腸では消化されず，大腸で腸内細菌の発酵によってエネルギー（約0～2kcalと推測されている）を産生する難消化性炭水化物である[3]。食物繊維は糞便の重量を増加し，小腸の通過時間を減少させることで腸の機能を正常化する。また食物繊維は，大腸細胞の増殖を促す短鎖脂肪酸の前駆物質として，粘膜の構造や大腸と小腸の機能を維持するために不可欠な栄養素であり，食物繊維が体内で作用することによりバリア機能が維持され細菌の侵入を減少させる。つまり，食物繊維が嫌気性細菌の基質として働くことで，正常な腸内細菌叢が維持される。

　食物繊維は，大きく水に溶けにくい不溶性食物繊維と，水に溶ける水溶性食物繊維の2つに分類される。不溶性食物繊維は，食品の残渣を増やして便通を改善するとともに，腸管の通過を促進する。一方，水溶性食物繊維は便のやわらかさを保ち，水分が必要以上に吸収され過ぎることを防いで便通を改善する。器質性便秘にみられる腸管狭窄や，炎症による食物繊維摂取制限がある場合を除き，腸内細菌の環境を整えるうえで，食物繊維摂取量は摂取エネルギー100kcalあたり1～1.5gを基準とする。消化管の不耐性（膨張，ガス，下痢，鼓脹など）がみられる[4]ため，摂取過剰は推奨しない。

❸食物繊維含有栄養剤投与に関する注意点

　経腸栄養剤に含まれる食物繊維はおもに水溶性食物繊維である。2014年，食物繊維を含有する医薬品である経腸栄養剤2製品が発表された。また食品扱いの経腸栄養剤については，製品によって食物繊維含有量が異なることを理解しておく必要がある。経腸栄養剤を長期に使用することによって小腸の微絨毛が委縮し，bacterial translocationや下痢・便秘などの便通異常のリスクが高まるため，これらの栄養剤を使用する際には，食物繊維の付加を検討する。また，食物繊維含有の経腸栄養剤については，経腸栄養用ポンプを

使用しない場合は十分な口径(10Fr以上)のチューブを使用する。水分制限が必要な患者や腎不全の患者は便が形成されるリスクが高まるため，食物繊維を含む経腸栄養剤の使用には注意が必要である。

❹オリゴ糖

フラクトオリゴ糖(FOS)を含む経腸栄養剤は，便秘の改善に有効性が高い。FOSは天然の非消化性の糖で，腸などのビフィズス菌によって選択的に利用され，大腸内で発酵し酪酸と短鎖脂肪酸が生成される。ビフィズス菌が好み，急速に発酵することからFOSは病原性細菌の過剰な増殖に適さず，かつ腐敗物質の生成を抑制する腸内細菌を作ることができる[5,6]。

❺便秘による身体的影響

便秘によって大腸に排泄物が長く溜まると有毒なガスが発生し，ガスの一部は腸壁から血液中に吸収される。そのため，消化器症状として，腹痛，咽気，残便感，腹部膨満感，食欲不振，口臭などが出現し，全身症状として頭痛，肩こり，吹き出物，めまい，イライラや集中力の低下など，あらゆる不快な自覚症状が発生する。

4. 栄養剤投与後の便秘指標

経腸栄養剤の投与開始により，水分不足，食物繊維不足，運動不足，腸蠕動機能の低

表2● 日本語版便秘評価尺度表(1995年)

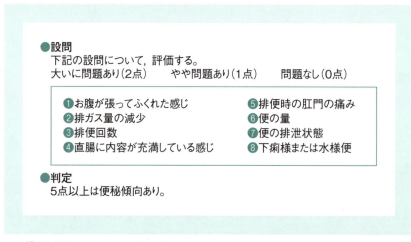

(「深井喜代子ほか：日本語版便秘評価尺度の検討．看護研究 28(3): 201-208, 1995」より改変)

下（薬剤性，神経性）などが影響して便秘が発生する。また，精神的ストレスや過労などの身体的ストレスによる脳の緊張状態が腸のさまざまな機能に影響を与え，機能低下を起こすこともある。症状として，便の回数や量が減るだけで無症状の場合もあるが，お腹の痛みや張り（腹部膨満感）をともなうことによって，食欲低下に繋がることが多い。それらのこともふまえ，投与開始後も便の性状，排便回数などをモニタリングすると同時に，便中の*Clostridium difficlie*をチェックする必要がある[7]。

日本語版便秘評価尺度表（表2）を用いて便秘の状態を推測することは可能であるが，経腸栄養剤投与後においても，便の体積，頻度，粘度，粘液の有無，色および臭いなど，患者の便通の特徴を記録し評価することが重要である。

文献

1) Plank LD et al: Nocturnal nutritional supplementation improve total body protein status of patients with livr cirrhosis: a randomized 12-month trial. Hepatology 48(2): 557-566, 2008
2) 日本静脈栄養学会編：静脈経腸栄養ガイドライン 第3版．東京，照林社，p143, 2013
3) 奥恒之ほか：各種食物繊維素材のエネルギー推算値．日本食物繊維研究会誌 6(2): 81-86, 2002
4) Hata Y, Nakajima K: Studies on relationship between take of fructooligosaccharides and abdominal symptoms: estimation of the mximum non-effective dose and 50% laxative effects dose. Geriatric Med 23: 817-828, 1985
5) Rumessen JJ et al: Fructans of Jerusalem artichokes:Intestinal transport, absorption, fementation, and influence on blood glucose, insulin, and C peptide responses in healthy-subjects. Am J Clin Nutr 52(4): 675-681, 1990
6) Roberfroid M: Dietary fiber inulin and oligofructose:a review comparing their physiologic effects. Crit Rev Food Sci Nutr 33(2): 103-148, 1993
7) 日本静脈栄養学会編：静脈経腸栄養ガイドライン 第3版．東京，照林社，pp166-167, 2013
8) 深井喜代子ほか：日本語版便秘評価尺度の検討．看護研究 28(3): 201-208, 1995

4 経腸栄養時のトラブル対処

4）腹部膨満

吉田 祥子

はじめに

消化器に関するトラブルは，経腸栄養時にはよく見られるものであり，なかでも腹痛と下痢，腹部膨満，嘔気，嘔吐はとくに発生しやすい合併症である。臨床の場で経腸栄養を効果的かつ合理的に継続して行うためには，それらの合併症に対していかに対応するかが重要である。本項では消化器系合併症である腹部膨満への具体的対策について述べる。

1. 経腸栄養剤投与時の腹部膨満の原因と対策

❶栄養剤の投与速度が速すぎる（空腸内投与の場合）

栄養剤が小腸管内に急速に投与されると腸蠕動が亢進し，腹痛や下痢，腹部膨満が発生しやすくなる。栄養剤の投与速度と腹部症状の出現とは大きく関係しており，投与速度が100 mL/時間を超えると腹部膨満を起こしやすいと言われている。

対策
- 投与速度を調整する

経腸栄養開始時は注入速度を20～30 mL/時間で開始し，徐々に注入速度を上げ，1週間前後で80～100/mL程度（維持量）に達するようにする。腹部症状が発生したら，注入速度を50 mL/時間まで落として症状を観察する。症状の改善が見られないときには，いったん注入を中止する。

❷栄養剤の浸透圧が高い（空腸内投与の場合）

経腸栄養剤の浸透圧は300〜760mOsm/Lであり，血液の浸透圧（300mOsm/L）に比べると高いので，経腸栄養剤を投与すると腸粘膜では水分拡散が増加して水分量が増え，腹痛や下痢，腹部膨満などの腹部症状を引き起こすことがある。

対策
- 栄養剤の投与速度を遅くする（前項の「対策 ①投与速度を調整する」（p.198）を参照）。
- 浸透圧の低い栄養剤を使用する（成分栄養剤や消化態栄養剤は，半消化態栄養剤よりも浸透圧が高い）。とくに成分栄養剤であるエレンタール®の浸透圧は，760mOsm/Lとほかの栄養剤に比べて高いので，腹部症状がみられる場合は白湯などで希釈して投与する。

❸細菌感染した栄養剤の投与

経腸栄養剤はエネルギー源として高濃度の糖質，アミノ酸および脂肪を含んでいるため，その溶液は細菌の繁殖培地になりやすい。また，粉末タイプの栄養剤では，溶解調整時や注入容器への移し変えや，チューブの接続操作時の接触汚染にも注意が必要である。汚染された経腸栄養剤を使用すると，発熱，嘔吐，下痢などの症状を呈し，敗血症などの重篤な経過をたどることもある。

対策
- 調整の必要がない液状タイプの栄養剤を使用する。
- 注入容器に移し変えの必要がないバッグタイプの栄養剤（RTH製剤）を使用する。
- 粉末タイプの栄養剤の場合，使用時に調整する。また，調整に用いる器具を清潔に保つ。
- 栄養剤はできるだけ早く使い切り，やむを得ず保存する場合は冷蔵庫に保存し，24時間以内に使い切る（使用時は室温程度とする）。
- 注入容器や投与ラインを清潔に保つ。注入容器や投与ラインは単回使用，または中性洗剤で洗浄し，0.01％次亜塩素酸ナトリウムによる消毒を行う。
- 投与終了後，経腸栄養用カテーテルのフラッシングを行う。

❹栄養剤の組成が患者の体質に合っていない

乳糖不耐症や脂肪吸収障害のある患者には，その体質に合った組成の栄養剤を選択する

対策
- 乳糖不耐症の患者には，乳糖が含有されていない栄養剤を使用する。
- 脂肪吸収障害のある患者には，脂肪含有量が少ない栄養剤を使用する。
- 栄養剤を切り替える際は段階的に切り替える。

❺胃排出遅延

　胃は食物や体液を貯留する働き(貯留能)および内容物を消化した後，十二指腸へ排出する働き(排出能)を持っている。その排出能や貯留能を超えた栄養剤が胃内に入ると，胃が拡張して腹部膨満感が出現する。

対策
- 栄養剤の投与速度を遅くする。
- 胃内残留物を確認する。
　経腸栄養開始時に，カテーテルから吸引して胃の内容物の量を確認することも重要である。胃内残留物が2回連続して200mLを超える場合には，経腸栄養を中止する。胃内残留物が50mL未満であれば経腸栄養を開始する。
- 経管カテーテル先端を小腸へ移動する。
　カテーテル先端が胃内に留置されている場合は，カテーテル先端を幽門後へ移行させる。さらに可能であれば，空腸に移動させることで，胃排出能や貯留能が低下していてもその影響を回避することができる。

❻便秘

　便秘による症状には，ガスによるお腹の痛みや腹部膨満がある。ガスは口から入った空気や，腸内での食べ物の発酵，腸内細菌の作用過程などで生じるもので，便秘によって体外に排出されなくなると，お腹にたまって痛みや膨満感を引き起こし食欲がなくなる。ガスの貯留による腹部膨満感は，半座位の姿勢をとった時はとくに横隔膜を圧迫するため，呼吸困難感として現れる場合もある。

対策
　「4-3 便秘」の頁参照。便秘マッサージ(図1)が有効である。

2. 腹部膨満予防のための注入手順

　まず，栄養剤を注入する前に注入することを伝え，お腹は減っているか，調子はどうか，などを聞きながら，注入を始めてよいかどうか，本人の意思を確認するようにする。

❶呼吸状態は落ち着いているか

- ゼロゼロ，ゼコゼコという喘鳴が強いままで注入を開始すると，注入の途中で咳込んでしまうため，治まってから注入を始める。
- 上気道の狭窄による喘鳴や陥没呼吸が強いままで注入すると，注入したものが胃から食

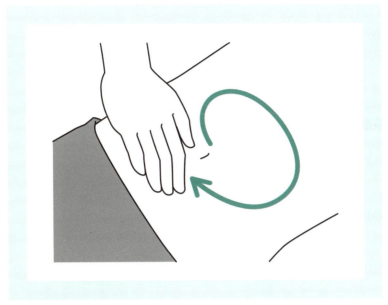

図1● 便秘マッサージ
右の下腹部からおへその周りに「の」の字を描くようにマッサージをする。便秘の場合，S状結腸の
あたりが硬くなっている場合が多いので，少しもみほぐすように軽く刺激を与える。

道に逆流しやすくなるので，姿勢を調節してリラックスさせておく。

❷腹部は張っていないか
- お腹が張っているときは，気泡音を確認する前に前吸引を行う。
- 手掌を擦り合わせるなどして温かくした手で軽くさわってみて，硬い感じで張っている場合はとくに慎重な対処を要する。

❸胃の内容物（残留物）を量る
　栄養剤を注入する前に，前回注入した栄養剤がどの程度胃の中に残っているか確認する。
- 栄養チューブや胃瘻にシリンジを接続し，ピストンをゆっくり引いて，胃の中の残留物を吸引する。
- シリンジについている目盛りで残留物の量を確認する。胃に残留物がみとめられない場合は，栄養剤の投与は可能である。
- 残留物が100mL以上の場合，あるいは残留物がないのに異常な腹部膨満感や嘔気などの異常がある場合は，30〜60分後にもう一度量る。再度量ったときに残留物が依然とし

て多い場合，あるいは残留物がないのに腹部膨満感や嘔気が続く場合は，担当医師に連絡する。
- 残留物を栄養チューブ内に戻す。
- シリンジを用い，20～30mLの水で勢いよく栄養チューブを洗い流す（フラッシング）。

❹呼吸や腹部の状態を確認し姿勢を整える
- 上体を高くして胃から食道への逆流を防ぐ（側臥位など）。
- 緊張の亢進を抑制し，呼吸を楽にする（腹臥位など）。

❺栄養剤の注入速度に注意する
とくに滴下速度が速すぎて，短時間に多量に入ってしまうと嘔吐や下痢を引き起こす可能性があり危険である。

3. 胃瘻の場合の腹部膨満の対策

胃の中が栄養剤やガスでいっぱいになって胃が張ると，その圧で瘻孔の栄養チューブの周囲から栄養剤や消化液が押し出され，漏れることがあるので以下のように対処する。
- ボタン型：減圧チューブを使用してガス抜きをする。
- チューブ型：胃瘻や栄養チューブのふた（蓋）をしばらく開放してガス抜きをする。
- 瘻孔から栄養剤が漏れた場合：腹部に圧がかからないように速度を遅くする。胃瘻からの場合は200mL/時間以下の速度で注入する。腸瘻の場合は100mL/時間以下の速度で注入し，持続注入の場合は経腸用ポンプを使用することが望ましい。

文 献
1) 田原浩：腹部膨満．経腸栄養剤の種類と選択 改訂版．井上善文，足立香代子編．大阪，フジメディカル出版，2009, pp117-122
2) 宮澤靖：経腸栄養．静脈経腸栄養 22(4): 455-463, 2007
3) 福島亮治，丸山道生監修：経腸栄養のリスクマネジメント．大塚製薬工場，2011, pp7-10
4) 小川滋彦監修：在宅経管栄養を行われる方へ．アボットジャパン，2006, pp10-23

4 経腸栄養時のトラブル対処

5) 誤嚥

稲月 摂　小野 高裕

1. 誤嚥の定義

　誤嚥(aspiration)とは,口から咽頭食道を通って胃に運ばれるべき食物(食塊)が,誤って気管に入ることをいう。通常は気管内に異物が入ると,人体の防御反応が働き,異物を外へ出そうとして咳などの反射が起きるが,加齢や脳卒中(脳出血,脳梗塞,一過性脳虚血,高血圧性脳症など)により意識障害や麻痺,機能低下などがある方の場合は,嚥下反射,咽頭反射,咳嗽反射などが鈍くなり,誤嚥しやすくなる。また,誤嚥は飲食物だけではなく,唾液などでも起こる。ムセなどの他覚的所見を欠く不顕性誤嚥(silent aspiration)もあり,経腸栄養剤使用中の患者で経口摂取をしていなくても誤嚥のリスクはある。むしろ禁食患者は口腔の廃用性機能低下を起こしていることが多く,誤嚥のリスクはより高くなっている。また,胃食道逆流・胃内容物の排出遅延,または栄養剤の注入速度が速すぎる場合は嘔吐の原因になる。嘔吐により逆流した胃内容物を誤嚥することで,細菌性肺炎・化学性肺炎の病態を示すMendelson syndromeという重篤な合併症を引き起こす可能性が高くなる[1]。

　本項では,経腸栄養施行中の患者が起こしやすいおもな誤嚥の原因と対策について述べる。

2. 誤嚥の原因と対策

❶逆流の問題

下部食道括約筋の弛緩

　加齢や薬剤の影響による下部食道括約筋(lower esophageal sphincter: LES)の機能低下が逆流を助長する。また健常人では、胃と食道の接合部の角度(His角)が鋭角で、それが弁の働きをして逆流を防いでいるが、経鼻カテーテルによる経腸栄養法を用いている患者は、カテーテル挿入によりHis角が開大して鈍角となるため弁としての働きが弱くなり、胃食道逆流へと繋がる(図1)。また、空腸内にカテーテルを留置している場合を除き、カテーテルを通して栄養剤が食道、咽頭に逆流することがあるため、誤嚥性肺炎のリスクが高くなる[2]。

胃・食道運動の低下

　自律神経障害による食道の蠕動運動低下や胃食道粘膜の慢性炎症があると、胃の働きが弱まり、蠕動運動が低下しやすい。

胃内圧(腹圧)の上昇

　便秘などで腹部膨満になると腹圧が上昇しやすく、胃を圧迫しやすい。また、下肢の伸展は腹部を緊張させる。

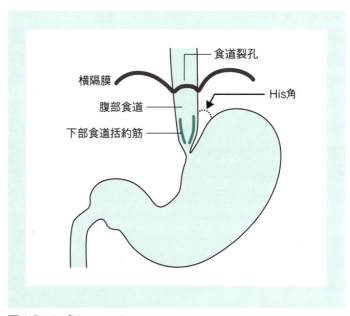

図1●His角について

対策
①安全な姿勢の確保(図2)[3)]

　逆流予防のため，注入後30分以上はファーラー位または座位を保持する．枕の位置にも注意し，頸部伸展位にならないようにする．頸部前屈位にすると，嚥下しやすい体位になる．また，腹部を圧迫しない体位を心がけ，腹部がリラックスできるように膝を曲げる．その際，クッションなどを使用し，体と寝具に隙間を作らないようにする．

②注入速度の調整

　注入速度を100 mL/時以下に設定する．

③1回注入量の調整

　下痢や吸収不良などの合併症がなければ，1 mLで1.5～2 kalの高濃度の経腸栄養剤を使用し，1回投与量を減らす．

④半固形化栄養剤の使用

　半固形化には以下の4つの方法がある．
- 半固形化されている栄養剤を投与する方法
- 経腸栄養剤を寒天・ペクチンなどのゲル化剤でゲル化，またはデンプンなどの増粘剤で高濃度化し，投与前に半固形化する方法
- 栄養剤注入前にペクチン溶液を胃内に投与し，その後，遊離カルシウムイオンを含む流動食を注入すると，胃内で栄養剤の粘度が上がり逆流しにくくなる方法(胃内投与のみ)．
- 胃内注入後，半固形化される製品を使用する方法(胃内投与のみ)．

⑤内服薬・カテーテルの留置位置の再検討

❷経鼻カテーテルの問題
①咽頭の違和感

　太いカテーテルが入っていることで，咽頭に強い違和感が生じ，嚥下運動を阻害する要因になる．

②喉頭閉鎖の阻害

　カテーテルが咽頭腔を左右に横切り，喉頭蓋に接触していると，喉頭蓋の反転を阻害して喉頭閉鎖が不完全になり，誤嚥の危険性を高くすることがある．

③咽頭衛生の低下

　カテーテルに分泌物が痂皮状に付着してバイオフィルムをつくり，咽頭の衛生状態が悪くなる．

対策
- **カテーテルの形状の調整**

　カテーテルの太さは8Frあれば栄養剤の注入に支障をきたさないので，できる限り細く

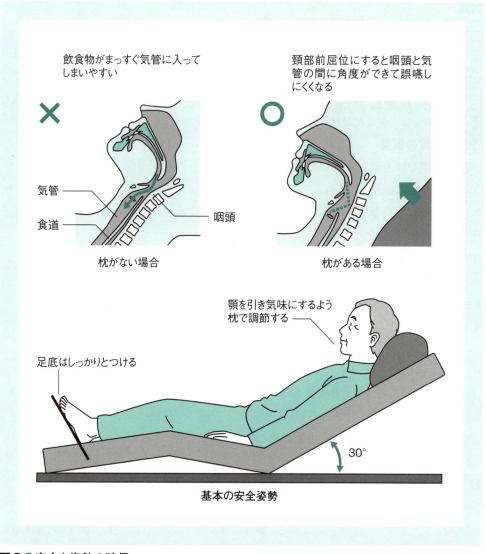

図2●安全な姿勢の確保

(文献3より引用,一部改変)

柔らかい素材のカテーテルを使用する。

●カテーテル挿入位置

　カテーテルを挿入する際に,挿入する鼻孔と反対側に頸部を回旋し,カテーテルを挿入していく。頸部を回旋することで,鼻腔挿入側の咽頭と梨状陥凹が広がりカテーテルを挿入しやすくなる(図3)[4]。

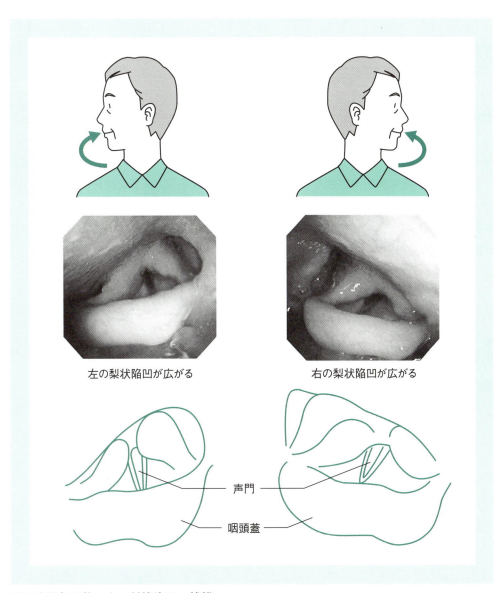

図3●頸部回旋による梨状陥凹の状態
(「鎌倉やよい編：嚥下障害ナーシング フィジカルアセスメントから嚥下訓練へ．東京，医学書院，2000, pp120-121」
より引用，一部改変)

●口腔ケア

　口腔ケアによる口腔と咽頭の清浄化および摂食・嚥下リハビリテーションは，誤嚥性肺炎の予防や安全な摂食を促すうえで非常に重要である．たとえば，CDCガイドラインでは，院内肺炎予防対策の一つに「口腔ケア」が明記されている．また，日本でも2011年に

日本呼吸器学会が出した『医療・介護関連肺炎ガイドライン』に「NHCAPにおける誤嚥性肺炎の治療方針」として「口腔ケアを行う」「摂食・嚥下リハビリテーションを行う」とされている。口腔ケアの詳細については次項で述べる。

❸嚥下機能の問題

経口摂取をしていないと，口腔機能の廃用が進み嚥下機能も低下しやすい。また，口腔内の自浄作用も低下するため口腔および咽頭腔内が汚染され，呼吸器感染症を引き起こしやすくなる。嚥下障害をアセスメントすることは重要であり，特殊な機材がなくてもベッドサイドで行える簡便な嚥下障害のスクリーニングテストとして，以下の三つがある。
- 反復唾液嚥下テスト
- 改訂水飲みテスト
- フードテスト

3. 口腔ケア

❶口腔ケアとは

日々「口腔ケア」という名で実施されている口腔内への処置は，歯科医師・歯科衛生士をはじめ，看護師・介護士など多くの職種，および患者家族が関わっており，そこにはさまざまな要素が含まれている。また，口腔ケアに含まれる業務内容を「狭義」と「広義」に分類する場合がある。「狭義」の口腔ケアは口腔衛生管理に主眼をおいた口腔保健指導，口腔清掃，義歯清掃を中心とするケアであり，「広義」の口腔ケアは狭義の口腔ケアに加え，口腔機能（摂食，咀嚼，嚥下，構音，唾液分泌など）の維持・回復に主眼をおいた包括的ケアであるとされ，口腔を介してQOLの向上を図るための取り組みであるといえる[5,6]。

❷咽頭の衛生

口腔衛生の重要性と同じように，咽頭の衛生状態が悪いと，細菌が繁殖して誤嚥性肺炎の危険性が高くなり，その慢性刺激により知覚の低下が起こりやすくなる。咽頭に貯留物をみとめたときには，「うがいをする」「喀出させる」「嚥下させる」「吸引」などにより取り除くようにする。また鼻漏に対しては，鼻をかむことも必要である[7]。咽頭部は舌咽・迷走神経支配領域のため刺激を与えると絞扼反射（gag reflex）が強い人もいるため，直接ケアをすることが難しいが，口腔ケアを実施することで咽頭の細菌数を減少させることもできる[8]。

❸口腔ケアの問題点

　歯科疾患実態調査によると，1人平均歯数は調査ごとに伸びてきており，80代で20本以上有する人の割合は昭和62年度では7％であったが，平成17年度では24.1％，平成23年度には38.3％と飛躍的に増加している。以前は高齢者の口腔ケアといえば，総義歯で粘膜ケアと義歯の手入れを行っていればよかったが，現在は口腔という一つの器官で「歯」という硬組織と「粘膜」という軟組織の2つをケアすることへと変化しており，そのことが口腔ケアを難しく，なおいっそう複雑にしている。

4. 口腔清掃の基本

❶機械的清掃の効果

　歯や義歯に付着する細菌は，多糖体に覆われた「バイオフィルム」と呼ばれる状態で存在する。バイオフィルムは粘り気があるため綿花で擦ったくらいでは容易にとれず，また化学薬品はフィルムに遮られ内部の細菌に働かない。そのため機械的清掃（ブラッシング）が基本であり，最も効果的である。

❷口腔清掃の一般的な道具と方法（図4）

歯ブラシの選択

　歯ブラシ（図4❶）の大きさは上の前歯2本分くらいの幅のものが適切であり，大きすぎると奥歯が磨きにくくなる。また，毛の材質としては，感染予防の観点から，乾燥しにくい動物毛よりナイロン毛の方がよい。摂食・嚥下障害患者に歯ブラシを使用する際には，誤嚥予防のため吸引付きのもの（図4❷）を使用する方が望ましい。

補助清掃用具

　歯並びが悪いところや1本しか歯がないところには，ワンタフトブラシ（図4❸）が使いやすい。歯と歯の間などは歯ブラシが届きにくいところがあるので，歯間ブラシ（図4❹）やデンタルフロス（図4❺）を使用する方が清掃効率がよい。

　舌苔がある場合は，舌の感覚鈍麻や味覚低下につながることがあるので，舌ブラシ（図4❻）を使用すると効果的である。舌ブラシの代わりにやわらかい歯ブラシを使ってもよいが，ブラシがかたすぎると舌乳頭を傷つける危険性があるので注意する。

　粘膜ケア（頬粘膜・口蓋・舌）にはスポンジブラシ（図4❼，図4❽）などが効果的である。

歯磨き剤

　含嗽が可能な患者の場合，機械的清掃の補助やう蝕予防のために，フッ素入り歯磨き剤を使用することが効果的である。デンタルリンスにはエタノールを含有している製品が多

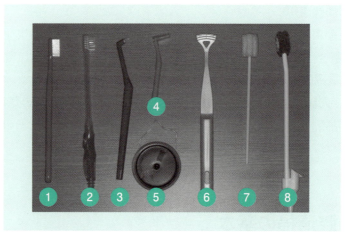

図4●口腔清掃道具
❶歯ブラシ　❷吸引付歯ブラシ　❸ワンタフトブラシ　❹歯間ブラシ
❺フロス　❻舌ブラシ　❼スポンジブラシ　❽吸引付スポンジブラシ

く，エタノール自体の刺激や口腔乾燥を助長しやすい点に注意が必要である。

含嗽法

　うがいの種類には「クチュクチュうがい」「ブクブクうがい」「ガラガラうがい」などがあるが，いずれも口輪筋，頬筋など口腔周囲筋の収縮と舌と軟口蓋による封鎖の随意的なコントロールが必要である。

　口腔中に残った食物残渣を物理的に除去する最も効果的な手段なので，できる限り含嗽は取り入れていく。ただし，早期咽頭流入など「口腔期」「咽頭期」に障害がある患者には注意が必要である。

❸入れ歯（義歯）の取り扱い

　義歯を不潔なまま装着し続けると，残存歯が歯周病やう蝕になったり，義歯に付着している細菌によって義歯性口内炎を起こしたり，口腔細菌の温床となって誤嚥性肺炎の一因になる可能性があるため，ブラシによる機械的清掃と，洗浄剤による化学的清掃の両方を行う必要がある。また，粘膜の安静のため，一定時間は義歯をはずすことが一般的であり，就寝時ははずしていることが多いが，残存歯による咬傷を作りやすい患者や下顎位の安定が必要な嚥下障害患者は，就寝時も装着しておく方がよい場合もある。

文　献

1) 谷口正哲：経腸栄養の各種投与法．日本静脈栄養学会 静脈経腸栄養ハンドブック．日本静脈経腸栄養学会編．東京，南江堂，2011，p229
2) 三鬼達人：経腸栄養実施時のケア．摂食・嚥下障害ベストナーシング．鎌倉やよい，向井美惠編．東京，学研秀潤社，2010，pp169-171
3) 藤島一郎：脳卒中の摂食・嚥下障害 第2版．東京，医歯薬出版，1998，p90
4) 鎌倉やよい編：嚥下障害ナーシング フィジカルアセスメントから嚥下訓練へ．東京，医学書院，2000，pp120-121
5) 寺岡加代：入院患者に対するオーラルマネジメント．財団法人8020推進財団，2008，pp6-7
6) 米山武義：POHC-Professional Oral Health Care．プロフェッショナル・オーラル・ヘルス・ケア．デンタルハイジーン別冊．東京，医歯薬出版，2002，pp12-13
7) 溝尻源太郎：咽頭衛生，気管切開例に対して，嚥下障害の臨床 リハビリテーションの考え方と実際．日本嚥下障害臨床研究会監．東京，医歯薬出版，2006，pp195-199
8) Yoneyama T et al: Oral care and pneumonia. Lancet 354 (9177): 515, 1999
9) 藤森まり子：経管栄養法の種類と役立つ知識・技術．藤島一郎，藤谷順子編．東京，メヂカルフレンド社，2006，pp369-382
10) 溝尻源太郎：経鼻栄養カテーテル留置の弊害．医師・歯科医師のための摂食・嚥下障害ハンドブック第2版．本多知之・溝尻源太郎編．東京，医歯薬出版，2002，pp200-201
11) 谷口正哲：経腸栄養の各種投与法．日本静脈栄養学会静脈経腸栄養ハンドブック．日本静脈経腸栄養学会編．東京，南江堂，2011，pp228-235
12) 大熊るり：栄養管理－代替栄養法．よくわかる嚥下障害 改訂第2版．藤島一郎編．大阪，永井書店，2005，pp245-255

4 経腸栄養時のトラブル対処

6) 過栄養・体重増加

寺本 房子

　栄養障害を有する患者へのエネルギー及び栄養素の過剰投与は，糖代謝異常や脂質代謝異常を引き起こすことがある。また，急速な必要栄養量の補給は禁忌で，かえって低リン血症や低カリウム血症，低血糖を招き生命を脅かすことにもなりうる。
　適正なエネルギーや栄養素投与量を推定し，その時の病態にあわせた栄養補給法を検討し，定期的なモニタリングにより再調整を行うことがポイントである。

1. 1日に必要なエネルギーおよび栄養素投与量の推定

❶エネルギー必要量

　健常成人の場合，エネルギー必要量は，そのときの体重を保つ（増加も減少もしない）ために適切なエネルギー量と定義されている。一般に，肥満患者であればエネルギー出納が負に保たれるように設定し，低栄養であれば正になるように設定する。また，発熱などにより代謝亢進が予測される場合は，これらにより消費されるエネルギー量を加える。逆に長期臥床している場合では，基礎代謝の低下がみられる。基礎代謝量と生活活動に必要な量，発熱などによる代謝亢進などを考慮して，必要エネルギー量を決定する。

①基礎代謝量の推定

　基礎代謝量とは，覚醒状態で必要な最小限のエネルギー量で，早朝の空腹時に快適な

室内(室温)において，心身ともに安静な状態で覚醒時に測定される時の消費量である[1]。呼吸，循環，神経，肝臓，腎臓などの活動や体温の維持などで消費される，生命維持に必要な最小限のエネルギー消費量である。

間接熱量測定法や推定式，基礎代謝基準値を参考に推定する場合が多いが，いずれの方法も必要エネルギー量を推定するための便宜的なものであり，実施後はモニタリングにより必要量の再評価・調整を行う。

● 間接熱量測定法

測定時点での個別のエネルギー代謝状態を把握できる。測定機器が高額であること，測定条件の設定や技術が必要などの問題点がある。この時算出されるRQ(呼吸商)は，エネルギー基質となる栄養素量の推定が可能で投与エネルギー量の過不足の推定もできる。健常成人の基礎代謝測定時のRQは0.85で，0.8を下回った場合は，エネルギー不足が予測される。

● 推定式を用いる場合(表1)

基礎代謝量は年齢・性別・体格などにより異なるが，種々の推定方法が報告されている。Harris-Benedictの式は，1920年代に欧米人のデータを基に作られていて，日本人に適合できるかどうかなどの問題点が指摘されている。日本人の集団を対象として測定された研究に基づいて開発された国立健康・栄養研究所の式もある[1]。

● 基礎代謝基準値

『日本人の食事摂取基準 2015年版』[1]のエネルギー量推定に採用されている基礎代謝基準値がある。参照体重(平均的な体格)での推定値であり，肥満者では過大，やせでは過小評価することになるので注意する。男女別・年齢別の参照体重における基礎代謝量

表1 ● 基礎代謝量(kcal/日)のおもな推定式

名称	推定式	備考
国立健康・栄養研究所の式	男性：(0.0481×体重kg+0.0234×身長cm−0.0138×年齢−0.4235)×1,000/4.186 女性：(0.0481×体重kg+0.0234×身長cm−0.0138×年齢−0.9708)×1,000/4.186	BMI 25〜30kg/m²の肥満者でも，この推定式で推定可能
Harris-Benedictの式	男性：66.47+(13.75×体重kg)+(5.0×身長cm)−(6.76×年齢) 女性：655.1+(9.56×体重kg)+(1.85×身長cm)−(4.68×年齢)	対象18歳以上

(文献1より作成)

注：しばしば標準体重(参照体重)を基準に算出される場合があるが，標準体重からかけ離れた患者の場合は必ずしも適当ではなく，そのときの体重も検討する。

表2 ● 参照体重における基礎代謝量

年齢 (歳)	男性			女性		
	基礎代謝基準値 (kcal/kg体重/日)	参照体重 (kg)	基礎代謝量 (kcal/日)	基礎代謝基準値 (kcal/kg体重/日)	参照体重 (kg)	基礎代謝量 (kcal/日)
1〜2	61.0	11.5	700	59.7	11.0	660
3〜5	54.8	16.5	900	52.2	16.1	840
6〜7	44.3	22.2	980	41.9	21.9	920
8〜9	40.8	28.0	1,140	38.3	27.4	1,050
10〜11	37.4	35.6	1,330	34.8	36.3	1,260
12〜14	31.0	49.0	1,520	29.6	47.5	1,410
15〜17	27.0	59.7	1,610	25.3	51.9	1,310
18〜29	24.0	63.2	1,520	22.1	50.0	1,110
30〜49	22.3	68.5	1,530	21.7	53.1	1,150
50〜60	21.5	65.3	1,400	20.7	53.0	1,100
70以上	21.5	60.0	1,290	20.7	49.5	1,020

(文献1より引用)

を表2にまとめた。

②身体活動レベル

　入院中の身体活動レベルを，身体活動の種類と時間から推定する(表3)。

③エネルギー必要量の推定

●実測した基礎代謝量による場合

　エネルギー必要量＝基礎代謝実測値×身体活動レベル

　※実測した場合は，炎症状態などによるエネルギー代謝の亢進は測定値に含まれるため，ストレス係数は考慮に入れない。

●基礎代謝量の推定式あるいは基礎代謝基準値を用いる場合

　エネルギー必要量＝基礎代謝量推定値×ストレス係数×身体活動レベル

　また，簡便な算出方法として，成人の基礎代謝基準値を参考に，身体活動レベルや炎症などによるストレスによる代謝亢進を，基礎代謝基準値の約1.5倍と考え30kcal/kgを用いる方法もある。なお，ストレス係数については表4にまとめた。

●肥満者のエネルギー量

　BMI 40以上の肥満者では，予測式を用いて基礎代謝量を算出する場合，現体重では実際より過剰となり，標準体重を用いると過少評価となることが多い。実測が望ましいが，できない時は補正体重や現体重と理想体重の平均値などを用いて算出する[3]などの方法があるが，その後の経過をモニタリングすることが重要である。また，むやみな体重減少は，

表3 ● 入院患者の身体活動レベルの推定（例）

安静度	活動の分類	身体活動の強度（Af**）	時間	推定身体活動レベル
院内自由	睡眠	1.0	10	1.3
院内自由	座位または立位の静的な活動*	1.3	12	1.3
院内自由	ゆっくりとした歩行など	2.5	2	1.3
病室・病棟内自由	睡眠	0.9	12	1.2
病室・病棟内自由	座位または立位の静的な活動	1.3	11	1.2
病室・病棟内自由	ゆっくりとした歩行など	2.5	1	1.2
絶対安静	睡眠	0.9	15	1.1
絶対安静	座位または立位の静的な活動*	1.3	9	1.1
絶対安静	ゆっくりとした歩行など	2.5	0	1.1

*：座位または立位の静的な活動については，健常者よりやや低い1.3とした。
**：activity factor（基礎代謝の倍数として表した各身体活動の強度の指標）

表4 ● ストレス係数（参考）

		ストレス係数
手術	小手術	1.1
手術	大手術	1.2
外傷	筋肉	1.35
外傷	頭部	1.6
外傷	骨折	1.3
感染	軽症	1.2
感染	中等症	1.4
感染	重症	1.8
熱傷（体表面積）	0〜20%	1.0〜1.5
熱傷（体表面積）	20〜40%	1.5〜1.85
熱傷（体表面積）	40%〜	1.85〜2.05

（文献2より引用）

体脂肪だけでなく除脂肪体重の減少を起こすので，注意が必要である。骨格筋量や体脂肪量をモニタリングする。

補正体重＝（BW－IBW）×0.25＋IBW

※BW: 現体重　　IBW: 理想体重

❷タンパク質必要量の推定

　タンパク質は生体の基本的成分であり，必要量を満たさない状態が継続すると，体タンパク質の消耗が続き栄養不良に陥る。『日本人の食事摂取基準(2015年版)』[1]では，健常成人で0.9g/kg体重/日，75歳以上の高齢者では1.06g/kg体重/日を推奨量としている。タンパク栄養状態が減少している場合は，栄養状態の回復を図るため必要量が増加する。さらに摂取エネルギー量が減少している場合は，タンパク質の利用率が低下して必要量がさらに増加することも考慮して，1.1～1.5g/kg/日を確保する必要があることが多い。なお，腎疾患や肝硬変でタンパク質制限が必要な病態では，それぞれのガイドラインに従う。

参考：エネルギーのタンパク質節約作用

　タンパク質利用効率は，タンパク質の総摂取量により変化するが，窒素以外の栄養素の摂取量によりタンパク質代謝は影響を受ける。エネルギー不足はタンパク質の利用効率を低下させ，十分なエネルギー摂取により窒素出納は改善する。これは，インスリンの増加によるタンパク質合成の促進，分解の抑制が関与していると考えられている。通常，十分なエネルギー摂取時の良質タンパク質の維持必要量は，0.65g/kg/日とされている。

❸脂質

　『日本人の食事摂取基準(2015年版)』[1]では，総脂質量はエネルギー比率で示され，20～30％を推奨している。さらに，代表的脂肪酸については，エネルギーに対する比率や摂取量が目標量として示されている。18歳以上では，飽和脂肪酸はエネルギー比率7.0％以下，リノール酸に代表されるn-6系脂肪酸は7～10g/日，α-リノレン酸やEPA，DHAなどのn-3系脂肪酸は1.6～2.4g/日としている(年齢，性別で異なる)。一般に経腸栄養剤(製品)の脂質の含量は，これらの条件を満たすよう配慮されている[4]。ただし，糖尿病用として，脂質エネルギー比を40％にした製品(グルセルナ®)もある。

　急性膵炎，胆管閉塞・胆のう炎などで脂質の消化に問題がある場合は，経口・経腸栄養での投与には注意する。

❹炭水化物

　炭水化物は，脳，神経組織，腎尿細管など通常はブドウ糖しかエネルギー源として利用できない組織にブドウ糖を供給する。これらの組織で利用されるブドウ糖の量は，1日少なくとも100gと推測されている。糖質が不足し脂質がエネルギー源として使用されるとケトーシスを生じやすくなり，また，アミノ酸からブドウ糖への合成(糖新生)が促進され，体タンパク質の分解が生じる。したがって，最低必要とされる糖質は補充しなければならない。炭水化物の必要量は1日の必要エネルギー量から，タンパク質，脂質のエネルギー量を差し引いた残りとし，エネルギー比率で50～65％となる[1]。

❺その他の栄養素量

『日本人の食事摂取基準(2015年版)』[1)]では，健常者を対象としてビタミン，ミネラルの推奨量や上限量が定められている。医療の場では，傷病(手術や外傷における侵襲時など)による必要量の増大などが予測されるが，エビデンスが乏しいため，あくまでも健常者を対象とした基準量であるがこれを参考にする。極端な低栄養や吸収障害，疾患による消耗などは加味されていないので，臨床経過をモニタリングしつつ適正量を調整する。過去の栄養補給の状況，病状などにより，必要量に(個人)差があることを念頭に置く。

❻水分量

水分必要量は消費エネルギー量や体表面積，体重などから検討される。健常者では1kcalあたり1mL，体表面積($1m^2$)あたり1,500mL，あるいは体重1kgあたり30〜40mL/日が目安とされている。腎機能低下や心不全，浮腫や脱水がなければ目安と考えてよい。しかし，発熱，室温が高い，下痢，瘻孔，ドレナージなどによる水分喪失が考えられる状況下では，脱水を防ぐため，水分バランスをモニタリングして，水分投与量を調整する。

2. 過栄養の原因と対策　投与期間中のモニタリング

❶経腸栄養剤投与開始時の注意点

長期絶食期間がある場合は，栄養剤の投与量はゆっくり開始する。目標量の1/3程度の量から開始し，徐々に摂取量を増やし目標量に調節する。電解質や血糖値のモニタリングを行う。

①refeeding syndrome

refeeding syndromeは，高度の栄養障害者へ急激あるいは急速に栄養素を投与することで引き起こされる合併症で，血清リン・カリウム・マグネシウム濃度の低下や低血糖がみられる。血中リン酸濃度が1.0mg/dL以下になると，心不全や呼吸不全，中枢神経障害などの症状が現れる場合があるので注意する。

経腸栄養開始時は電解質異常の有無を確認し，異常がある場合は正常値にコントロールする。電解質のモニタリングは電解質異常の管理や目標とする投与速度へ安全に移行するうえで重要である。

②高血糖

投与エネルギー量が多い場合や，糖質含量の多い栄養剤を急激に投与した場合に生じる。IGTや糖尿病患者だけでなく，絶食期間が長期になる患者では，耐糖能が低下している場合があるので注意が必要である。投与速度を下げて，糖質の投与を少量から始め

る。血糖値をモニタリングしつつゆっくりと増量する。経腸栄養剤の変更や投与速度の変更で改善しない場合は，糖尿病の治療に準じた対応が必要となる。

③高血糖高浸透圧症候群

　著明な高血糖，浸透圧利尿に基づく高度の脱水，高血糖と脱水による高浸透圧血症，意識障害などを呈する。2型糖尿病患者で発症しやすい。経腸栄養法では，高血糖の状態で経腸栄養製品の投与を継続した場合に起こりやすい。発症した場合は，まず経腸栄養剤を中止して，補液とインスリンの静脈投与を行うが，急速に行うと脳浮腫の危険性があるので徐々に行う。血糖コントロールを行った後，少しずつ経腸栄養剤を開始する。

❷臨床経過のモニタリング

　胃瘻造設患者を含め継続的に経腸栄養管理を行う場合は，補給エネルギーおよび栄養素量が適正であるか否かの管理が重要となる。定期的にモニタリングを行うことで，投与エネルギー及び栄養素量の過不足を評価する。

①体重増加

　投与エネルギー量が継続して過剰になると，徐々に体重増加がみられ，さらに，AST/ALTが上昇し脂肪肝を呈する場合もある。目標エネルギーおよび栄養素量を算出した後は，体重をモニタリング(1～2週間に1回)し，栄養素量の過不足に注意し投与エネルギー量を確認することが重要になる。とくに，ベッド上生活が長い者のエネルギー必要量は，健常者の約0.9であることが報告されていて[5]，過剰栄養となりやすい。在宅の場合は，注入栄養素量や病状の変化だけでなく，食欲(食事の摂取状況の変化)，家庭環境，身体活動レベルの変化についてもモニタリングして再評価する。なお，体重測定にあたっては，午前中あるいは早朝の栄養剤注入前など，条件を一定にして測定する。

　一方，1～2日に1kg以上の急激な体重の変化は，体液量の変化を表している場合が多い。この時は，体内への水分の貯留や脱水に注意する。

②浮腫

　膠質浸透圧の低下やナトリウムや水分の貯留，血管壁の透過性の亢進などの原因が単一，または複数重なって生じる。膠質浸透圧の低下はおもに低アルブミン血症による。低アルブミン血症，ナトリウムや水分貯留を惹起する食塩や水分の過剰摂取，抗利尿ホルモンの影響などの評価が必要となる。また低アルブミン血症が認められない場合の浮腫は，うっ血性心不全や甲状腺機能低下症などで見られる。

③タンパク質の過剰

　低栄養患者では，タンパク質摂取量を多めに設定しがちであるが，摂取エネルギー量が少ない場合に，一定以上に増すとエネルギー基質となり，血中の尿素窒素が増加する。高齢者では，腎臓機能が低下しているケースもあり注意が必要である。タンパク質投与量の

適否を判定する指標として，窒素出納法がある．投与量変更3〜4日以降に，24時間尿中の尿素窒素量を測定し評価する〔概算方法：〈投与タンパク質量÷6.25〉×0.9（消化吸収率）−〈24時間尿中尿素窒素量÷0.8〉〕．±1.0はほぼ平衡状態と判定し，異化の場合は負に，同化の場合は正（+2〜4）となる．窒素出納が負になった場合は，タンパク質不足以外にエネルギー量とのバランスについても検討する．エネルギー量とタンパク質量の比率を非タンパク質カロリー／窒素比（NPC/N）で表し，この比が100を上回っていることが，タンパク質の利用効率を低下させず，必要以上に血中尿素窒素（BUN）の上昇をきたさないとされていて，この量は，タンパク質エネルギー比20%に相当する．NPC/Nは，150〜200程度に調整する．

文　献

1) 日本人の食事摂取基準策定検討会：日本人の食事摂取基準(2015年版). 東京, 第一出版, 2014
2) 川西秀徳監：栄養ケア・マネジメント ポケットマニュアル. 東京, 医歯薬出版, 2006
3) 栗原美香ほか：高度肥満患者におけるエネルギー消費量の検討. 静脈経腸栄養 28(1): 350, 2013
4) 日本栄養士会編：経腸栄養製品(剤)便覧2011 合理的な選び方の指針. 東京, 文光堂, 2011
5) 栗原美香ほか：PEG症例の経腸栄養投与熱量設定における間接熱量測定の有用性について. 静脈経腸栄養 22(3): 329-335, 2007

4 経腸栄養時のトラブル対処

7) 水分・電解質異常

林 宏行

本項では，経腸栄養時のトラブルの一つである水分・電解質異常を生じさせないための，基本的事項をいくつかまとめてみた。

1. 経腸栄養剤の水分量

経腸栄養剤の表示は1kcal/mLとなっている。しかし，1kcal/mL濃度の経腸栄養剤の実際の水分含有量はおおむね85％である。エンシュア・リキッド®を例にとると250mL/250kcalを6缶/日投与していても，1缶中の水分量は213mLなので，投与する水分量は1,278mLとなる。1.5kcal/mLや2kcal/mLなどの高濃度製剤ではさらに水分量は少なく，60％程度といった製剤もある。患者に投与している経腸栄養剤は，どの程度水分を含んでいるのかを確認する必要がある。体の水分量は，年齢によって異なる。子どもはみずみずしく，水分の割合は高い。一方，高齢者は体組成に占める脂肪の割合が高く，水分の予備力がないため，投与水分量が不足すると容易に脱水症に陥る危険性がある。

2. 水分出納（水分平衡，インアウトバランス）

1日の水分出納は「水分投与量＋代謝水＝不感蒸泄＋尿量＋糞便中の水分量」の式が成り立つ。水分投与量は経腸栄養剤分に加えて「あと湯」や薬を投与する水分の合算である。代謝水は，糖質と脂質が体内で燃焼して生じる。成人で約300mL（約5mL/kg）程度であ

る。一方，水分が出ていく分（アウト分）の不感蒸泄は，皮膚からの蒸発と呼気に含まれる水分で，成人で約900mLとされる。糞便は通常約100mLの水分を含む。残りのアウト分は尿量である。このほか嘔吐や下痢，ドレーンからの排液があるなど，病態や状況によってアウト分が増える。体液中の電解質組成を表1に示した[1]。

3. 尿量（尿の役割）

尿には，摂取したタンパク質中の窒素を排泄する役割がある。タンパク質中の窒素のほとんどが尿から排泄されるためであるが，そのために必要な尿量についての考え方を以下に記す。

尿中に排泄されるべき溶質（タンパク質の最終産物）は，タンパク質を60g/日投与すると，約700 mOsm/日程度になる。この場合，排泄すべき窒素は約10g（窒素係数）となり，これを窒素の分子量14で割ると，0.71 Osm ≒ 700 mOsmと計算される。腎臓は尿を濃縮できるが，その限度は1,200 mOsm/Lであることから，摂取した窒素を排泄する尿量は最低でも500～600mL（700÷1,200/L）程度必要になる。そして，この位の尿量がないと，窒素が排泄できないため尿毒症になってしまう。1回の尿量は100～200mLなので，最低でも3回/日程度は必要である。腎の濃縮力とは，投与された水分が少なければバソプレシンが分泌されて尿量を減らし，濃い尿を排泄する仕組み（尿の濃縮能）のことで，反対に水分が多ければ，腎はバソプレシンの分泌を減らして薄い尿を排泄する。これは腎臓やバソプレシンの分泌を指令する脳下垂体が正常に機能している場合であり，これらの機能に障害があるとこのメカニズムは働かない。一般的に，腎機能は高齢になるほど低下し，尿を濃縮したり希釈したりする能力も低下する。したがって，高齢であることに配慮した水分投与が重要になる。

表1● おもな体液の電解質組成（mEq/L）

	量（L）	Na^+	K^+	Cl^-	HCO_3^-
唾液	1.5	30	20	31	15
胃液	2.5	50	10	110（H^+ 90）	0
胆汁	0.5	140	5	105	40
膵液	0.7	140	5	60	90
小腸液	1.5	120	5	110	35
大腸液	1～1.5	130	10	95	20
汗	0～3	50	5	50	0

4. 溢水と脱水

　溢水とは水分が過剰な状態をさす。心不全では，心臓ポンプが十分に機能していないため循環血漿量が減少し，末梢まで十分な血液が送り出せないことから起こる溢水の例がある。これでは体が参ってしまうので，循環血漿量が減少したことを腎臓が感知する。正確にはクロルイオンの低下を感知してレニン・アンジオテンシン・アルドステロンシステムが活性化し，クロルやナトリウムおよび水分を体から排泄しないようにする（再吸収する）。こうして循環血漿量の減少から身を守るシステムが働くわけだが，心臓にとってはありがた迷惑でもあり，増えた循環血漿量分をさらに拍出しようとして，さらに心不全が悪化する「負のスパイラル」が起こる可能性がある。

　腎機能障害や肝硬変も同様に溢水状態になりやすく，症状としては浮腫がみられる。これに加えて，肝硬変では腹水も増える。浮腫は組織が粗な「弁慶の泣き所」や「まぶた」に起こりやすい。溢水かどうかは日々の体重変化を測定すると良い。食べたものが身についても0.5kg/日程度で，それ以上，体重が増えていれば溢水（水過剰）を疑う。バソプレシン拮抗薬であるサムスカ®錠（トルバプタン）は，溢水に対する治療薬として用いられる。

　一方，脱水は水不足である。通常脱水時には，循環血漿量の減少を感知して血管の圧力が低下し，脳がこれを感知して飲水行動が起こる。経腸栄養剤で管理されている患者の多くは「水が欲しい」とは言わないことも多く，水不足がないかどうか，医療スタッフが注意して観察する必要がある。その際の観察のポイントは，前述した尿回数の減少や体重減少に加えて，「脇や口の乾き」「濃い色の尿の出現」「手足が冷たい」「脈が早い」「爪を押してピンク色に戻るのに時間がかかる」などである。糖尿病患者も脱水を起こすが，血糖値が170mg/dLくらいになると尿糖が生じ，これを希釈するために水分も排泄されるためである。糖尿病のコントロールが悪い患者も脱水を起こしやすい。糖尿病治療薬として尿糖を増やす薬（SGLT2阻害薬）が発売されているが，脱水を引き起こしやすく注意が必要である。

5. 有感蒸泄（感蒸泄）

　汗は有感蒸泄（感蒸泄）である。感染症やがん，リウマチの患者などは，炎症による熱を放散させるために汗をかく。また，低血糖患者が汗をかくのは，体内で血糖低下を感知してアドレナリンなどの交感神経系が活発になるためである。発汗しているうちは熱放散が起こって体温を低下させるように働いているが，体内の水が不足して汗もかかなくなると危険である。熱射病が怖いのも同様である。患者が汗をかいている場合はまずその原因

を調べるが，発熱があるときは，1℃の上昇について15%程度，水分投与量を上乗せする必要がある。

6. ナトリウム

ナトリウムは神経伝達や筋収縮などに関与する電解質である。一般に経腸栄養剤中の塩分は少なく，低ナトリウム血症に陥る患者が多い。低ナトリウム血症の症状は「なんとなく元気がない」「意識レベルが低い」などである。さらにこれが進行すると精神錯乱，頭痛，悪心，食思不振に続いて痙攣や昏睡になる[2]。

食塩はナトリウムイオンとクロルイオンから成り立っているが，ナトリウムがmg表示されている場合，その約2.5倍が食塩量となる。たとえば，食塩制限食といえば，塩分2g，塩分4g，塩分6gなどの食事が提供される。エンシュア・リキッド®1缶250mL/kcal中のナトリウム量は0.2gなので，1,500kcal投与する場合では，0.2g×6缶でナトリウムとして1.2g，食塩に換算するとこれを2.5倍するので約3gの食塩を投与したことになる。これはかなりの塩分制限食と同等である。この塩分量は食事摂取基準から考えると不足はないが，経腸栄養剤管理患者の場合は低ナトリウム血症になることが多い。この原因としては，加齢によって腎臓でのナトリウム再吸収機能が低下していること，持続的にナトリウムを排泄する機構が亢進している，利尿薬の投与によってナトリウム排泄が増加していることなどが考えられる[3]。溢水状態においても，ナトリウムに比べて水分が過剰になっていて，低ナトリウム血症を呈する。

7. カリウム

カリウムは浸透圧の調整，筋収縮や神経伝達などにおいて重要な役割を担っている。カリウムはその大部分が細胞内に存在しているため，血清カリウム値は，生体内のほんの一部のカリウム値を見ているに過ぎない。経腸栄養剤中のカリウム量は，エンシュア・リキッド®1缶250mL中に0.37gである。1,500kcal摂ると2,220mg（約56mEq）投与となる。血清カリウムの増減に寄与するのは，体が酸性に傾いている時（アシドーシス）などで，この場合は細胞内からカリウムが押し出されて高カリウム血症になる。腎機能障害が高度になると，尿からの排泄障害も起こる。また薬剤による影響も無視できない。反対に低カリウム血症では，嘔吐などによってアルカローシスになったり，マグネシウム欠乏で低カリウム血症を起こすことがある。

8. カルシウム，リン，マグネシウム

　カルシウムは，血液凝固や心筋収縮などに関与している，骨や歯の重要な成分である。カルシウムの1日必要量は，成人で1日600〜700mg程度で，そのうち約30〜40％が吸収される。したがって，静脈栄養剤よりも多くの投与量が必要であり，エンシュア・リキッド® 1,500kcalの場合は780mg（39mEq）投与となる。カルシウム値に異常をきたすのはがん患者で，高カルシウム血症を起こすと傾眠などの意識障害が現れる。また腎不全患者に漠然とビタミンD製剤などを使っていると，高カルシウム血症になる。一方，過呼吸などで体がアルカリに傾いた場合は，タンパク質とカルシウムが結合し，カルシウムの作用が発揮しにくくなるためテタニーを起こす。手足のしびれに始まって筋肉が収縮しやすくなり，強直性痙攣に到ることもある。

　リンはおおむね1,000mg/日程度を投与する。このうち約60〜70％が吸収される。エンシュア・リキッド® 1,500kcalでは780mg投与となる。栄養管理を行ううえで忘れてはならないリン欠乏に，refeeding症候群がある。これは飢餓状態の患者に必要以上の栄養を投与することで，インスリンを始めとする生体ホルモンが分泌され，リンが一気に細胞内に移行して低リン血症が生じるというものである。低リン血症になると，組織の酸素化が悪くなって生体機能が破綻することから[4]，栄養管理上の重篤な合併症であるといえる。反対に高リン血症は腎機能低下患者に起こり，尿からのリン排泄が悪くなって副甲状腺機能が亢進し，骨を溶かすことになるため骨粗鬆症が生じる。

　マグネシウムは，生体の細胞反応に必須な電解質で，さまざまな酵素反応に関与する。エンシュア・リキッド® 1,500kcalで300mg（25mEq）投与となり，このうち約40％が吸収される。マグネシウム欠乏は筋肉の痙攣，冠動脈の攣縮などを起こす。過剰になると下痢が生じ，徐脈による低血圧を起こすと死に至る危険もある。

9. 水・電解質異常が生じた際の対処法

　以上述べてきたように，水・電解質異常は腎機能に障害がある患者に多く，それ以外の患者では水とナトリウム不足を生じやすい。水，ナトリウムの補充を行う時の原則は，いずれも「経腸栄養剤には加えない」ということである。経腸栄養剤によっても異なるが，食塩で2g程度までなら経腸栄養剤に加えることができ，それ以上では「塩析」，つまり経腸栄養剤が固まってしまう。また水を加えて濃度を薄めると，投与量が増えて栄養剤が逆流する可能性が増え，栄養剤も汚染されやすい。患者が下痢をしていれば原液のまま投与

し，投与速度を落とす。一般的に，水の補給は(あと湯として)，経腸栄養剤投与後に加えることが多いと思われる。しかし最近は，経腸栄養剤の投与前に水を入れるのが安全と考えられるようになった。この際，水とナトリウム，ブドウ糖を混ぜて投与すると，胃からの排泄が早く逆流の心配も減る。水分のみの場合，胃から排泄されるには約18分かかり，前述したブドウ糖と食塩に溶かした水分は，約5分で胃排泄が完了したことが報告されている[5]。具体的にはブドウ糖20g(砂糖40g)，食塩3gに水道水を加えて1Lとして投与する。この割合が最も胃からの排泄が早く，小腸からの吸収効率も良いことが報告されている[5]。1回量として，600mLまでは投与量に応じて胃から排泄される[6]。小腸での水分の吸収は，ナトリウムとブドウ糖が同時に吸収される回路が備わっているため吸収効率も良い[7]。この組成に似た商品として，OS-1®が販売されている。やや高価なため，経済的に余裕があって手間を掛けられない場合はこれで代用できる。薬ではエリスロマイシンやメトクロプラミドを使って胃の排泄時間を短縮する試みが行われているが，十分な効果が得られたという確証はない。

10. 電解質の補給

電解質異常は腎機能に依存することがほとんどである。一般的な経腸栄養剤を使っている場合は，水とナトリウム不足以外に電解質異常を生じることは少ない。ただし，薬剤の投与などの影響によって電解質の補給が必要な場合は，カリウムはスローケー錠(8mEq/錠)やアスパラカリウム(1.8mEq/錠)，カルシウムはアスパラカルシウム(26mg/錠)や乳酸カルシウム(130mg/g)といった薬剤で補給を考える。カルシウムは吸収効率が悪いため，ビタミンD製剤を併用することも考慮する。これらを投与する場合は，シリンジなどで一度に投与しないことである。浸透圧の高い10％食塩注射液を経腸的に一気に投与したために，小腸炎を起こした例が報告されている[8]。

おわりに

水・電解質異常の症状は非特異的で鑑別は難しい。しかし大切なのは，日頃から投与している経腸栄養剤の中身に気を配り，患者の観察を怠らないようにして，多くもなく少なくもない，普通の管理を心がけることだと考える。

文　献

1) 内田俊也：水電解質異常．日本腎臓学会誌 44(1): 18-28, 2002
2) 平出博之：貯留・不足時の管理と注意点．静脈経腸栄養 27: 769-777, 2009
3) 丸山道生：経腸栄養での管理．静脈経腸栄養 24(3): 761-767, 2009
4) 大村健二：Refeeding症候群．栄養 評価と治療 26(5): 52-53, 2009
5) 宮澤靖：経腸栄養．静脈経腸栄養 22(4): 455-463, 2007
6) 谷口英喜ほか：経口補水液の前投与は，経腸栄養剤の胃排出を促進する 13C呼気ガス診断を応用した胃排出能検査法を用いた検討から．静脈経腸栄養 27(2): 731-737, 2012
7) 雨海照祥，大石恭子：経腸栄養剤の選択とその注意点 非蛋白カロリー／窒素比とNaイオンの意義 臨床栄養 110(6): 679-688, 2007
8) 森川充洋：経空腸瘻投与の高張食塩水が原因と思われた限局性小腸炎の1例 日本臨床外科学会誌 68(7): 1723-1726, 2007

経腸栄養時のトラブル対処

8) 微量元素欠乏症

湧上 聖

はじめに

経腸栄養剤に微量元素含量が少ない製品が存在するため，長期間の経腸栄養管理の場合，微量元素欠乏を起こす可能性がある。最近では微量元素を強化した経腸栄養剤が主流となってきたため，微量元素欠乏を起こすことはまれとなった。しかし，薬物との相互作用による微量元素欠乏が報告されており，注意が必要である。本項では微量元素欠乏の種類と予防および対処について述べる。

1. 微量元素とは

生体内にその存在が確認されている元素は45種で，そのうち生命活動に必要不可欠な必須元素は27種である。このなかで体内含有量が鉄より少ないもの，あるいは1日の必要量が100mg以下の銅，亜鉛，マンガン，ヨウ素，クロム，セレン，モリブデンを必須微量元素と呼んでいる。

2. 微量元素欠乏の症状

表1に各微量元素欠乏の症状を提示する[1]。経腸栄養管理においてとくに問題になる微量元素は，銅，亜鉛，セレンである。欠乏を起こすと，銅は好中球減少，貧血など，亜

表1● 微量元素欠乏の症状

種類	元素記号	欠乏症状
亜鉛	Zn	腸性肢端皮膚炎 味覚障害 性腺発育障害 創傷治癒遅延 免疫力低下 うつ状態
銅	Cu	貧血 好中球減少 骨変化
マンガン	Mn	成長障害 脂質代謝異常
ヨウ素	I	甲状線種
セレン	Se	心筋症 下肢筋肉痛 爪床部白色変化
クロム	Cr	耐糖能異常 呼吸商の低下
モリブデン	Mo	頻脈, 多呼吸, 昏睡

鉛は創傷治癒遅延, 味覚障害, 皮膚症状など, セレンは心筋症などが起こる.

3. 経腸栄養剤の分類と「食事摂取基準」

❶経腸栄養剤の種類(表2)

　経腸栄養剤は大きく分けて医薬品と食品に分類される。医薬品の代表はエンシュア・リキッド®(アボット ジャパン(株))やラコール®((株)大塚製薬工場)であり，医師の処方にて提供する。医薬品なので治験を行ったうえで製造されており，銅，亜鉛などの微量元素も添加されている。しかし，セレンの含量が両製剤とも少なく，長期に使用するとセレン欠乏が起こる可能性がある。成分の増減の変更などはさらなる治験が必要で，時間と費用がかかるため，発売後10年以上も成分組成は変更されていなかった。平成26年6月にアボット ジャパン(株)から新規経腸栄養剤エネーボ™が発売された。これにはセレンが充分に含まれており，セレン欠乏の予防において期待される製剤である。

食品の流動食は，食品衛生法による微量元素の添加制限があるため，微量元素を容易に添加することができない。しかし，平成12年ごろから酵母などを利用して微量元素を強化することが可能となり，また，平成16年12月からは，栄養機能食品としてグルコン酸銅，グルコン酸亜鉛の添加が可能となり，治験の必要もないので容易に成分の変更が可能となった。そのため，各流動食メーカーは，5年ごとにある「食事摂取基準」の改定後には，流動食の成分組成を頻回に変更している。

❷「食事摂取基準」の名称について

　ここで，わが国の「食事摂取基準」の名称について触れておく。2000年までその名称は『第六次改定日本人の栄養所要量』[2]であった。2005年版については，施行前は「第七次改定」とされていたが，施行時には『日本人の食事摂取基準2005年版』[3]なり，2010年版も同様である。よってここでは，比較を容易にするために，「第六次改定」は「2000年版」とする。表3に2000年以降の各「食事摂取基準」における必須微量元素の推奨量と，われわれが検討してきた経腸栄養管理における銅，亜鉛，セレンの推定必要投与量をまとめる。

❸食品の流動食の分類

　われわれは，食品の流動食を微量元素の観点から以下のように分類した。

①第一世代

　2000年以前の微量元素含量が少ない製品で，微量元素欠乏を引き起こす可能性が大いにある。

②第二世代

　微量元素含量が『食事摂取基準2000年版』に準拠した製品。銅亜鉛比が1対6で，セレン含量は40〜60μg/1,000kcalであり，微量元素欠乏の可能性が少ないと思われた。

③第三世代

　亜鉛吸収の効率化をねらってわれわれが考案したもので，第二世代の銅含量を若干減らし，銅亜鉛比を1対10以上にした製品。1,000kcalあたりの銅含量0.5〜1mg，亜鉛含量10〜12mg，セレン含量23〜50μgである。

④第四世代

　微量元素含量が『食事摂取基準2005年版』に準拠した製品。1,000kcalあたり銅含量0.7mg，亜鉛含量7mg，セレン含量25〜30μgと亜鉛とセレンが第二世代より減っており，欠乏の危険性がある。

⑤第五世代

　微量元素含量が『食事摂取基準2010年版』に準拠した製品。第四世代と比較すると亜鉛含量は増えたが，セレン含量は少なくセレン欠乏の危険性がまだ残る。

表2 ● 経腸栄養剤の成分比較

製品名	メイバランス®C	ジャネフ®K-4S(旧)	F2α	K-LEC	CZ-Hi
分類(世代)	第一	第二	第二	第三	第三
会社名	明治	キユーピー	エスエス製薬	キユーピー	クリニコ
タンパク質(g)	40	45	50	35	50
脂質(g)	28	26	22	33	22
糖質(g)	147	147	151	141	171
食物繊維(g)	10	10	17	—	24
Na(mg)	1,100	1,020	1,000	800	900
K(mg)	1,000	1,090	1,100	600	1,500
Ca(mg)	1,100	600	900	600	750
Mg(mg)	150	300	300	130	380
Fe(mg)	10	11	12	12	11
Zn(mg)	4.6	11	10	10	11
Cu(mg)	0.1	1.8	1.6	0.65	1
Se(μg)	13	50	50	50	40
食塩換算(g)	3	2.5	2.5	2	2.3
Zn/Cu	46.0	6.1	6.3	15.4	11.0

対1,000kcal。ブイクレス®αは125mL,テゾン®は100mLあたり。

4. 日常臨床における微量元素に関する最近の流れ

❶第一世代

　2000年までは，食品衛生法による食品の栄養剤に微量元素の添加制限があり，微量元素含量が少ない栄養剤(第一世代)がほとんどであった。その対策として，各施設にて硫酸銅や硫酸亜鉛などを調剤して投与したり，銅，亜鉛が多く含まれている薬品の栄養剤(エンシュア・リキッド®など)に変更して対処していた。われわれはピュアココアを用いて銅の補充に関する検討を行い，銅欠乏症に対して効果的であることを報告した[4]。また，これまでの銅の1日投与量よりも，約3分の1少ない0.6mgで維持可能であることが判明した[5]。

❷第二世代から第三世代へ

　その後『食事摂取基準2000年版』に初めて微量元素の項目が掲載され，各栄養剤メーカーの技術の進歩もあり，酵母を利用した食品の微量元素強化の栄養剤「第二世代」が

ブイクレス®α	テゾン®	エネーボ™	エンシュア・リキッド®	ラコール®
補助飲料	補助飲料	医薬品	医薬品	医薬品
ニュートリー	テルモ	アボットジャパン	アボットジャパン	大塚製薬工場
0.7	0	45	35	44
0.1	0	32	35	22
21.2	3.8	132	137	156
30	0〜50	767	800	738
70	35.4	1,000	1,480	1,380
70	3.3	967	520	440
3	1.4	173	200	193
5	1	14.7	9	6.3
10	4	15	15	6.4
0.012	0.6	1.6	1	1.25
50	20	67	10	25
		2	2	1.8
833.3	6.7	9.4	15	5.1

登場した。われわれは「第二世代」栄養剤F2a（エスエス製薬（株））やK-4S（キユーピー（株））の検討[6,7]を行い，銅とセレンの補充に関しては効果的で，血清銅値はかえって正常上限を越え，血清亜鉛値は上昇効果が弱いことがわかった。また，他施設からも同様の報告が散見された。銅亜鉛比が1対6であったため，銅と亜鉛の拮抗作用の観点から，銅含量を若干減らし，銅亜鉛比を1対10以上にすれば亜鉛の吸収に効果的ではないかと考えた。そうして誕生したのが「第三世代」の栄養剤で，三つのメーカーによって製品化された。それらの製品の検討[8]では，血清銅値の維持には効果的であったが，血清亜鉛値の上昇効果は弱かった。原因として，栄養剤には亜鉛の吸収を抑制する成分として，銅以外にカルシウムや食物繊維などが含まれているからだと考えた。栄養補助飲料のブイクレス®α（ニュートリー（株））[9]や亜鉛含量が多い胃潰瘍薬であるポラプレジンク®（ゼリア新薬（株））などを，栄養剤とは別に経腸栄養管理の患者に連日投与すると，血清亜鉛値の上昇がみられたとの報告もある。われわれもポラプレジンク®での検討を行った。その結果，血清亜鉛値の上昇には効果的で，栄養剤とは別に亜鉛含量の多い製品を投与すればよいと考えられた[10]。

表3 ● 各食事摂取基準と筆者らによる結果との比較

	食事摂取基準2000年版		食事摂取基準2005年版	
	18～69歳	70歳以上	18～69歳	70歳以上
			推奨量（*は目標量）	
タンパク質(g)	55～70	55～65	50～60	50～60
脂質(g)	摂取エネルギーの20～25%		20～30%	15～25%*
糖質(g)	摂取エネルギーの50%以上		50～70%	50～70%*
食物繊維(g)	20～25	10	17～20	15～17*
Na(mg)				
K(mg)	2,000	2,000	2,700～3,100	2,900～3,000*
Ca(mg)	600～700	600	600	550～600*
Mg(mg)	250～310	240～280	270～350	270～310
Fe(mg)	10～12	10	6.5～7.5	6.0～6.5
Zn(mg)	9～12	9～10	7～9	7～8
Cu(mg)	1.6～1.8	1.4～1.6	0.7～0.8	0.7～0.8
Se(μg)	45～60	40～45	25～30	25～30
食塩換算(g)	<10g	<10g	<8～10g	<8～10g*
Zn/Cu	5.6～6.7	6.3～6.4	10.0	10.0

❸第四世代

2005年に『食事摂取基準2005年版』が施行され，各栄養剤メーカーは，微量元素含量を「2005年版」に準拠させた製品を発売した。第四世代の栄養剤である。表3からもわかるように，「2005年版」は「2000年版」より銅，亜鉛，セレンがかなり減っている。銅に関してはわれわれの結果と同量であるが，亜鉛，セレンについてはわれわれの結果よりかなり少なく，これでは欠乏が起こる可能性がある。「食事摂取基準」は健常人に対する基準であり，経腸栄養管理時においては別に基準を定めたほうがよいと思われる。一部のメーカーはわれわれの結果を参考にして第三世代の栄養剤を設計しており，メーカーによって製品にばらつきがあるので，各施設で採用する場合は成分表を必ずチェックする必要がある。

2009年5月，2010年から施行される『食事摂取基準2010年版』が公表された。表3にあるように亜鉛が「2005年版」より増え，「2000年版」に戻ったのが特徴である。銅，セレンは「2005年版」と同じである。今後は「2010年版」に準拠した第五世代栄養剤が主流になってくると思われる。セレン欠乏を考慮した製品を発売し始めている栄養剤メーカーもあるが，そうではないところもあるので注意が必要である。

食事摂取基準2010年版		筆者らの結果
18〜69歳	70歳以上	(2001年頃)
推奨量（*は目標量）		
50〜60	50〜60	
20〜30%	20〜30%*	
50〜70%	50〜70%*	
17〜19以上	17〜19以上*	
2,700〜3,000	2,900〜3,000*	
650〜700	600〜700	
270〜350	260〜320	
6.0〜7.5	6.0〜7.0	
9〜12	9〜11	10〜15
0.7〜0.9	0.7〜0.8	0.6〜1.0
25〜30	25〜30	40〜50
<7.5〜9.0g	<7.5〜9.0g*	
13	13	15〜25

5. 急性期における微量元素補充の問題

　われわれは，感染症などの急性疾患治療目的で当院に入院した経腸栄養管理患者の血清銅値と亜鉛値の動態を観察した。その結果，平均観察期間は29±20日で，血清銅値（正常範囲78〜131μg/dL）は115.3±19.9から100.7±23.3へ有意に低下し，血清亜鉛値（正常範囲66〜118μg/dL）は統計学的に有意ではないが，53.9±9.5から63.4±9.4へとかなり上昇した。また，経口摂取の患者でも観察したところ，同様に血清銅値は低下し，血清亜鉛値は上昇した。この現象は，栄養ルートの相違が原因ではなく，炎症による影響と推察された。銅に関しては，炎症反応が高い時に血清銅値が上昇することがわかっている。抗菌薬などの治療により炎症反応が低下すると，血清銅値も低下する。亜鉛に関しては，炎症反応が高い時には，血清から肝臓などの組織中へ取り込まれることがわかっている。治療により炎症反応が低下すると，組織中から血清へ亜鉛が戻ってきて，とくに亜鉛の補充はしなくても血清亜鉛値は上昇してくる。

　NSTの普及により，最近では褥瘡など亜鉛が欠乏していると予想される症例に対して，ポラプレジンク®を用いた亜鉛補充が頻繁に行われている。しかし，ポラプレジンク®の1日量における亜鉛量は34mgで，これは「食事摂取基準」における亜鉛の上限である30mg

を超える量である。銅と亜鉛は消化管からの吸収において拮抗するので，どちらかが多いとどちらかが欠乏する可能性がある。その原理で銅が過剰になる遺伝性疾患であるウイルソン病の治療で，亜鉛製剤を用いて銅の消化管からの吸収を抑制する治療が確立されている。また，数年前に欧米では，義歯安定剤に亜鉛含量が多い製品が存在し，過剰使用（誤使用）による銅欠乏性貧血が問題となり，発売中止になったという事実がある。現在，わが国では，該当する製品に，「亜鉛は含まれておりません」と赤字で表示されている。以上のことからポラプレジンク®により銅欠乏が起こる可能性がある。日本静脈経腸栄養学会では，2006年よりポラプレジンク®によると思われる銅欠乏症の報告が散見されるようになっている。2006年から2009年までは各1報告で，2010年3報告，2011年，2012年は各2報告，2013年は1報告という具合である。とくにわれわれの検討から，急性期は炎症により低亜鉛血症の状態であり，亜鉛欠乏と勘違いしてポラプレジンク®などで亜鉛補充を行うと，炎症が改善した時にかえって亜鉛過剰による銅欠乏症が引き起こされる危険性がある。急性期の亜鉛補充に関しては，2～3週間程度の観察後に行うような注意が必要である。

文 献

1) 湧上聖：微量元素と栄養アセスメント．看護技術 56(9): 57-58, 2010
2) 健康栄養情報研究会：第六次改定日本人の栄養所要量 食事摂取基準．東京，第一出版，1999
3) 厚生労働省：日本人の食事摂取基準(2005年版)．東京，第一出版，2005
4) 湧上聖ほか：ココアの投与により改善した，銅欠乏に伴う貧血及び好中球減少症の一例．内科 83: 992-993, 1999
5) 湧上聖ほか：長期経腸栄養患者の銅欠乏に対する，ココアによる銅補充及び維持療法の検討．日本老年医学会雑誌 37(4): 304-308, 2000
6) 湧上聖ほか：経腸栄養施行患者の微量元素欠乏に対する，富微量元素流動食F2α(エフツーアルファ)の効果．輸液栄養(JJPEN) 24(3): 165-172, 2002
7) 湧上聖ほか：富微量元素流動食ジャネフK-4S(ケイフォーエス)の長期経腸栄養施行患者に伴う，微量元素欠乏に対する効果．輸液栄養(JJPEN) 24(7): 391-397, 2002
8) 湧上聖ほか：銅亜鉛含量比を考慮した経腸流動食の検討．栄養評価と治療 21(6): 25-28, 2004
9) 東口髙志ほか：微量栄養素補助飲料による創傷治癒促進の試み．日本臨床栄養学会雑誌 23(4): 27-32, 2002
10) 湧上聖：経腸栄養管理におけるポラプレジンク(プロマック)を用いた亜鉛補充効果．Biomed Res Trace Elements 15(2): 185, 2004

主要な経腸栄養剤の標準組成表

巻末資料

NOTE
- 本資料は経腸栄養剤の代表的な製品を、「医薬品」「濃厚流動食」「半固形状流動食および粘度調整流動食」の3つカテゴリーに大別して、販売企業別（五十音順）に記載しています。
- 100mLあたり・100gあたりでの標準組成値を記載しています。
- 各製品の使用に際しては、各社の最新情報をご確認ください。

掲載会社（五十音順）

医薬品
- 味の素製薬 ………………… 236
- アボットジャパン …………… 237
- 大塚製薬工場 ……………… 238

濃厚流動食
- 旭化成ファーマ …………… 239
- 味の素ニュートリション ……… 241
- アボットジャパン …………… 242
- 大塚製薬工場 ……………… 243
- キユーピー ………………… 244
- クラシエ薬品 ……………… 245
- クリニコ …………………… 246
- 三和化学研究所 …………… 249
- テルモ ……………………… 252
- 日清オイリオグループ ……… 254
- ニュートリー ………………… 255
- ネスレ日本 ………………… 256
- ハウス食品 ………………… 258
- フードケア ………………… 259
- ヘルシーフード …………… 260
- ホリカフーズ ……………… 261
- 明治 ………………………… 262

半固形・粘度調整
- 旭化成ファーマ …………… 265
- 味の素ニュートリション ……… 266
- 大塚製薬工場 ……………… 267
- クリニコ …………………… 268
- 三和化学研究所 …………… 269
- テルモ ……………………… 270
- ニュートリー ………………… 274
- ネスレ日本 ………………… 275
- 明治 ………………………… 276

| 医薬品 | 濃厚流動食 | 半固形・粘度調整 |

味の素製薬

製品名		エレンタール配合内用剤	エレンタールP乳児用配合内用剤	ヘパンED配合内用剤
区分		成分栄養剤	成分栄養剤	成分栄養剤
容量		80g粉末	40g粉末	80g粉末

●標準組成値(100mLあたり)

熱量		kcal	100	100	100
タンパク質		g	4.4	3.1	3.7
脂質		g	0.2	0.9	0.9
炭水化物		g	21.1	19.9	19.9
食物繊維		g	0	0	0
水分		g	0	0	0
ビタミン	ビタミンA	μgRE	64.8	103.8	76.6
	ビタミンD	μg	0.4	2.8	1.2
	ビタミンE	mg	1	1.8	5.4
	ビタミンK	μg	3	4.5	14.2
	ビタミンB_1	mg	0.06	0.1	0.23
	ビタミンB_2	mg	0.09	0.14	0.30
	ナイアシン	mgNE	0.74	1.2	1.06
	ビタミンB_6	mg	0.09	0.14	0.18
	葉酸	μg	14	24	42.6
	ビタミンB_{12}	μg	0.2	0.4	0.7
	ビオチン	μg	13	21	12.6
	パントテン酸	mg	0.4	0.63	0.48
	ビタミンC	mg	3	9.2	8
ミネラル	ナトリウム(Na)	mg	87	93	59
	(食塩相当量)	g	0.22	0.24	0.15
	クロール(Cl)	mg	172	165	122
	カリウム(K)	mg	73	159	70
	カルシウム(Ca)	mg	53	110	79
	硫黄(S)	mg	—	—	—
	マグネシウム(Mg)	mg	13	14	13
	リン(P)	mg	41	84	61
	鉄(Fe)	mg	0.6	1.6	0.3
	亜鉛(Zn)	mg	0.6	0.9	1.2
	ヨウ素(I)	μg	5.1	7.9	8
	銅(Cu)	mg	0.07	0.12	0.07
	マンガン(Mn)	mg	0.1	0.16	0.09
	セレン(Se)	μg	0	0	0
	クロム(Cr)	μg	0	0	0
	モリブデン(Mo)	μg	0	0	0

●物性

pH		6	6.1	6.1
浸透圧	mOsm/L	755	630	633
粘度	mPa・s	3.7	3.8	3.9
比重				
備考			小児用	肝疾患用

※1kcal/mLとして　※1kcal/mLとして　※1kcal/mLとして

| 医薬品 | 濃厚流動食 | 半固形・粘度調整 |

アボットジャパン

製品名		エンシュア・リキッド	エンシュア・H	エネーボ配合経腸用液
区分		半消化態栄養剤	半消化態栄養剤	半消化態栄養剤
容量(mL)		250/500	250	250

●標準組成値(100mLあたり)

熱量		kcal	100	150	120
タンパク質		g	3.5	5.3	5.4
脂質		g	3.5	5.3	3.8
炭水化物		g	13.7	20.6	15.8
食物繊維		g	—	—	約1.9
水分		mL	85.2	77.6	81.2
ビタミン	ビタミンA	μgRE	75	112.6	76
	ビタミンD	μg	0.5	0.75	1.1
	ビタミンE	mg	3.0	4.5	4.4
	ビタミンK	μg	7.0	10.5	11.6
	ビタミンB_1	mg	0.15	0.23	0.20
	ビタミンB_2	mg	0.17	0.26	0.32
	ナイアシン	mg	2.0	3.0	1.8
	ビタミンB_6	mg	0.20	0.30	0.31
	葉酸	μg	20	30	27
	ビタミンB_{12}	μg	0.60	0.90	0.35
	ビオチン	μg	15.2	23.0	5.2
	パントテン酸	mg	0.50	0.75	1.0
	ビタミンC	mg	15	23	25
ミネラル	ナトリウム(Na)	g	0.08	0.12	0.09
	(食塩相当量)	g	0.204	0.304	0.234
	クロール(Cl)	g	0.14	0.20	0.1
	カリウム(K)	g	0.15	0.22	0.12
	カルシウム(Ca)	g	0.05	0.08	0.12
	硫黄(S)	mg	—	—	—
	マグネシウム(Mg)	mg	20	30	20.8
	リン(P)	g	0.05	0.08	0.1
	鉄(Fe)	mg	0.90	1.35	1.76
	亜鉛(Zn)	mg	1.50	2.25	1.8
	ヨウ素(I)	μg	—	—	—
	銅(Cu)	mg	0.10	0.15	0.19
	マンガン(Mn)	mg	0.20	0.30	0.56
	セレン(Se)	μg	—	—	8
	クロム(Cr)	μg	—	—	12.4
	モリブデン(Mo)	μg	—	—	13.6

●物性

pH		約6.6	約6.5	6.1-7.0
浸透圧	mOsm/L	約330	約540	約350
粘度	mPa・s	約9	約17	約16
比重		約1.1	約1.1	約1.1
備考				

| 医薬品 | 濃厚流動食 | 半固形・粘度調整 |

大塚製薬工場

製品名		ツインラインNF配合経腸用液	ラコールNF配合経腸用液	ラコールNF配合経腸用半固形剤
区分		消化態経腸栄養剤	半消化態経腸栄養剤	半消化態経腸栄養剤
容量(mL)		400	200/400	300g

●標準組成値(100mLあたり) 　　　　　　　　　　　100gあたり

熱量		kcal	100	100	100
タンパク質		g	4.05	4.38	4.38
脂質		g	2.78	2.23	2.23
炭水化物		g	14.68	15.62	15.62
食物繊維		g			0.5
水分		g	85	85	76
ビタミン	ビタミンA	μgRE	62	62	62
	ビタミンD	μg	0.34	0.34	0.34
	ビタミンE	mg	0.67	0.65	0.65
	ビタミンK	μg	6.25	6.25	6.25
	ビタミンB_1	mg	0.2	0.38	0.38
	ビタミンB_2	mg	0.23	0.25	0.25
	ナイアシン	mgNE	2.48	2.5	2.5
	ビタミンB_6	mg	0.25	0.38	0.38
	葉酸	μg	25	37.5	37.5
	ビタミンB_{12}	μg	0.32	0.32	0.32
	ビオチン	μg	3.85	3.86	3.86
	パントテン酸	mg	0.94	0.96	0.96
	ビタミンC	mg	22.45	28.1	28.1
ミネラル	ナトリウム(Na)	mg	69	73.8	73.8
	(食塩相当量)	g	0.18	0.19	0.19
	クロール(Cl)	mg	106.5	117	117
	カリウム(K)	mg	117.5	138	138
	カルシウム(Ca)	mg	44	44	44
	硫黄(S)	mg	—	—	—
	マグネシウム(Mg)	mg	14	19.3	19.3
	リン(P)	mg	53	44	44
	鉄(Fe)	mg	0.63	0.63	0.63
	亜鉛(Zn)	mg	0.95	0.64	0.64
	ヨウ素(I)	μg	—	—	—
	銅(Cu)	mg	0.23	0.13	0.13
	マンガン(Mn)	mg	0.16	0.13	0.13
	セレン(Se)	μg	1.2	2.5	2.7
	クロム(Cr)	μg	—	—	—
	モリブデン(Mo)	μg	—	—	—

●物性

pH		6.3-6.7	6.0-7.2	5.8-6.3
浸透圧	mOsm/L	470-510	330-360	—
粘度	mPa・s	2.45-2.68	5.51-6.52	6,500-12,500
比重		1.07-1.08	1.073-1.078	1.075-1.090
備考				

| 医薬品 | 濃厚流動食 | 半固形・粘度調整 |

旭化成ファーマ

製品名		L-3 ファイバーズ MPバッグ	L-6 PMプラス バッグ	L-6 PMプラス バッグWR	L-S 300	L-S 400	L-7 TER
区分		半消化態流動食	半消化態流動食	半消化態流動食	半消化態流動食	半消化態流動食	半消化態流動食
容量(mL)		300/400	300/400	380/506	530	586	300/400

●標準組成値(100mLあたり)

熱量		kcal	100	100	79	57	68	100
タンパク質		g	4.0	5.3	4.2	3.0	3.6	4.5
脂質		g	2.2	2.4	1.9	1.4	1.6	2.4
炭水化物		g	17.84	15.9	12.6	9.0	10.9	16.2
食物繊維		g	1.8	1.7	1.3	1.0	1.2	1.0
水分		g	83.4	83.7	86.8	90.6	88.7	84.1
ビタミン	ビタミンA	μgRE	70	60	47	34	41	70
	ビタミンD	μg	0.5	0.6	0.5	0.3	0.4	0.5
	ビタミンE	mg	0.8	0.9	0.7	0.5	0.6	1.6
	ビタミンK	μg	5	4	3	2	3	5
	ビタミンB_1	mg	0.16	0.19	0.15	0.11	0.13	0.24
	ビタミンB_2	mg	0.22	0.23	0.18	0.13	0.16	0.20
	ナイアシン	mgNE	2.2	2.3	1.8	1.3	1.6	2.9
	ビタミンB_6	mg	0.25	0.28	0.22	0.16	0.19	0.30
	葉酸	μg	45	48	38	27	33	38
	ビタミンB_{12}	μg	0.5	0.5	0.4	0.3	0.3	0.5
	ビオチン	μg	5.0	5.0	3.9	2.8	3.4	5.0
	パントテン酸	mg	1.0	1.1	0.9	0.6	0.8	0.85
	ビタミンC	mg	27	27	21	15	18	22
ミネラル	ナトリウム(Na)	mg	120	190	150	108	130	160
	(食塩相当量)	g	0.30	0.48	0.38	0.27	0.33	0.41
	クロール(Cl)	mg	80	70	55	40	48	120
	カリウム(K)	mg	100	150	118	85	102	130
	カルシウム(Ca)	mg	60	75	59	42	51	60
	硫黄(S)	mg	—	—	—	—	—	—
	マグネシウム(Mg)	mg	30	24	19	14	16	24
	リン(P)	mg	55	70	55	40	48	50
	鉄(Fe)	mg	1.2	1.6	1.3	0.9	1.1	1.4
	亜鉛(Zn)	mg	1.2	1.3	1.0	0.7	0.9	1.2
	ヨウ素(I)	μg	22	22	17	12	15	18
	銅(Cu)	mg	0.07	0.07	0.06	0.04	0.05	0.07
	マンガン(Mn)	mg	0.40	0.44	0.35	0.25	0.30	0.30
	セレン(Se)	μg	5	5	4	3	3	6
	クロム(Cr)	μg	8	6	5	3	4	6
	モリブデン(Mo)	μg	6	6	5	3	4	4

●物性

pH		6.6	6.5	6.6	6.8	6.7	6.5
浸透圧	mOsm/L	320	350	260	200	250	330
粘度	mPa・s	15	13	6	4	6	10
比重		1.08	1.08	1.06	1.05	1.06	1.08
備考		カルニチン配合 20mg/100kcal					

| 医薬品 | 濃厚流動食 | 半固形・粘度調整 |

旭化成ファーマ

製品名		L-8バッグ	アキュアEN800バッグ	アキュアEN2.0
区分		半消化態流動食	半消化態流動食	半消化態流動食
容量(mL)		200/267	200/300/400	200

●標準組成値(100mLあたり)

			L-8バッグ	アキュアEN800バッグ	アキュアEN2.0
熱量		kcal	150	100	200
タンパク質		g	6.0	6.2	7.6
脂質		g	4.1	2.85	7.56
炭水化物		g	23.6	14.55	28.4
食物繊維		g	1.1	2.15	3.4
水分		g	76.4	83.3	68.7
ビタミン	ビタミンA	µgRE	79	100	120
	ビタミンD	µg	0.75	0.7	0.86
	ビタミンE	mg	2.7	1.1	2.0
	ビタミンK	µg	10.5	7	13
	ビタミンB_1	mg	0.24	0.24	0.42
	ビタミンB_2	mg	0.3	0.28	0.46
	ナイアシン	mgNE	3.0	2.8	4.8
	ビタミンB_6	mg	0.39	0.35	0.60
	葉酸	µg	51	60	80
	ビタミンB_{12}	µg	0.6	0.7	1.2
	ビオチン	µg	4.5	6.0	7.5
	パントテン酸	mg	1.2	1.3	2.2
	ビタミンC	mg	60	35	40
ミネラル	ナトリウム(Na)	mg	195	200	255
	(食塩相当量)	g	0.50	0.51	0.64
	クロール(Cl)	mg	98	120	110
	カリウム(K)	mg	173	150	210
	カルシウム(Ca)	mg	75	70	90
	硫黄(S)	mg	—	—	—
	マグネシウム(Mg)	mg	32	42.5	28
	リン(P)	mg	68	70	65
	鉄(Fe)	mg	1.2	1.9	1.8
	亜鉛(Zn)	mg	1.8	2.0	2.4
	ヨウ素(I)	µg	23	35	40
	銅(Cu)	mg	0.12	0.11	0.14
	マンガン(Mn)	mg	0.42	0.50	0.80
	セレン(Se)	µg	6	5	6
	クロム(Cr)	µg	3	6	7
	モリブデン(Mo)	µg	3	6	6

●物性

		L-8バッグ	アキュアEN800バッグ	アキュアEN2.0
pH		6.4	6.5	6.9
浸透圧	mOsm/L	430	340	550
粘度	mPa・s	25	27	48
比重		1.11	1.08	1.14
備考			カルニチン配合20mg/100kcal	

| 医薬品 | 濃厚流動食 | 半固形・粘度調整 |

味の素ニュートリション

製品名		メディエフバッグ	メディエフソイバッグ	メディミルプチロイシンプラス	PEMVest（ペムベスト）	DIMVest（ディムベスト）
区分		半消化態流動食	半消化態流動食	半消化態流動食	半消化態流動食	半消化態流動食
容量(mL)		300/400	300/400	100	200/300/400	300/400

●標準組成値(100mLあたり)

熱量		kcal	100	100	200	100	100
タンパク質		g	4.5	5.0	8.0	5.5	4.5
脂質		g	2.8	2.8	10.3	2.8	3.9
炭水化物		g	14.3	14.8	20.4	14.0	12.6
食物繊維		g	1.2	1.4	1.9	1.5	1.4
水分		g	84	84	70	84	85
ビタミン	ビタミンA	μgRE	67	89	130	81	81
	ビタミンD	μg	0.46	0.61	20	0.60	0.61
	ビタミンE	mg	0.6	0.8	1.3	2.7	2.7
	ビタミンK	μg	6.3	8.4	30	6.5	6.0
	ビタミンB_1	mg	0.18	0.24	0.45	0.60	0.60
	ビタミンB_2	mg	0.15	0.20	0.50	0.36	0.3
	ナイアシン	mgNE	1.3	3.0	5.0	2.4	2.4
	ビタミンB_6	mg	0.15	0.20	0.60	0.60	0.60
	葉酸	μg	20	27	48	60	60
	ビタミンB_{12}	μg	0.20	0.27	1.2	1.2	1.2
	ビオチン	μg	4.2	5.6	—	5.0	5.6
	パントテン酸	mg	0.5	0.7	2.5	1.5	1.1
	ビタミンC	mg	15	20	40	40	33
ミネラル	ナトリウム(Na)	mg	185	220	110	200	160
	（食塩相当量）	g	0.47	0.56	0.28	0.51	0.41
	クロール(Cl)	mg	80	80	61	147	80
	カリウム(K)	mg	130	150	127	200	153
	カルシウム(Ca)	mg	65	67	81	70	67
	硫黄(S)	mg	32	32	—	—	26
	マグネシウム(Mg)	mg	26	28	21	32	28
	リン(P)	mg	55	70	48	70	56
	鉄(Fe)	mg	0.8	1.2	2.0	1.2	1
	亜鉛(Zn)	mg	1.65	1.6	3.0	1.8	1.65
	ヨウ素(I)	μg	13	15	10	15	15
	銅(Cu)	mg	0.11	0.11	0.13	0.12	0.11
	マンガン(Mn)	mg	0.34	0.4	—	0.4	0.45
	セレン(Se)	μg	2.5	3	8.0	9	5
	クロム(Cr)	μg	2.5	3.3	2.2	3	5.9
	モリブデン(Mo)	μg	2.1	10	2.2	3	2.8

●物性

pH		約6.8	約7	約6.4	約6.7	約6.3
浸透圧	mOsm/L	約380	約450	約535	約430	約440
粘度	mPa・s	約11	約15	約20	約9	約9
比重		約1.08	約1.08	約1.1	約1.08	約1.07
備考					キャラメル味	

| 医薬品 | 濃厚流動食 | 半固形・粘度調整 |

アボットジャパン

製品名		アバンド	プロシュア	プルモケア-Ex	オキシーパ	グルセルナ-Ex
区分		清涼飲料水	栄養機能食品	栄養機能食品	栄養機能食品	栄養機能食品
容量(mL)		24g	240	250	250	250
●標準組成値(100mLあたり)		100gあたり				
熱量	kcal	329	12.5	150	150	100
タンパク質	g	0	6.7	6.3	6.3	4.2
脂質	g	0	2.5	9.2	9.4	5.6
炭水化物	g	32.9	20.4	10.6	10.6	9.4
食物繊維	g	—	1.0	—	—	1.4
水分	g	—	79.6	79	78.8	84.8
ビタミン	ビタミンA	µgRE	—	135	158	158	106
	ビタミンD	µg	—	1.7	1.0	1.1	0.7
	ビタミンE	mg	—	20	5.6	2.1	2.1
	ビタミンK	µg	—	—	4.4*	4.0*	3.0*
	ビタミンB1	mg	—	0.25	0.48	0.32	0.16
	ビタミンB2	mg	—	0.29	0.48	0.36	0.18
	ナイアシン	mg	—	2.5	4.8	2.9	2.1
	ビタミンB6	mg	—	0.34	0.48	0.4	0.22
	葉酸	µg	—	169	65	42	24
	ビタミンB12	µg	—	0.5	0.96	0.6	0.36
	ビオチン	µg	—	5	11	6	4.5
	パントテン酸	mg	—	1.1	2.1	1.3	0.75
	ビタミンC	mg	—	43	32	84	21
ミネラル	ナトリウム(Na)	mg	—	150	130	131	93
	(食塩相当量)	g	—	—	—	—	—
	クロール(Cl)	mg	—	152	150	169	144
	カリウム(K)	mg	—	200	174	196	156
	カルシウム(Ca)	mg	833	148	96	106	70
	硫黄(S)	mg	—	—	—	—	—
	マグネシウム(Mg)	mg	—	42	36	32	28
	リン(P)	mg	—	105	96	100	70
	鉄(Fe)	mg	—	—	2.1	2.0	1.4
	亜鉛(Zn)	mg	—	2.5	1.7	1.8	1.2
	ヨウ素(I)	µg	—	—	—	—	—
	銅(Cu)	µg	—	—	210	220	140
	マンガン(Mn)	mg	—	—	—	—	—
	セレン(Se)	µg	—	—	3.0*	1.6*	1.6*
	クロム(Cr)	µg	—	—	—	—	—
	モリブデン(Mo)	µg	—	—	—	—	—

●物性

pH						
浸透圧	mOsm/L	461**	475	384	384	316
粘度	mPa・s		約41	約20	約21	約40
比重			約1.1	約1.1	約1.1	約1.1
備考		HBM1, Gln, Arg配合				

**1袋を240mLの水で溶解した場合　　*原料由来

医薬品 | 濃厚流動食 | 半固形・粘度調整

大塚製薬工場

製品名		ハイネ	ハイネバッグ	アノム	ハイネイーゲル
区分		半消化態流動食	半消化態流動食	半消化態流動食	消化態流動食
容量(mL)		200	300/400	200	375/500

●標準組成値(100mLあたり)

熱量	kcal	100	100	100	80
タンパク質	g	5.0	5.0	5.0	3.2
脂質	g	2.3	2.3	2.8	1.8
炭水化物	g	15.7	15.7	14.0	13.4
食物繊維	g	1.2	1.2	0.5	1.1
水分	g	84.6	84.6	85.1	88.0
ビタミン	ビタミンA	μgRE	82	82	70	54
	ビタミンD	μg	2.0	2.0	1.0	1.0
	ビタミンE	mg	3.5	3.5	5.0	1.9
	ビタミンK	μg	9.5	9.5	8.0	5.0
	ビタミンB_1	mg	0.32	0.32	0.18	0.18
	ビタミンB_2	mg	0.35	0.35	0.20	0.19
	ナイアシン	mgNE	3.5	3.5	1.6	1.8
	ビタミンB_6	mg	0.45	0.45	0.30	0.24
	葉酸	μg	45	45	38	24
	ビタミンB_{12}	μg	0.45	0.45	0.32	0.24
	ビオチン	μg	6.0	6.0	0.7	3.4
	パントテン酸	mg	2.0	2.0	0.96	1.0
	ビタミンC	mg	80	80	100	42
ミネラル	ナトリウム(Na)	mg	177	177	130	133
	（食塩相当量）	g	0.45	0.45	0.33	0.34
	クロール(Cl)	mg	220	220	80	121
	カリウム(K)	mg	156	156	136	125
	カルシウム(Ca)	mg	94	94	63	47
	硫黄(S)	mg	—	—	—	—
	マグネシウム(Mg)	mg	39	39	31	18
	リン(P)	mg	94	94	88	66
	鉄(Fe)	mg	0.81	0.81	0.88	0.47
	亜鉛(Zn)	mg	1.8	1.8	1.5	1.0
	ヨウ素(I)	μg	19	19	13	11
	銅(Cu)	mg	0.12	0.12	0.15	0.06
	マンガン(Mn)	mg	0.50	0.50	0.34	0.26
	セレン(Se)	μg	5.0	5.0	5.0	2.6
	クロム(Cr)	μg	4.0	4.0	6.0	2.3
	モリブデン(Mo)	μg	3.2	3.2	5.0	4.0

●物性

pH		6.6-7.3	6.2-7.1	5.9-6.9	5.5-5.7
浸透圧	mOsm/L	440	370	400	360
粘度	mPa・s	12	17	8	10
比重		1.085	1.085	1.072	1.07
備考					

| 医薬品 | 濃厚流動食 | 半固形・粘度調整 |

キユーピー

製品名		リキッドダイエット NEW K-2S	リキッドダイエット K-3Sα	リキッドダイエット K-4S	リキッドダイエット 2.0A	K-5S	K-LEC
区分		半消化態流動食	半消化態流動食	半消化態流動食	半消化態流動食	半消化態流動食	半消化態流動食
容量(mL)		300/400	300/400	300/400	200	300/400	300/400

●標準組成値(100mLあたり)

熱量		kcal	100	100	100	200	100	100
タンパク質		g	3.5	3.8	4.5	7.2	4.5	3.5
脂質		g	3.3	2.7	2.7	7.5	3.3	3.3
炭水化物		g	14.1	16.5	16.0	26.0	13.8	14.1
食物繊維		g	—	1.7	2.0	—	1.2	—
水分		g	85.1	84.5	84.3	70.0	84.7	84.9
ビタミン	ビタミンA	μgRE	60	70	70	142	85	85
	ビタミンD	μg	0.3	0.5	0.5	0.9	0.6	0.6
	ビタミンE	mg	1.2	0.9	0.9	1.5	0.9	1.2
	ビタミンK	μg	7	8	8	13	8	8
	ビタミンB_1	mg	0.13	0.13	0.13	0.42	0.13	0.13
	ビタミンB_2	mg	0.14	0.14	0.14	0.34	0.15	0.15
	ナイアシン	mgNE	2.8	2.8	2.8	3.5	2.8	2.8
	ビタミンB_6	mg	0.25	0.25	0.25	0.50	0.25	0.25
	葉酸	μg	25	25	25	50	25	25
	ビタミンB_{12}	μg	0.4	0.4	0.4	1.5	0.4	0.4
	ビオチン	μg	1	5	5	11	5	5
	パントテン酸	mg	1.00	1.00	1.00	1.50	1.00	1.00
	ビタミンC	mg	5	20	20	30	20	20
ミネラル	ナトリウム(Na)	mg	93	150	180	100	150	80
	(食塩相当量)	g	0.24	0.38	0.46	0.30	0.38	0.20
	クロール(Cl)	mg	40	165	200	100	150	20
	カリウム(K)	mg	74	90	110	100	110	60
	カルシウム(Ca)	mg	60	50	60	75	60	60
	硫黄(S)	mg	30	25	30	80	30	30
	マグネシウム(Mg)	mg	13	29	35	38	23	13
	リン(P)	mg	41	38	45	100	70	45
	鉄(Fe)	mg	1.2	0.6	0.8	1.5	0.8	1.2
	亜鉛(Zn)	mg	0.2	0.8	0.9	2.4	1.5	1.0
	ヨウ素(I)	μg	—	13	15	—	15	—
	銅(Cu)	mg	0.007	0.067	0.08	0.24	0.10	0.065
	マンガン(Mn)	mg	—	0.33	0.40	0.70	0.40	—
	セレン(Se)	μg	—	3	3	10	5	5
	クロム(Cr)	μg	—	3	4	—	4	—
	モリブデン(Mo)	μg	—	2	3	—	3	2

●物性

pH		6.2	6.4	6.4	7.1	6.5	6.4
浸透圧	mOsm/L	300	360	380	490	350	300
粘度	mPa・s	5	10	10	37	10	5
比重		1.07	1.08	1.08	1.12	1.07	1.06
備考							

| 医薬品 | 濃厚流動食 | 半固形・粘度調整 |

クラシエ薬品

製品名		アコロンDK	アコロンDK バランス
区分		微量栄養素補助食	微量栄養素補助食
容量(mL)		125	125

●標準組成値(100mLあたり)

熱量		kcal	80	72
タンパク質		g	4	2
脂質		g	—	—
炭水化物		g	16	16
食物繊維		g	—	—
水分		g	86.4	88.8
ビタミン	ビタミンA	μgRE	240	340
	ビタミンD	μg	1.92	2.24
	ビタミンE	mg	4.0	2.8
	ビタミンK	μg	—	—
	ビタミンB_1	mg	0.80	1.04
	ビタミンB_2	mg	0.80	1.2
	ナイアシン	mgNE	9.6	11
	ビタミンB_6	mg	0.96	1.12
	葉酸	μg	—	192
	ビタミンB_{12}	μg	—	1.9
	ビオチン	μg	—	40
	パントテン酸	mg	—	4.80
	ビタミンC	mg	8	80
ミネラル	ナトリウム(Na)	mg	8	10
	(食塩相当量)	g	0.020	0.026
	クロール(Cl)	mg	—	—
	カリウム(K)	mg	29	18
	カルシウム(Ca)	mg	40	40
	硫黄(S)	mg	—	—
	マグネシウム(Mg)	mg	—	—
	リン(P)	mg	400-480	80-120
	鉄(Fe)	mg	5.6	5.6
	亜鉛(Zn)	mg	6.0	6.0
	ヨウ素(I)	μg	—	—
	銅(Cu)	mg	0.56	0.56
	マンガン(Mn)	mg	—	—
	セレン(Se)	μg	40	40
	クロム(Cr)	μg	—	—
	モリブデン(Mo)	μg	—	—

●物性

pH		3.30	3.2-3.6
浸透圧	mOsm/L	860	650-700
粘度	mPa・s	3	3
比重			
備考			

医薬品 | 濃厚流動食 | 半固形・粘度調整

クリニコ

製品名		CZ-Hi	CZ-Hi1.5	CZ-Hi 0.6	E-3	E-7Ⅱ	E-7Ⅱ0.6
区分		半消化態流動食	半消化態流動食	半消化態流動食	半消化態流動食	半消化態流動食	半消化態流動食
容量(mL)		200/300/400/1,000	200/267/1,000	500	200/1,000	200/300/400/1,000	500

●標準組成値(100mLあたり)

			CZ-Hi	CZ-Hi1.5	CZ-Hi 0.6	E-3	E-7Ⅱ	E-7Ⅱ0.6
熱量		kcal	100	150	60	100	100	60
タンパク質		g	5.0	7.5	3.0	5.0	5.0	3.0
脂質		g	2.2	3.3	1.3	2.2	2.0	1.2
炭水化物		g	17.1	25	10.0	15.5	16.3	9.8
食物繊維		g	2.4	3.0	1.2	0.6	1.0	0.6
水分		g	84	75	90	84	84	91
ビタミン	ビタミンA	μgRE	75	113	45	75	90	54
	ビタミンD	μg	0.5	0.8	0.3	0.5	0.6	0.4
	ビタミンE	mg	1.2	1.8	0.7	1.2	1.0	0.6
	ビタミンK	μg	8	12	4.8	8	8	5
	ビタミンB_1	mg	0.16	0.24	0.10	0.16	0.13	0.08
	ビタミンB_2	mg	0.18	0.27	0.11	0.18	0.18	0.11
	ナイアシン	mgNE	3.2	4.7	1.9	3.3	3.2	1.9
	ビタミンB_6	mg	0.3	0.45	0.18	0.3	0.2	0.1
	葉酸	μg	30	45	18	30	30	18
	ビタミンB_{12}	μg	0.3	0.45	0.18	0.3	0.3	0.18
	ビオチン	μg	5	8	3	—	5	3
	パントテン酸	mg	1.0	1.5	0.6	1.0	0.7	0.4
	ビタミンC	mg	10	15	6	10	10	6
ミネラル	ナトリウム(Na)	mg	90	135	54	80	180	108
	(食塩相当量)	g	0.23	0.34	0.14	0.20	0.46	0.27
	クロール(Cl)	mg	130	195	78	116	195	117
	カリウム(K)	mg	150	225	90	150	130	78
	カルシウム(Ca)	mg	75	113	45	65	60	36
	硫黄(S)	mg	—	—	—	—	—	—
	マグネシウム(Mg)	mg	38	57	23	30	30	18
	リン(P)	mg	75	113	45	65	60	36
	鉄(Fe)	mg	1.1	1.7	0.7	1.1	1.0	0.6
	亜鉛(Zn)	mg	1.1	1.7	0.7	0.2	1.0	0.6
	ヨウ素(I)	μg	15	23	9	[3]	13	8
	銅(Cu)	mg	0.10	0.15	0.06	0.03	0.10	0.06
	マンガン(Mn)	mg	0.18	0.27	0.11	0.02	0.18	0.11
	セレン(Se)	μg	4	6	2	[1]	3	2
	クロム(Cr)	μg	4	6	2	—	4	2
	モリブデン(Mo)	μg	[12]	5	2	—	3	2

●物性

		CZ-Hi	CZ-Hi1.5	CZ-Hi 0.6	E-3	E-7Ⅱ	E-7Ⅱ0.6
pH		7.0	6.9	6.9	7.0	7.0	7.0
浸透圧	mOsm/L	300	450	160	250	340	200
粘度	mPa・s	17	43	6	11	17	7
比重		1.08	1.13	1.05	1.08	1.08	1.05
備考							

製品名		MA-8プラス	MA-R2.0	MA-8プラス0.6	A1.5	PRONA	ディムス
区分		半消化態流動食	半消化態流動食	半消化態流動食	半消化態流動食	半消化態流動食	半消化態流動食
容量(mL)		200/300/400/1,000	200/250/1,000	500	200/1,000	200/300/400/1,000	200/300/400

●標準組成値(100mLあたり)

熱量		kcal	100	200	60	150	100	100
タンパク質		g	4.0	7.3	2.4	6.0	5.5	4.0
脂質		g	3.0	5.6	1.8	4.5	2.2	2.8
炭水化物		g	14.7	31.6	8.8	22.5	15.8	16.7
食物繊維		g	0.4	2.0	0.2	1.5	1.5	2.4
水分		g	85	69	91	77	84	84
ビタミン	ビタミンA	μgRE	75	150	45	113	107	75
	ビタミンD	μg	0.5	1.0	0.3	0.8	0.7	0.5
	ビタミンE	mg	1.0	2.4	0.6	1.5	1.0	10.0
	ビタミンK	μg	7	13	4	10	10	8
	ビタミンB_1	mg	0.13	0.30	0.08	0.20	0.20	0.60
	ビタミンB_2	mg	0.14	0.36	0.08	0.21	0.27	0.18
	ナイアシン	mgNE	2.7	5.5	1.6	4.2	4.5	6.0
	ビタミンB_6	mg	0.20	0.60	0.12	0.30	0.30	0.62
	葉酸	μg	40	60	24	60	45	70
	ビタミンB_{12}	μg	0.30	0.60	0.18	0.45	0.45	0.70
	ビオチン	μg	5	9	3	8	7	5
	パントテン酸	mg	1.0	2.0	0.6	1.5	1.1	1.3
	ビタミンC	mg	10	30	6	15	50	100
ミネラル	ナトリウム(Na)	mg	120	150	72	180	220	85
	(食塩相当量)	g	0.30	0.38	0.18	0.46	0.56	0.22
	クロール(Cl)	mg	110	148	66	165	195	85
	カリウム(K)	mg	95	160	57	143	130	75
	カルシウム(Ca)	mg	60	100	36	90	60	70
	硫黄(S)	mg	—	—	—	—	—	—
	マグネシウム(Mg)	mg	20	50	12	30	30	35
	リン(P)	mg	60	100	36	90	60	70
	鉄(Fe)	mg	0.8	1.8	0.5	1.2	1.0	1.0
	亜鉛(Zn)	mg	1.0	2.4	0.6	1.5	1.5	0.9
	ヨウ素(I)	μg	13	25	8	20	17	15
	銅(Cu)	mg	0.07	0.20	0.04	0.11	0.12	0.10
	マンガン(Mn)	mg	0.18	0.36	0.11	0.27	0.15	0.18
	セレン(Se)	μg	3	7	2	5	4	4
	クロム(Cr)	μg	3	7	2	5	5	4
	モリブデン(Mo)	μg	3	5	2	5	[4]	3

●物性

pH		6.8	7.0	6.8	6.9	7.0	6.9
浸透圧	mOsm/L	260	620	150	350	340	280
粘度	mPa・s	12	55	6	30	17	10
比重		1.07	1.15	1.04	1.11	1.08	1.08
備考							

クリニコ

製品名		レナジーU	レナジー bit	ヘパス
区分		半消化態流動食	半消化態流動食	半消化態流動食
容量(mL)		200	125	125

●標準組成値(100mLあたり)

			レナジーU	レナジー bit	ヘパス
熱量		kcal	150	120	160
タンパク質		g	4.9	0.7	5.2
脂質		g	4.2	3.4	5.4
炭水化物		g	25.2	25.0	26.6
食物繊維		g	2.5	3.2	4.0
水分		g	76	80	74
ビタミン	ビタミンA	μgRE	62	72	101
	ビタミンD	μg	0.6	0.2	0.8
	ビタミンE	mg	1.9	4.0	60
	ビタミンK	μg	10	6	24
	ビタミンB_1	mg	0.20	0.36	0.22
	ビタミンB_2	mg	0.23	0.36	0.24
	ナイアシン	mgNE	1.7	4.0	3.8
	ビタミンB_6	mg	1.25	0.40	0.40
	葉酸	μg	94	64	40
	ビタミンB_{12}	μg	0.30	0.64	[0.80]
	ビオチン	μg	6	12	—
	パントテン酸	mg	0.8	1.6	0.8
	ビタミンC	mg	10	12	80
ミネラル	ナトリウム(Na)	mg	173	36	110
	(食塩相当量)	g	0.44	0.09	0.28
	クロール(Cl)	mg	213	—	20
	カリウム(K)	mg	117	0-8	42
	カルシウム(Ca)	mg	49	[2]	60
	硫黄(S)	mg	—	—	—
	マグネシウム(Mg)	mg	25	[1.2]	32
	リン(P)	mg	60	4-12	52
	鉄(Fe)	mg	1.2	[<0.1]	[<0.3]
	亜鉛(Zn)	mg	1.5	2.4	6.0
	ヨウ素(I)	μg	19	—	—
	銅(Cu)	mg	0.08	—	—
	マンガン(Mn)	mg	0.27	—	—
	セレン(Se)	μg	4	5	—
	クロム(Cr)	μg	4	—	—
	モリブデン(Mo)	μg	4	—	—

●物性

		レナジーU	レナジー bit	ヘパス
pH		6.7	5.8	6.6
浸透圧	mOsm/L	470	390	650
粘度	mPa・s	22	10	22
比重		1.12	1.10	1.12
備考				

| 医薬品 | 濃厚流動食 | 半固形・粘度調整 |

三和化学研究所

製品名		サンエット-N3	サンエット-SA	サンエット-SA アクアバッグ	サンエット-1.5	サンエット-2.0	サンエット-L
区分		半消化態流動食	半消化態流動食	半消化態流動食	半消化態流動食	半消化態流動食	半消化態流動食
容量(mL)		200/300/400/1,000	200/300/400/1,000	428/571	200	200/250/1,000	200/1,000

●標準組成値(100mLあたり)

熱量		kcal	100	100	70	150	200	100
タンパク質		g	4.0	5.5	3.8	6.0	8.0	4.0
脂質		g	2.6	2.22	1.55	6.2	7.5	3.6
炭水化物		g	15.8	16	11	17.7	26.6	13
食物繊維		g	1.3	2	1.4	—	2	—
水分		g	85	83.5	88	78	68.9	85.7
ビタミン	ビタミンA	µgRE	90	75	52.4	97.5	150	46
	ビタミンD	µg	0.75	0.325	0.227	0.68	0.75	0.4
	ビタミンE	mg	2.0	2	1.4	1.2	3.0	2.0
	ビタミンK	µg	6.7	7	4.9	—	17	—
	ビタミンB_1	mg	0.19	0.15	0.10	0.29	0.3	0.11
	ビタミンB_2	mg	0.22	0.15	0.10	0.35	0.3	0.15
	ナイアシン	mgNE	3	3	2.1	4.6	5.0	2.52
	ビタミンB_6	mg	0.26	0.2	0.14	0.39	0.4	0.16
	葉酸	µg	50	25	17.5	60	50	51
	ビタミンB_{12}	µg	0.4	0.3	0.21	0.88	0.6	0.4
	ビオチン	µg	4.2	3.75	2.62	9	8	—
	パントテン酸	mg	0.86	0.63	0.44	1.68	1.3	0.62
	ビタミンC	mg	20	25	17.5	26	30	6.4
ミネラル	ナトリウム(Na)	mg	135	180	126	126	230	100
	(食塩相当量)	g	0.34	0.46	0.32	0.32	0.58	0.25
	クロール(Cl)	mg	80	110	77	127	84(61)	101
	カリウム(K)	mg	155	130	91	199	150	53.8
	カルシウム(Ca)	mg	60	60	42	90	110	36
	硫黄(S)	mg	—	—	—	—	—	—
	マグネシウム(Mg)	mg	27.5	30	21	34	55	12.3
	リン(P)	mg	100	110	77	98.3	100(160)	39.1
	鉄(Fe)	mg	1.3	1.3	0.9	1.88	2.5	0.52
	亜鉛(Zn)	mg	1.0	1.4	1.0	1.2	2.8	0.2
	ヨウ素(I)	µg	12.5	19	13	20	40	—
	銅(Cu)	mg	0.09	0.13	0.09	0.1	0.25	0.005
	マンガン(Mn)	mg	0.35	0.5	0.35	0.5	1.0	—
	セレン(Se)	µg	3.75	6	4.2	4	13	—
	クロム(Cr)	µg	4.0	3.8	2.7	4.4	9	—
	モリブデン(Mo)	µg	2.5	3.8	2.7	3.2	8	—

●物性

pH		6.2(6.5)	6.5(6.7)	6.5	7.3	7.2	6.4
浸透圧	mOsm/L	276(310)	292(309)	220	427	537	266
粘度	mPa・s	12	10	5	21.5	38	6
比重		1.08	1.08	1.055	1.09	1.12	1.065
備考		バッグ紙( )	バッグ紙( )			バッグ紙( )	

| 医薬品 | 濃厚流動食 | 半固形・粘度調整 |

三和化学研究所

製品名			サンエット-A	リカバリーSOY	リカバリー1.5	リカバリーAmino	リカバリーMini	レナプラス
区分			半消化態流動食	半消化態流動食	半消化態流動食	半消化態流動食	半消化態流動食	半消化態流動食
容量(mL)			200/1,000	200/300/400/1,000	200/1,000	200/1,000	125	125

●標準組成値(100mLあたり)

熱量		kcal	100	100	150	100	160	160
タンパク質		g	4.7	4.5	6	5.0	6.4	0.58
脂質		g	1.7	2.5	4.83	2.7	6	7.0
炭水化物		g	16.5	15.6	22.1	15.4	21.3	25.4
食物繊維		g	—	1.0	2.0	2.0	1.6	2.4
水分		g	84.4	84	75	84	74	75
ビタミン	ビタミンA	µgRE	88	90	105	110	86.4	24
	ビタミンD	µg	0.81	0.75	0.75	0.8	0.7	0.32
	ビタミンE	mg	2.0	3	2.6	2.0	2.8	1.92
	ビタミンK	µg	—	4	15	10	9.6	4.8
	ビタミンB_1	mg	0.1	0.2	0.27	0.2	0.16	0.24
	ビタミンB_2	mg	0.16	0.2	0.3	0.23	0.22	0.32
	ナイアシン	mgNE	3.01	3	4.7	3	4.1	3.2
	ビタミンB_6	mg	0.26	0.3	0.45	0.4	0.32	0.64
	葉酸	µg	49	50	60	50	64	80
	ビタミンB_{12}	µg	1.5	0.4	0.75	0.65	0.6	0.48
	ビオチン	µg	—	2.8	6.8	5.6	3.2	1.6
	パントテン酸	mg	0.86	0.9	1.2	1	0.8	1.28
	ビタミンC	mg	8.6	10	36	25	36	9.6
ミネラル	ナトリウム(Na)	mg	158	125	150	165	184	48
	(食塩相当量)	g	0.4	0.32	0.38	0.42	0.48	0.13
	クロール(Cl)	mg	160	120	158	150	36	16
	カリウム(K)	mg	129	150	218	135	144	32
	カルシウム(Ca)	mg	40.1	75	90	90	72	48
	硫黄(S)	mg	—	—	—	—	—	—
	マグネシウム(Mg)	mg	18.8	25	53	45	24	24
	リン(P)	mg	63.5	95	150	95	136	16
	鉄(Fe)	mg	1.00	1.5	2.6	1.6	2.4	1.6
	亜鉛(Zn)	mg	0.18	1.2	1.95	1.5	2.4	0.8
	ヨウ素(I)	µg	—	13	23	19	—	12
	銅(Cu)	mg	0.0086	0.12	0.15	0.1	0.14	0.03
	マンガン(Mn)	mg	0.0065	0.27	0.75	0.5	0.24	0.32
	セレン(Se)	µg	—	2	6	6	2.4	2.4
	クロム(Cr)	µg	—	3.7	4.5	4.5	5.6	2.9
	モリブデン(Mo)	µg	—	15	18	14	20	4

●物性

pH		6.3	7.2	7.2	7.2	7.1	6.8
浸透圧	mOsm/L	329	350	555	485	550	748
粘度	mPa・s	9	9.2	24	8.5	28	8
比重		1.08	1.08	1.12	1.08	1.1	1.11
備考							

製品名		ライフロン-QL	ライフロン-6バッグ	ライフロン-Q10	液状サンケンラクト	プロティンマックス
区分		半消化態流動食	半消化態流動食	半消化態流動食	半消化態流動食	半消化態流動食
容量(mL)		125	300/400	200	200	125

●標準組成値(100mLあたり)

熱量		kcal	160	100	100	68	64
タンパク質		g	6.4	5.0	5.0	8.2	7.2
脂質		g	7.8	2.8	3.4	0.8	0.8
炭水化物		g	16	13.8	12.5	7	7.04
食物繊維		g	0.8	0.5	0.5		
水分		g	77	85	85	88.5	88
ビタミン	ビタミンA	μgRE	83.4	85	85	148	48
	ビタミンD	μg	0.75	0.55	0.55	—	0.2
	ビタミンE	mg	5.28	3.45	3.78	—	2.4
	ビタミンK	μg	6.56	4.1	4.1	—	—
	ビタミンB_1	mg	0.45	0.28	0.28	0.265	0.08
	ビタミンB_2	mg	0.45	0.32	0.32	0.45	0.08
	ナイアシン	mgNE	4.0	2.7	2.7	2.25	2.56
	ビタミンB_6	mg	0.61	0.38	0.38		0.56
	葉酸	μg	80	50	50		40
	ビタミンB_{12}	μg	1.81	1.13	1.13		0.56
	ビオチン	μg	—	7	10		
	パントテン酸	mg	3.01	1.88	1.88		0.4
	ビタミンC	mg	32	25	30	25	32
ミネラル	ナトリウム(Na)	mg	192	155	160	113.4	96
	(食塩相当量)	g	0.48	0.39	0.41	0.29	0.24
	クロール(Cl)	mg	60.6	150	87.5	27.5	27.2
	カリウム(K)	mg	121.8	130	130	66.5	66.4
	カルシウム(Ca)	mg	66.1	70	70	50	104
	硫黄(S)	mg	—	—	—	—	—
	マグネシウム(Mg)	mg	20.3	35	38		7.04
	リン(P)	mg	98.4	105	115	96.5	120
	鉄(Fe)	mg	1.6	1.2	1.3	—	0.8
	亜鉛(Zn)	mg	2.24	1.5	1.6	1.85	2
	ヨウ素(I)	μg	13.6	13	13	—	—
	銅(Cu)	mg	0.30	0.15	0.16	0.3	0.32
	マンガン(Mn)	mg	0.012	0.4	0.4		
	セレン(Se)	μg	10.2	6	6	8.5	8
	クロム(Cr)	μg	7	4	4	—	—
	モリブデン(Mo)	μg	6.4	2.5	2.5	—	—

●物性

pH		6.8	6.5	6.7	6.5	6.4
浸透圧	mOsm/L	470	350	370	296	431
粘度	mPa・s	17	10	10	15	
比重		1.083	1.07	1.067	1.05	1.05
備考						コーヒー味

| 医薬品 | 濃厚流動食 | 半固形・粘度調整 |

テルモ

製品名		マーメッド	エフツーアルファ	テルミールミニスープ	テルミール2.0α	グランケア	レナウェルA
区分			半消化態流動食	半消化態流動食	半消化態流動食	半消化態流動食	半消化態流動食
容量(mL)		300/400	200/1,000	125	200	125	125

●標準組成値(100mLあたり)

熱量		kcal	100	100	160	200	160	160
タンパク質		g	4.0	5	5.8	7.3	4.0	0.6
脂質		g	3.8	2.2	6	7.5	4.2	7.1
炭水化物		g	13.6	15.5	20.8	26.0	26.4	23.4
食物繊維		g	1.1	2	0.5	0.3	0.8	2.4
水分		g	84	84	75	70	77	75
ビタミン	ビタミンA	μgRE	105	85	114	142	48	24
	ビタミンD	μg	0.85	0.55	0.74	0.92	0.4	0.1
	ビタミンE	mg	1.0	3	2.1	1.50	2.0	4.8
	ビタミンK	μg	9.9	7.5	10	12.5	2.2	7.7
	ビタミンB_1	mg	0.22	0.21	0.5	0.42	8.0	0.4
	ビタミンB_2	mg	0.22	0.24	0.26	0.33	4.0	0.54
	ナイアシン	mgNE	3.3	2.25	2.8	3.5	6.8	6.4
	ビタミンB_6	mg	0.30	0.5	0.4	0.50	0.64	0.8
	葉酸	μg	36	50	40	50	88	80
	ビタミンB_{12}	μg	1.8	1.5	1.2	1.50	0.96	2.0
	ビオチン	μg	8.0	6.5	8.6	10.8	0.6	—
	パントテン酸	mg	0.85	0.9	1.2	1.50	2.0	2.9
	ビタミンC	mg	15.5	30	40	30	40	24
ミネラル	ナトリウム(Na)	mg	190	100	168	100	120	48
	(食塩相当量)	g	0.48	0.25	0.43	0.25	0.30	0.12
	クロール(Cl)	mg	110	63	136	100	100	12
	カリウム(K)	mg	170	110	80	100	76	16
	カルシウム(Ca)	mg	85	90	72	75	50	8
	硫黄(S)	mg	20	80	30	0.08	—	—
	マグネシウム(Mg)	mg	39	35	16	38	12	2
	リン(P)	mg	110	70	72	100	50	16
	鉄(Fe)	mg	0.83	1.2	1.4	1.5	1.2	2.0
	亜鉛(Zn)	mg	1.3	1.2	1.9	2.4	2.4	0.04
	ヨウ素(I)	μg	21	35	46	—	—	—
	銅(Cu)	mg	0.10	0.1	0.16	0.24	0.12	0.002
	マンガン(Mn)	mg	0.44	0.4	0.56	0.7	—	0.009
	セレン(Se)	μg	5.8	3	8.0	10	1.1	—
	クロム(Cr)	μg	4.4	4	8.0	—	0	—
	モリブデン(Mo)	μg	6.5	3	8	3	0	—

●物性

pH		6.9	7.0	7	7.0	7.2	6.5
浸透圧	mOsm/L	450	370	470	450	510	410
粘度	mPa・s	120	10	22	30	13	15
比重		1.07	1.08	1	1.12	1.11	1.1
備考					バニラ味	メロン味	

製品名		レナウェル3	テゾン	ペプチーノ	イムンα	タピオンα
区分		半消化態流動食	半消化態流動食	消化態流動食	半消化態流動食	半消化態流動食
容量(mL)		125	125	200	200	200

●標準組成値(100mLあたり)

熱量		kcal	160	16	100	125	100
タンパク質		g	2.4	0	3.6	6.5	4
脂質		g	7.1	0	0	3.8	4.5
炭水化物		g	21.6	3.8	21.4	13.7	12.8
食物繊維		g	2.4	0.24	0	0.6	1.8
水分		g	75	98	85	80	85
ビタミン	ビタミンA	μgRE	24	—	—	152	91
	ビタミンD	μg	0.1	—	—	0.84	0.5
	ビタミンE	mg	4.8	—	—	5	3
	ビタミンK	μg	7.7	—	—	12.5	7.5
	ビタミンB_1	mg	0.4	0.34	0.5	0.35	0.21
	ビタミンB_2	mg	0.54	0.40	0.25	0.40	0.24
	ナイアシン	mgNE	6.4	3.8	2.5	3.8	2.3
	ビタミンB_6	mg	0.8	0.38	0.25	0.84	0.5
	葉酸	μg	80	64	50	84	50
	ビタミンB_{12}	μg	2.0	0.6	0.6	2.5	1.5
	ビオチン	μg	—	—	12.5	11	7
	パントテン酸	mg	2.9	1.6	1.2	1.5	0.9
	ビタミンC	mg	24	26	50	50	30
ミネラル	ナトリウム(Na)	mg	48	0-50	70	120	100
	(食塩相当量)	g	0.12	0-0.13	0.18	0.31	0.25
	クロール(Cl)	mg	12	—	105	75	100
	カリウム(K)	mg	16	33.9	77	130	120
	カルシウム(Ca)	mg	8	1.1	75	70	65
	硫黄(S)	mg	—	—	30	100	40
	マグネシウム(Mg)	mg	2	1.1	18	35	25
	リン(P)	mg	16	2.5	40	88	60
	鉄(Fe)	mg	2.0	2.0	0.7	1.5	1.0
	亜鉛(Zn)	mg	0.05	3.2	1.2	1.5	1.0
	ヨウ素(I)	μg	—	—	—	44	35
	銅(Cu)	mg	0.003	0.24	0.1	0.13	0.09
	マンガン(Mn)	mg	0.009	1.04	—	0.5	0.4
	セレン(Se)	μg	—	16	1	9	6
	クロム(Cr)	μg	—	10	1	10	6
	モリブデン(Mo)	μg	—	—	4	7.5	6

●物性

pH		6.5	4.0未満	6.0	7.1	7
浸透圧	mOsm/L	340	255	470	440	250
粘度	mPa・s	15	6	6	15	10
比重		1.1	1.02	1.10	1.09	1.06
備考			アップル風味	プレーン		

| 医薬品 | 濃厚流動食 | 半固形・粘度調整 |

日清オイリオグループ

製品名		プロキュアZ
区分		
容量(mL)		125

●標準組成値(100mLあたり)

熱量	kcal	200
タンパク質	g	10.0
脂質	g	4.4
炭水化物	g	30.1
食物繊維	g	—
水分	g	—
ビタミン	ビタミンA	μgRE	Tr
	ビタミンD	μg	Tr
	ビタミンE	mg	0.4
	ビタミンK	μg	4
	ビタミンB_1	mg	Tr
	ビタミンB_2	mg	0.03
	ナイアシン	mgNE	2.4
	ビタミンB_6	mg	Tr
	葉酸	μg	6
	ビタミンB_{12}	μg	0.15
	ビオチン	μg	—
	パントテン酸	mg	Tr
	ビタミンC	mg	301
ミネラル	ナトリウム(Na)	mg	250
	(食塩相当量)	g	0.6
	クロール(Cl)	mg	—
	カリウム(K)	mg	10
	カルシウム(Ca)	mg	11
	硫黄(S)	mg	—
	マグネシウム(Mg)	mg	4
	リン(P)	mg	94
	鉄(Fe)	mg	7.1
	亜鉛(Zn)	mg	7.1
	ヨウ素(I)	μg	—
	銅(Cu)	mg	0.08
	マンガン(Mn)	mg	0.08
	セレン(Se)	μg	7
	クロム(Cr)	μg	—
	モリブデン(Mo)	μg	—

●物性

pH		
浸透圧	mOsm/L	674
粘度	mPa・s	
比重		1.128
備考		バナナ味

Tr：微量

| 医薬品 | 濃厚流動食 | 半固形・粘度調整 |

ニュートリー

製品名		CP10 (シーピーテン)	ブイ・クレス キャロット
区分		コラーゲン ペプチド 含有飲料	微量栄養素 補助食
容量(mL)		125	125

●標準組成値(100mLあたり)

熱量		kcal	64	64
タンパク質		g	9.6	0.8
脂質		g	0	0
炭水化物		g	6.4	16.96
食物繊維		g	—	—
水分		g	88	88
ビタミン	ビタミンA	µgRE	240	440
	ビタミンD	µg	4.4	4.4
	ビタミンE	mg	16	16
	ビタミンK	µg	—	—
	ビタミンB$_1$	mg	2.4	2.4
	ビタミンB$_2$	mg	2.4	2.4
	ナイアシン	mgNE	12	12
	ビタミンB$_6$	mg	4	4
	葉酸	µg	440	440
	ビタミンB$_{12}$	µg	8	8
	ビオチン	µg	40	40
	パントテン酸	mg	8	8
	ビタミンC	mg	400	400
ミネラル	ナトリウム(Na)	mg	33.6	24
	(食塩相当量)	g	0.09	0.06
	クロール(Cl)	mg	—	—
	カリウム(K)	mg	24	72
	カルシウム(Ca)	mg	60	56
	硫黄(S)	mg		
	マグネシウム(Mg)	mg	0.8	2.4
	リン(P)	mg	3.2	24
	鉄(Fe)	mg	4	4
	亜鉛(Zn)	mg	9.6	9.6
	ヨウ素(I)	µg	—	—
	銅(Cu)	mg	0	0
	マンガン(Mn)	mg	—	—
	セレン(Se)	µg	40	40
	クロム(Cr)	µg	—	—
	モリブデン(Mo)	µg	—	—

●物性

pH		4.4以下	3.9
浸透圧	mOsm/L	488	1,037
粘度	mPa・s	20	9
比重		1.044	1.08
備考			

| 医薬品 | 濃厚流動食 | 半固形・粘度調整 |

ネスレ日本

製品名		アイソカル1K	アイソカルグルコパルTF	アイソカルプラス	アイソカルプラスEXバッグ	アイソカルサポートBag	アイソカルBag2K
区分		半消化態流動食	半消化態流動食	半消化態流動食	半消化態流動食	半消化態流動食	半消化態流動食
容量(mL)		200/1,000	200	200/1,000	200/267	200/267/333	150/200/250

●標準組成値(100mLあたり)

熱量		kcal	100	100	150	150	150	200
タンパク質		g	3.6	3.6	5.7	7.5	5.7	7.2
脂質		g	2.5	4.5	6.9	6.9	6.9	8.0
炭水化物		g	16.3	10.5	16.8	14.9	17.6	25.8
食物繊維		g	1.0	2.6	0.9	0.8	2.3	2.0
水分		g	84	80	77	77	77	70
ビタミン	ビタミンA	μgRE	85	87	120	120	120	160
	ビタミンD	μg	0.9	1.3	1.05	1.1	1.05	1.2
	ビタミンE	mg	0.9	10.8	1.4	1.4	1.4	2.0
	ビタミンK	μg	4	6	7.5	9	10.1	10
	ビタミンB_1	mg	0.25	0.65	0.30	0.30	0.30	0.30
	ビタミンB_2	mg	0.28	0.65	0.35	0.35	0.35	0.46
	ナイアシン	mgNE	3.5	3.6	4.5	4.5	4.5	8.0
	ビタミンB_6	mg	0.35	0.65	0.38	0.38	0.38	0.60
	葉酸	μg	25	54	38	38	38	50
	ビタミンB_{12}	μg	0.30	1.08	0.36	0.45	0.45	0.60
	ビオチン	μg	6.3	18.8	7.5	7.5	7.5	1.0
	パントテン酸	mg	1.8	1.7	2.0	2.0	2.0	2.6
	ビタミンC	mg	21	43	30	30	30	36
ミネラル	ナトリウム(Na)	mg	138	75	266	105	135	300
	(食塩相当量)	g	0.35	0.19	0.68	0.27	0.35	0.76
	クロール(Cl)	mg	107	80	140	129	140	100
	カリウム(K)	mg	120	75	185	180	120	150
	カルシウム(Ca)	mg	88	70	113	105	113	150
	硫黄(S)	mg	—	—	—	—	—	—
	マグネシウム(Mg)	mg	40	32	48	48	48	64
	リン(P)	mg	82	65	101	114	120	150
	鉄(Fe)	mg	0.9	0.8	1.5	1.5	1.5	2.6
	亜鉛(Zn)	mg	1.1	1.9	1.7	1.7	2.0	2.2
	ヨウ素(I)	μg	16.0	33.0	23.0	19.5	22.5	—
	銅(Cu)	mg	0.10	0.19	0.12	0.12	0.15	0.16
	マンガン(Mn)	mg	0.40	0.60	0.60	0.60	0.60	0.94
	セレン(Se)	μg	4.0	5.0	4.5	4.5	7.5	9.0
	クロム(Cr)	μg	4.0	6.0	5.0	5.3	5.0	3.0
	モリブデン(Mo)	μg	3.0	4.0	4.1	3.8	4.1	5.0

●物性

pH		7.0	6.7	7.0	6.6	6.7	6.5
浸透圧	mOsm/L	350	280	450	410	360	480
粘度	mPa・s	10	8	18	34	47	40
比重		1.1	1.1	1.09	1.057	1.1	1.13
備考							

製品名		アイソカル アルジネード	ペプタメン スタンダード	アイソカル 1.0 ジュニア	リソース グルコパル	リソース ペムパル	インパクト
区分		栄養 補助食品	消化態 流動食	半消化態 流動食	栄養 補助食品	栄養 補助食品	半消化態 流動食
容量(mL)		125	200	200	125	125	250

●標準組成値(100mLあたり)

熱量		kcal	80	150	100	128	160	101
タンパク質		g	4.0	5.3	2.8	6.4	6.4	5.6
脂質		g	0	6.0	3.3	4.3	6.4	2.8
炭水化物		g	16	18.8	15.2	17.1	20	13.4
食物繊維		g	—	—	0.8	1.6	—	—
水分		g	85.6	76.5	83	79.4	75.2	85
ビタミン	ビタミンA	μgRE	120	150	55	106	102	44
	ビタミンD	μg	1.9	1.4	0.5	1.0	0.96	0.15
	ビタミンE	mg	4.0	1.5	0.9	4.8	2.4	0.5
	ビタミンK	μg	—	3.5	4.0	9.6	12	3.7
	ビタミンB_1	mg	0.72	0.38	0.15	0.29	0.31	0.07
	ビタミンB_2	mg	0.64	0.50	0.17	0.38	0.34	0.07
	ナイアシン	mgNE	8.0	8.0	2.4	4.2	3.8	1.9
	ビタミンB_6	mg	0.80	0.65	0.24	0.48	0.42	0.10
	葉酸	μg	80	46	19	48	42	13
	ビタミンB_{12}	μg	—	1.20	0.25	0.96	0.4	0.16
	ビオチン	μg	—	16	4.2	24	—	—
	パントテン酸	mg	4.0	3.0	0.9	2.1	2.0	0.3
	ビタミンC	mg	400	40	14	40	30	9.5
ミネラル	ナトリウム(Na)	mg	44	165	80	96	96	110
	(食塩相当量)	g	0.11	0.42	0.21	0.24	0.24	0.28
	クロール(Cl)	mg	27	150	60	128	140	120
	カリウム(K)	mg	24	150	55	160	168	133
	カルシウム(Ca)	mg	16	117	100	90	100	47
	硫黄(S)	mg	—	—	—	—	—	—
	マグネシウム(Mg)	mg	2.8	54	17	44.8	48	20
	リン(P)	mg	504	85	60	100	120	53
	鉄(Fe)	mg	5.6	1.6	1	1.6	1.6	0.8
	亜鉛(Zn)	mg	8.0	2.2	1.0	2.4	1.9	0.67
	ヨウ素(I)	μg	—	35.0	10	19.2	—	10
	銅(Cu)	mg	0.80	0.15	0.10	0.24	0.29	0.12
	マンガン(Mn)	mg	—	0.75	0.3	0.51	—	0.27
	セレン(Se)	μg	40	6.0	3.0	6.4	9.6	3.3
	クロム(Cr)	μg	—	8.7	2.0	7.2	—	2.0
	モリブデン(Mo)	μg	—	9.0	2.0	5.6	—	1.7

●物性

pH				6.9	7.0	6.8		6.5
浸透圧	mOsm/L			520	290	580		390
粘度	mPa・s			7	6	13		10
比重				1.10	1.07	1.09		1.08
備考								

| 医薬品 | 濃厚流動食 | 半固形・粘度調整 |

ハウス食品

製品名	サプリナ
区分	半消化態流動食
容量(mL)	125

●標準組成値(100mLあたり)

熱量	kcal	80
タンパク質	g	4.0
脂質	g	0
炭水化物	g	18.3
食物繊維	g	2.8
水分	g	85.3
ビタミン	ビタミンA	μgRE	―
	ビタミンD	μg	4.0
	ビタミンE	mg	7.2
	ビタミンK	μg	―
	ビタミンB_1	mg	1.04
	ビタミンB_2	mg	0.88
	ナイアシン	mgNE	9.6
	ビタミンB_6	mg	1.04
	葉酸	μg	―
	ビタミンB_{12}	μg	1.6
	ビオチン	μg	―
	パントテン酸	mg	4.4
	ビタミンC	mg	400
ミネラル	ナトリウム(Na)	mg	40
	(食塩相当量)	g	0.1
	クロール(Cl)	mg	―
	カリウム(K)	mg	28
	カルシウム(Ca)	mg	160
	硫黄(S)	mg	―
	マグネシウム(Mg)	mg	80
	リン(P)	mg	16
	鉄(Fe)	mg	4.8
	亜鉛(Zn)	mg	8.0
	ヨウ素(I)	μg	―
	銅(Cu)	mg	―
	マンガン(Mn)	mg	―
	セレン(Se)	μg	―
	クロム(Cr)	μg	―
	モリブデン(Mo)	μg	―

●物性

pH		
浸透圧	mOsm/L	
粘度	mPa・s	
比重		
備考		パイナップル味

| | 医薬品 | 濃厚流動食 | 半固形・粘度調整 |

フードケア

製品名		一挙千菜
区分		ビタミン・ミネラル補給飲料
容量(mL)		125/1,000

●標準組成値(100mLあたり)

熱量	kcal		64
タンパク質	g		0.4
脂質	g		0
炭水化物	g		15.8
食物繊維	g		0.3
水分	g		89.6
ビタミン	ビタミンA	μgRE	100
	ビタミンD	μg	0.9
	ビタミンE	mg	15
	ビタミンK	μg	0
	ビタミンB_1	mg	0.7
	ビタミンB_2	mg	0.7
	ナイアシン	mgNE	7.8
	ビタミンB_6	mg	0.96
	葉酸	μg	136
	ビタミンB_{12}	μg	1.6
	ビオチン	μg	33.6
	パントテン酸	mg	2.56
	ビタミンC	mg	384
ミネラル	ナトリウム(Na)	mg	65
	(食塩相当量)	g	0.16
	クロール(Cl)	mg	—
	カリウム(K)	mg	61.6
	カルシウム(Ca)	mg	77
	硫黄(S)	mg	—
	マグネシウム(Mg)	mg	3.2
	リン(P)	mg	14
	鉄(Fe)	mg	5.5
	亜鉛(Zn)	mg	8.8
	ヨウ素(I)	μg	—
	銅(Cu)	mg	0.56
	マンガン(Mn)	mg	1.1
	セレン(Se)	μg	49
	クロム(Cr)	μg	10
	モリブデン(Mo)	μg	—

●物性

pH		
浸透圧	mOsm/L	770
粘度	mPa・s	
比重		1.064
備考		オレンジ＆キャロット味

| 医薬品 | 濃厚流動食 | 半固形・粘度調整 |

ヘルシーフード

製品名		元気ジンジン
区分		
容量(mL)		100

●標準組成値(100mLあたり)

熱量		kcal	125
タンパク質		g	0
脂質		g	0
炭水化物		g	35.4
	食物繊維	g	5.5
水分		g	78
ビタミン	ビタミンA	μgRE	—
	ビタミンD	μg	—
	ビタミンE	mg	—
	ビタミンK	μg	—
	ビタミンB_1	mg	—
	ビタミンB_2	mg	—
	ナイアシン	mgNE	—
	ビタミンB_6	mg	—
	葉酸	μg	—
	ビタミンB_{12}	μg	—
	ビオチン	μg	—
	パントテン酸	mg	—
	ビタミンC	mg	—
ミネラル	ナトリウム(Na)	mg	1
	(食塩相当量)	g	0
	クロール(Cl)	mg	—
	カリウム(K)	mg	6.7
	カルシウム(Ca)	mg	100
	硫黄(S)	mg	—
	マグネシウム(Mg)	mg	—
	リン(P)	mg	1.1
	鉄(Fe)	mg	0
	亜鉛(Zn)	mg	—
	ヨウ素(I)	μg	—
	銅(Cu)	mg	—
	マンガン(Mn)	mg	—
	セレン(Se)	μg	—
	クロム(Cr)	μg	—
	モリブデン(Mo)	μg	—

●物性

pH		
浸透圧	mOsm/L	
粘度	mPa・s	
比重		
備考		アップル

| 医薬品 | 濃厚流動食 | 半固形・粘度調整 |

ホリカフーズ

製品名		流動食品A	流動食品C	NT-5	NT-AG アップ
区分		天然流動食	天然流動食	半消化態流動食	栄養機能食品
容量(mL)		200	200	200/300	135

●標準組成値(100mLあたり)

熱量		kcal	104	105	107	88
タンパク質		g	5.1	3.9	5.1	4.0
脂質		g	2.7	2.2	2.7	0
炭水化物		g	14.7	17.3	15.6	18.0
食物繊維		g	0.5	2.4	1.1	1.6
水分		g	84	83.8	83.6	86.4
ビタミン	ビタミンA	μgRE	120	96	63	160
	ビタミンD	μg	0	1.1	Tr	2.1
	ビタミンE	mg	0.3	1.3	1.2	2.7
	ビタミンK	μg	1	5	3	—
	ビタミンB_1	mg	0.18	0.21	0.16	0.68
	ビタミンB_2	mg	0.18	0.17	0.22	0.40
	ナイアシン	mgNE	2.25	3.76	1.7	5.0
	ビタミンB_6	mg	0.05	0.17	0.18	0.40
	葉酸	μg	11	31	33	87
	ビタミンB_{12}	μg	0.3	0.39	0.4	1.0
	ビオチン	μg	4	0.9	0	—
	パントテン酸	mg	0.44	0.86	0.40	2.00
	ビタミンC	mg	3	23	9	33
ミネラル	ナトリウム(Na)	mg	130	170	160	76
	(食塩相当量)	g	0.3	0.4	0.4	0.2
	クロール(Cl)	mg	220	160	140	—
	カリウム(K)	mg	170	13	220	69
	カルシウム(Ca)	mg	110	89	65	73
	硫黄(S)	mg	0.05	0.03	0.04	—
	マグネシウム(Mg)	mg	14	46	38	2
	リン(P)	mg	110	40	46	53
	鉄(Fe)	mg	0.4	1.2	1.4	2.0
	亜鉛(Zn)	mg	0.5	1.5	1.9	2.4
	ヨウ素(I)	μg	—	—	0	—
	銅(Cu)	mg	0.03	0.24	0.3	0.16
	マンガン(Mn)	mg	0.07	0.06	0.6	—
	セレン(Se)	μg	6	5	12	7
	クロム(Cr)	μg	0	3	5	9
	モリブデン(Mo)	μg	—	6	0	—

●物性

pH		6.6	7.05	6.8	4.0
浸透圧	mOsm/L	496	395	393	604
粘度	mPa・s	45	41	11	
比重		1.075	1.080	1.080	1.088
備考					

Tr：微量

| 医薬品 | 濃厚流動食 | 半固形・粘度調整 |

明治

製品名		明治メイン	明治インスローZパック	明治YHフローレ	明治リーナレンLP Zパック	明治リーナレンMP Zパック	明治リーナレンD Zパック
区分		半消化態流動食	半消化態流動食	半消化態流動食	半消化態流動食	半消化態流動食	半消化態流動食
容量(mL)		200	300/400	200	250	250	196/262

●標準組成値(100mLあたり)

熱量		kcal	100	100	100	160	160	153
タンパク質		g	5.0	5.0	4.0	1.6	5.6	5.4
脂質		g	2.8	3.3	2.8	4.5	4.5	4.3
炭水化物		g	14.5	13.9	15.9	29.6	25.6	25.1
食物繊維		g	1.2	1.5	1.5	1.6	1.6	2.3
水分		g	84.4	84.2	84.2	75.8	74.9	76.5
ビタミン	ビタミンA	μgRE	150	75	114	96	96	92
	ビタミンD	μg	0.75	0.75	0.50	0.21	0.21	0.20
	ビタミンE	mg	5.0	8.0	3.0	1.6	1.6	1.5
	ビタミンK	μg	*3.4	*0.6	*1.8	*3.4	*2.2	*3.2
	ビタミンB_1	mg	0.25	0.60	0.15	0.19	0.19	0.18
	ビタミンB_2	mg	0.30	0.50	0.20	0.21	0.21	0.20
	ナイアシン	mgNE	4.0	2.8	2.4	2.9	3.7	3.7
	ビタミンB_6	mg	0.30	0.30	0.30	1.6	1.6	1.5
	葉酸	μg	50	50	50	101	101	96
	ビタミンB_{12}	μg	0.60	0.90	0.60	0.38	0.38	0.37
	ビオチン	μg	7.5	*0.55	7.5	4.8	4.8	4.6
	パントテン酸	mg	1.2	1.0	0.60	0.80	0.80	0.77
	ビタミンC	mg	50	40	50	14.4	14.4	13.8
ミネラル	ナトリウム(Na)	mg	70	70	100	48	96	151
	(食塩相当量)	g	0.18	0.18	0.25	0.12	0.24	0.38
	クロール(Cl)	mg	80	60	110	12.0	16.0	77
	カリウム(K)	mg	80	80	100	48	48	92
	カルシウム(Ca)	mg	80	80	80	48	48	77
	硫黄(S)	mg						
	マグネシウム(Mg)	mg	20	25	20	24	24	23
	リン(P)	mg	70	80	85	32	56	77
	鉄(Fe)	mg	1.0	1.0	1.0	2.4	2.4	2.3
	亜鉛(Zn)	mg	1.0	1.0	1.0	2.4	2.4	2.3
	ヨウ素(I)	μg	*9.7	*1.4	*12.7	24	24	23
	銅(Cu)	mg	0.050	0.050	0.050	0.120	0.120	0.11
	マンガン(Mn)	mg	*0.175	*0.014	*0.008	0.37	0.37	0.35
	セレン(Se)	μg	5.0	3.5	6.0	14.4	14.4	13.8
	クロム(Cr)	μg	*2.96	3.0	*2.40	4.8	4.8	4.6
	モリブデン(Mo)	μg	*2.5	*1.9	*2.9	**4.0	**4.0	**3.8

●物性

pH		4.0	6.4	4.0	5.7	6.2	6.2
浸透圧	mOsm/L	600	500	700	720	730	830
粘度	mPa・s	30	25	40	15	25	25
比重		1.073	1.071	1.076	1.118	1.116	1.116
備考		カルニチン15.0mg/100mL配合			カルニチン40.0mg/100mL配合	カルニチン40.0mg/100mL配合	

*は分析値　　**は参考値

製品名		明治メイバランスR	明治メイバランスRHP	明治メイバランス1.0 Wsパック	明治メイバランスHP1.0 Zパック	明治メイバランス1.0Na	明治メイバランス1.5 Zパック
区分		半消化態流動食	半消化態流動食	半消化態流動食	半消化態流動食	半消化態流動食	半消化態流動食
容量(mL)		447	447	300/400	300/400	200	200/267/333

●標準組成値(100mLあたり)

熱量		kcal	67	67	100	100	100	150
タンパク質		g	2.7	3.4	4.0	5.0	4.0	6.0
脂質		g	1.9	1.7	2.8	2.5	2.8	4.2
炭水化物		g	10.4	10.3	15.5	15.3	15.5	23.2
食物繊維		g	0.7	0.8	1.0	1.2	1.0	1.5
水分		g	89.4	89.4	84.5	84.3	84.4	76.8
ビタミン	ビタミンA	μgRE	40	40	60	60	60	90
	ビタミンD	μg	0.34	0.34	0.50	0.50	0.50	0.75
	ビタミンE	mg	2.0	2.0	3.0	3.0	3.0	4.5
	ビタミンK	μg	3.4	3.4	5.0	5.0	5.0	7.5
	ビタミンB_1	mg	0.10	0.10	0.15	0.15	0.15	0.23
	ビタミンB_2	mg	0.13	0.13	0.20	0.20	0.20	0.30
	ナイアシン	mgNE	1.7	1.9	2.4	2.8	2.5	3.6
	ビタミンB_6	mg	0.20	0.20	0.30	0.30	0.30	0.45
	葉酸	μg	34	34	50	50	50	75
	ビタミンB_{12}	μg	0.40	0.40	0.60	0.60	0.60	0.90
	ビオチン	μg	10	10	15	15	15	22.5
	パントテン酸	mg	0.40	0.40	0.60	0.60	0.60	0.90
	ビタミンC	mg	11	11	16	16	16	24
ミネラル	ナトリウム(Na)	mg	132	132	110	110	240	165
	(食塩相当量)	g	0.34	0.34	0.28	0.28	0.61	0.42
	クロール(Cl)	mg	94	74	140	110	140	210
	カリウム(K)	mg	67	67	100	100	100	150
	カルシウム(Ca)	mg	40	47	60	70	60	90
	硫黄(S)	mg						
	マグネシウム(Mg)	mg	13	20	20	30	20	30
	リン(P)	mg	40	47	60	70	60	90
	鉄(Fe)	mg	0.7	0.7	1.0	1.0	1.0	1.5
	亜鉛(Zn)	mg	0.54	0.7	0.80	1.0	0.80	1.20
	ヨウ素(I)	μg	10	10	15	15	15	23
	銅(Cu)	mg	0.054	0.034	0.080	0.050	0.080	0.120
	マンガン(Mn)	mg	0.15	0.15	0.23	0.23	0.23	0.35
	セレン(Se)	μg	2.3	4.0	3.5	6.0	3.5	5.3
	クロム(Cr)	μg	2.0	2.0	3.0	3.0	3.0	4.5
	モリブデン(Mo)	μg	**1.7	**1.7	**2.5	**2.5	**2.5	**3.8

●物性

pH		7.0	7.0	6.5	6.7	7.0	6.5
浸透圧	mOsm/L	250	260	380	390	475	550
粘度	mPa・s	7	7	10	15	10	25
比重		1.051	1.053	1.075	1.078	1.077	1.112
備考		GREEN	ムラサキ				

**は参考値

| 医薬品 | 濃厚流動食 | 半固形・粘度調整 |

明治

製品名		明治メイバランスHP1.5 Zパック	明治メイバランス2.0 Zパック	明治メイバランスMini	明治メイバランスArgMini
区分		半消化態流動食	半消化態流動食	半消化態流動食	半消化態流動食
容量(mL)		300/400	200/250	125	125

●標準組成値(100mLあたり)

熱量		kcal	150	200	160	160
タンパク質		g	7.5	6.8	6.0	8.0
脂質		g	3.7	6.6	6.0	6.0
炭水化物		g	23.0	29.9	22.0	20.0
食物繊維		g	1.8	2.0	2.0	2.0
水分		g	76.4	69.6	75.6	75.6
ビタミン	ビタミンA	μgRE	90	120	96	144
	ビタミンD	μg	0.75	1.00	0.8	1.2
	ビタミンE	mg	4.5	6.0	4.8	7.2
	ビタミンK	μg	7.5	10.0	*5.0	*4.8
	ビタミンB_1	mg	0.23	0.30	0.24	0.36
	ビタミンB_2	mg	0.30	0.40	0.32	0.48
	ナイアシン	mgNE	4.2	4.5	3.9	6.6
	ビタミンB_6	mg	0.45	0.60	0.48	0.72
	葉酸	μg	75	100	80	120
	ビタミンB_{12}	μg	0.90	1.20	1.0	1.4
	ビオチン	μg	22.5	30	*0.32	—
	パントテン酸	mg	0.90	1.20	1.0	1.4
	ビタミンC	mg	24	32	26	80
ミネラル	ナトリウム(Na)	mg	165	160	88	108
	(食塩相当量)	g	0.42	0.41	0.22	0.27
	クロール(Cl)	mg	165	160	88	88
	カリウム(K)	mg	150	160	96	96
	カルシウム(Ca)	mg	105	100	96	96
	硫黄(S)	mg				
	マグネシウム(Mg)	mg	45	30	16	24
	リン(P)	mg	105	100	112	96
	鉄(Fe)	mg	1.5	2.0	1.2	1.9
	亜鉛(Zn)	mg	1.5	1.60	1.3	2.4
	ヨウ素(I)	μg	23	30	*1.3	*1.2
	銅(Cu)	mg	0.075	0.160	0.064	0.12
	マンガン(Mn)	mg	0.35	0.40	*0.009	*0.013
	セレン(Se)	μg	9.0	7.0	4.0	10
	クロム(Cr)	μg	4.5	6.0	*1.07	*2.30
	モリブデン(Mo)	μg	**3.8	**5.0	*2.8	*1.3

●物性

pH		6.6	6.5	6.6/7.0	6.6
浸透圧	mOsm/L	590	600	460/420	490
粘度	mPa·s	35	50	20	20
比重		1.116	1.138	1.104	1.105
備考				コーヒー味/キャラメル味	遊離アルギニン2.5g/パック配合

*は分析値　　**は参考値

| 医薬品 | 濃厚流動食 | **半固形・粘度調整** |

旭化成ファーマ

製品名		アキュア VF-E 300 / VF-E 400		アキュア VF-1 / VF-1 400		アキュア VF-5 / VF-5 400	
区分		半消化態流動食		半消化態流動食		半消化態流動食	
容量(g)		200/267		200/267		200/267	
●標準組成値		100mLあたり	100gあたり	100mLあたり	100gあたり	100mLあたり	100gあたり
熱量	kcal	171	150	171	150	171	150
タンパク質	g	8.6	7.5	8.6	7.5	8.6	7.5
脂質	g	4.4	3.9	4.4	3.9	4.4	3.9
炭水化物	g	28.10	24.65	28.10	24.65	28.10	24.65
食物繊維	g	3.93	3.45	3.93	3.45	3.93	3.45
水分	g	70.5	61.8	70.5	61.8	70.5	61.8
ビタミン ビタミンA	μgRE	153.9	135	128.3	112.5	128.3	112.5
ビタミンD	μg	1.2	1.1	1.0	0.9	1.0	0.9
ビタミンE	mg	2.22	1.95	2.22	1.95	2.22	1.95
ビタミンK	μg	15.4	13.5	15.4	13.5	15.4	13.5
ビタミンB_1	mg	0.41	0.36	0.41	0.36	0.41	0.36
ビタミンB_2	mg	0.428	0.375	0.428	0.375	0.428	0.375
ナイアシン	mgNE	4.28	3.75	4.28	3.75	4.28	3.75
ビタミンB_6	mg	0.55	0.48	0.55	0.48	0.55	0.48
葉酸	μg	46	40	46	40	46	40
ビタミンB_{12}	μg	0.9	0.8	0.9	0.8	0.9	0.8
ビオチン	μg	10.3	9.0	8.6	7.5	8.6	7.5
パントテン酸	mg	1.54	1.35	1.54	1.35	1.54	1.35
ビタミンC	mg	38	33	38	33	38	33
ミネラル ナトリウム(Na)	mg	296	260	296	260	296	260
（食塩相当量）	g	0.75	0.66	0.75	0.66	0.75	0.66
クロール(Cl)	mg	342	300	342	300	342	300
カリウム(K)	mg	239	210	239	210	239	210
カルシウム(Ca)	mg	120	105	120	105	120	105
硫黄(S)	mg	—	—	—	—	—	—
マグネシウム(Mg)	mg	57	50	57	50	57	50
リン(P)	mg	154	135	154	135	154	135
鉄(Fe)	mg	1.7	1.5	1.7	1.5	1.7	1.5
亜鉛(Zn)	mg	2.4	2.1	2.4	2.1	2.4	2.1
ヨウ素(I)	μg	29.1	25.5	29.1	25.5	29.1	25.5
銅(Cu)	mg	0.15	0.13	0.15	0.13	0.15	0.13
マンガン(Mn)	mg	0.80	0.70	0.80	0.70	0.80	0.70
セレン(Se)	μg	8	7	8	7	8	7
クロム(Cr)	μg	10	9	10	9	10	9
モリブデン(Mo)	μg	21	18	21	18	21	18

●物性

pH		3.9		3.9		3.9	
浸透圧	mOsm/L	—		—		—	
粘度	mPa・s	400		1,000		5,000	
比重		—		—		—	
備考							

| 医薬品 | 濃厚流動食 | **半固形・粘度調整** |

味の素ニュートリション

製品名		メディエフ・プッシュケア2.5
区分		半消化態流動食
容量(g)		120/160

●標準組成値

			100mLあたり	100gあたり
熱量		kcal	305	250
タンパク質		g	14.4	11.8
脂質		g	8.5	7.0
炭水化物		g	42.7	35.0
食物繊維		g	3.7	3.0
水分		g	51.9	42.5
ビタミン	ビタミンA	μgRE	271.5	222.5
	ビタミンD	μg	1.87	1.53
	ビタミンE	mg	2.4	2.0
	ビタミンK	μg	25.6	21.0
	ビタミンB_1	mg	0.73	0.60
	ビタミンB_2	mg	0.61	0.50
	ナイアシン	mgNE	5.2	4.3
	ビタミンB_6	mg	0.61	0.50
	葉酸	μg	83	68
	ビタミンB_{12}	μg	0.83	0.68
	ビオチン	μg	17.1	14.0
	パントテン酸	mg	2.2	1.8
	ビタミンC	mg	92	75
ミネラル	ナトリウム(Na)	mg	610	500
	(食塩相当量)	g	1.56	1.28
	クロール(Cl)	mg	610	500
	カリウム(K)	mg	512	420
	カルシウム(Ca)	mg	238	195
	硫黄(S)	mg	174	143
	マグネシウム(Mg)	mg	101	83
	リン(P)	mg	229	188
	鉄(Fe)	mg	3.4	2.8
	亜鉛(Zn)	mg	6.1	5.0
	ヨウ素(I)	μg	52	43
	銅(Cu)	mg	0.40	0.33
	マンガン(Mn)	mg	1.38	1.13
	セレン(Se)	μg	10.1	8.3
	クロム(Cr)	μg	10.1	8.3
	モリブデン(Mo)	μg	8.5	7.0

●物性

pH		約3.8
浸透圧	mOsm/L	
粘度	mPa・s	約2,000
比重		約1.22
備考		

| 医薬品 | 濃厚流動食 | **半固形・粘度調整** |

大塚製薬工場

製品名		ハイネゼリー		ハイネゼリー AQUA	
区分		半消化態流動食		半消化態流動食	
容量(g)		300(281mL)		250(237mL)	

●標準組成値

			100mLあたり	100gあたり	100mLあたり	100gあたり
熱量		kcal	107	100	84	80
タンパク質		g	5.3	5	4.2	4
脂質		g	2.5	2.3	1.9	1.8
炭水化物		g	16.8	15.7	13.2	12.6
食物繊維		g	1.3	1.2	1.0	1.0
水分		g	81	76	85	81
ビタミン	ビタミンA	µgRE	88	82	69	66
	ビタミンD	µg	2.1	2	1.7	1.6
	ビタミンE	mg	3.7	3.5	3.0	2.8
	ビタミンK	µg	10.2	9.5	8.0	7.6
	ビタミンB_1	mg	0.34	0.32	0.27	0.26
	ビタミンB_2	mg	0.37	0.35	0.30	0.28
	ナイアシン	mgNE	3.7	3.5	3.0	2.8
	ビタミンB_6	mg	0.48	0.45	0.38	0.36
	葉酸	µg	48	45	38	36
	ビタミンB_{12}	µg	0.48	0.45	0.38	0.36
	ビオチン	µg	6.4	6	5.1	4.8
	パントテン酸	mg	2.1	2	1.7	1.6
	ビタミンC	mg	86	80	68	64
ミネラル	ナトリウム(Na)	mg	189	177	149	142
	(食塩相当量)	g	0.48	0.45	0.38	0.36
	クロール(Cl)	mg	213	199	168	159
	カリウム(K)	mg	167	156	132	125
	カルシウム(Ca)	mg	101	94	79	75
	硫黄(S)	mg	—	—	—	—
	マグネシウム(Mg)	mg	42	39	33	31
	リン(P)	mg	80	75	63	60
	鉄(Fe)	mg	0.87	0.81	0.68	0.65
	亜鉛(Zn)	mg	1.9	1.8	1.5	1.4
	ヨウ素(I)	µg	20	19	16	15
	銅(Cu)	mg	0.13	0.12	0.10	0.10
	マンガン(Mn)	mg	0.53	0.5	0.42	0.4
	セレン(Se)	µg	5.3	5	4.2	4
	クロム(Cr)	µg	4.3	4	3.4	3.2
	モリブデン(Mo)	µg	3.4	3.2	2.7	2.6

●物性

pH		6.7		6.7	
浸透圧	mOsm/L	—		—	
粘度	mPa・s	約6,000		約6,000	
比重		1.069		1.055	
備考					

| 医薬品 | 濃厚流動食 | **半固形・粘度調整** |

クリニコ

製品名		エコフロー300kcal		アクトスルー		アクトエールアクア300kcal	
区分		半消化態流動食		半消化態流動食		半消化態流動食	
容量(g)		400		167/222		400	
●標準組成値		100mLあたり	100gあたり	100mLあたり	100gあたり	100mLあたり	100gあたり
熱量	kcal	71	75	155	180	71	75
タンパク質	g	2.8	3.0	7.8	9.0	2.8	3
脂質	g	2.0	2.1	4.3	5.0	2.0	2.1
炭水化物	g	11.6	12.3	24.2	28.0	11.6	12.3
食物繊維	g	1.4	1.5	3.1	3.6	1.4	1.5
水分	g	77	82	48	56	77	82
ビタミン	ビタミンA	μgRE	67	71	147	171	67	71
	ビタミンD	μg	0.5	0.5	1.1	1.3	0.5	0.5
	ビタミンE	mg	1.0	1.1	2.2	2.5	1.0	1.1
	ビタミンK	μg	7	7	14	16	7	7
	ビタミンB_1	mg	0.22	0.23	0.47	0.54	0.22	0.23
	ビタミンB_2	mg	0.25	0.26	0.54	0.63	0.25	0.26
	ナイアシン	mgNE	3.1	3.3	7.5	8.7	3.1	3.3
	ビタミンB_6	mg	0.22	0.23	0.47	0.54	0.22	0.23
	葉酸	μg	28	30	62	72	28	30
	ビタミンB_{12}	μg	0.50	0.53	1.09	1.26	0.50	0.53
	ビオチン	μg	5	5	9	11	5	5
	パントテン酸	mg	0.8	0.8	1.6	1.8	0.8	0.8
	ビタミンC	mg	36	38	78	90	36	38
ミネラル	ナトリウム(Na)	mg	128	135	279	324	128	135
	(食塩相当量)	g	0.32	0.34	0.71	0.82	0.32	0.34
	クロール(Cl)	mg	149	158	198	230	149	158
	カリウム(K)	mg	107	113	233	270	107	113
	カルシウム(Ca)	mg	53	56	116	135	53	56
	硫黄(S)	mg	―	―	―	―	―	―
	マグネシウム(Mg)	mg	27	29	59	68	27	29
	リン(P)	mg	53	56	116	135	53	56
	鉄(Fe)	mg	0.8	0.8	1.7	2.0	0.8	0.8
	亜鉛(Zn)	mg	1.0	1.1	2.2	2.5	1.0	1.1
	ヨウ素(I)	μg	11	11	23	27	11	11
	銅(Cu)	mg	0.07	0.08	0.16	0.18	0.07	0.08
	マンガン(Mn)	mg	0.13	0.14	0.28	0.32	0.13	0.14
	セレン(Se)	μg	3	3	6	7	3	3
	クロム(Cr)	μg	3	3	6	8	3	3
	モリブデン(Mo)	μg	[2]	[2]	[9]	[10]	[2]	[2]

●物性

pH		6.7	6.8	6.6
浸透圧	mOsm/L			
粘度	mPa・s (6rpm)	約1,800	約10,000	約20,000
比重		1.06	1.16	1.06
備考				

| 医薬品 | 濃厚流動食 | **半固形・粘度調整** |

三和化学研究所

製品名			リカバリーニュートリート	
区分			半消化態流動食	
容量(g)			200/267	
●標準組成値			100mLあたり	100gあたり
熱量		kcal	133	150
タンパク質		g	6.6	7.5
脂質		g	3.2	3.6
炭水化物		g	20.8	23.6
食物繊維		g	2.0	2.3
水分		g	56	63
ビタミン	ビタミンA	μgRE	104	117
	ビタミンD	μg	0.8	0.9
	ビタミンE	mg	1.6	1.8
	ビタミンK	μg	13	15
	ビタミンB_1	mg	0.29	0.33
	ビタミンB_2	mg	0.31	0.35
	ナイアシン	mgNE	2.46	2.78
	ビタミンB_6	mg	0.31	0.35
	葉酸	μg	37	42
	ビタミンB_{12}	μg	0.5	0.6
	ビオチン	μg	6.6	7.5
	パントテン酸	mg	0.9	1.0
	ビタミンC	mg	31	35
ミネラル	ナトリウム(Na)	mg	239	270
	（食塩相当量）	g	0.61	0.69
	クロール(Cl)	mg	252	285
	カリウム(K)	mg	206	233
	カルシウム(Ca)	mg	106	120
	硫黄(S)	mg	―	―
	マグネシウム(Mg)	mg	44	50
	リン(P)	mg	133	150
	鉄(Fe)	mg	2.0	2.3
	亜鉛(Zn)	mg	2.0	2.3
	ヨウ素(I)	μg	23	26
	銅(Cu)	mg	0.19	0.21
	マンガン(Mn)	mg	0.6	0.68
	セレン(Se)	μg	6.0	6.8
	クロム(Cr)	μg	4.6	5.3
	モリブデン(Mo)	μg	15	17

●物性

pH		3.9
浸透圧	mOsm/L	
粘度	mPa・s	5,000
比重		1.13
備考		

| 医薬品 | 濃厚流動食 | **半固形・粘度調整** |

テルモ

製品名		F2ライトMP		F2ショット		F2ライト	
区分		半消化態流動食		半消化態流動食		半消化態流動食	
容量(g)		400/533		200/300/400		400/533	

●標準組成値

			100mLあたり	100gあたり	100mLあたり	100gあたり	100mLあたり	100gあたり
熱量		kcal	80	75	107	100	80	75
タンパク質		g	2.7	2.5	4.3	4	3.2	3.0
脂質		g	2.0	1.9	2.4	2.2	1.8	1.7
炭水化物		g	13.4	12.6	18.0	16.8	13.5	12.7
食物繊維		g	1.2	1.1	1.6	1.5	1.3	1.2
水分		g	88	83	82	77	88	83
ビタミン	ビタミンA	μgRE	68	64	91	85	68	64
	ビタミンD	μg	0.44	0.41	0.59	0.55	0.44	0.41
	ビタミンE	mg	0.7	0.7	1.0	0.9	0.7	0.7
	ビタミンK	μg	5.9	5.6	8.0	7.5	5.9	5.6
	ビタミンB_1	mg	0.20	0.19	0.27	0.25	0.20	0.19
	ビタミンB_2	mg	0.2	0.2	0.2	0.2	0.2	0.2
	ナイアシン	mgNE	1.7	1.6	2.2	2.1	1.7	1.6
	ビタミンB_6	mg	0.2	0.2	0.3	0.3	0.2	0.2
	葉酸	μg	24	23	32	30	24	23
	ビタミンB_{12}	μg	0.7	0.7	1.0	0.9	0.7	0.7
	ビオチン	μg	5.2	4.9	7.0	6.5	5.2	4.9
	パントテン酸	mg	0.7	0.7	1.0	0.9	0.7	0.7
	ビタミンC	mg	12	11	16	15	12	11
ミネラル	ナトリウム(Na)	mg	132	124	145	136	108	102
	(食塩相当量)	g	0.34	0.32	0.37	0.35	0.28	0.26
	クロール(Cl)	mg	155	146	160	150	120	113
	カリウム(K)	mg	103	97	138	129	103	97
	カルシウム(Ca)	mg	48	45	64	60	48	45
	硫黄(S)	mg	32	30	53	50	32	30
	マグネシウム(Mg)	mg	24	23	37	35	28	26
	リン(P)	mg	48	45	80	75	59	56
	鉄(Fe)	mg	0.8	0.8	1.1	1.0	0.8	0.8
	亜鉛(Zn)	mg	1.0	0.9	1.3	1.2	1.0	0.9
	ヨウ素(I)	μg	20	19	27	25	20	19
	銅(Cu)	mg	0.08	0.08	0.11	0.10	0.08	0.08
	マンガン(Mn)	mg	0.3	0.3	0.4	0.4	0.3	0.3
	セレン(Se)	μg	5	5	6	6	5	5
	クロム(Cr)	μg	5	5	6	6	5	5
	モリブデン(Mo)	μg	5	5	6	6	5	5

●物性

pH		4未満	4未満	4未満
浸透圧	mOsm/L	400	470	345
粘度	mPa・s	2,000	2,000	2,000
比重		1.06	1.07	1.06
備考				

製品名			F2ライト55		PGウォーター		PGソフトエースMP	
区分			半消化態流動食		水分補給ゼリー		半消化態流動食	
容量(g)			545		400/533		400/533	
●標準組成値			100mLあたり	100gあたり	100mLあたり	100gあたり	100mLあたり	100gあたり
熱量		kcal	57	55	10	10	80	75
タンパク質		g	2.3	2.2	0	0	2.7	2.5
脂質		g	1.2	1.2	0	0	2.0	1.9
炭水化物		g	10.0	9.6	2.5	2.5	13.4	12.6
食物繊維		g	1.2	1.2	―	―	1.2	1.1
水分		g	86	83	98	97	88	83
ビタミン	ビタミンA	μgRE	49	46.8	―	―	68	64
	ビタミンD	μg	0.31	0.3	―	―	0.44	0.41
	ビタミンE	mg	0.5	0.5	―	―	0.7	0.7
	ビタミンK	μg	4.3	4.1	―	―	5.9	5.6
	ビタミンB_1	mg	0.15	0.14	―	―	0.20	0.19
	ビタミンB_2	mg	0.1	0.1	―	―	0.2	0.2
	ナイアシン	mgNE	1.2	1.2	―	―	1.7	1.6
	ビタミンB_6	mg	0.2	0.2	―	―	0.2	0.2
	葉酸	μg	18	17	―	―	24	23
	ビタミンB_{12}	μg	0.5	0.5	―	―	0.7	0.7
	ビオチン	μg	3.7	3.6	―	―	5.2	4.9
	パントテン酸	mg	0.5	0.5	―	―	0.7	0.7
	ビタミンC	mg	9	8.3	―	―	12	11
ミネラル	ナトリウム(Na)	mg	105	101	121	120	132	124
	(食塩相当量)	g	0.27	0.26	0.30	0.30	0.34	0.32
	クロール(Cl)	mg	129	124	202	200	155	146
	カリウム(K)	mg	74	71	81	80	103	97
	カルシウム(Ca)	mg	34	33	14	14	48	45
	硫黄(S)	mg	31	30	―	―	32	30
	マグネシウム(Mg)	mg	20	19	―	―	24	23
	リン(P)	mg	43	41	―	―	48	45
	鉄(Fe)	mg	0.6	0.6	―	―	0.8	0.8
	亜鉛(Zn)	mg	0.7	0.7	―	―	1.0	0.9
	ヨウ素(I)	μg	15	14	―	―	20	19
	銅(Cu)	mg	0.06	0.06	―	―	0.08	0.08
	マンガン(Mn)	mg	0.2	0.2	―	―	0.3	0.3
	セレン(Se)	μg	3	3	―	―	5	5
	クロム(Cr)	μg	3	3	―	―	5	5
	モリブデン(Mo)	μg	3	3	―	―	5	5

●物性

pH		4未満	4未満	4未満
浸透圧	mOsm/L	300	225	400
粘度	mPa・s	2,000	20,000	20,000
比重		1.04	1.01	1.06
備考				

| 医薬品 | 濃厚流動食 | **半固形・粘度調整** |

テルモ

製品名		PGソフト		PGソフトエース		テルミールソフト	
区分		半消化態流動食		半消化態流動食		半消化態流動食	
容量(g)		200/267		400/533		200	
●標準組成値		100mLあたり	100gあたり	100mLあたり	100gあたり	100mLあたり	100gあたり
熱量	kcal	165	150	80	75	165	150
タンパク質	g	6.6	6	3.2	3.0	4.9	4.5
脂質	g	3.6	3.3	1.8	1.7	4.9	4.5
炭水化物	g	26.5	24.1	13.5	12.7	25.2	22.9
食物繊維	g	0.7	0.6	1.2	1.1	0.5	0.5
水分	g	73	66	88	83	70	64
ビタミン ビタミンA	μgRE	141	128	68	64	117	107
ビタミンD	μg	0.91	0.83	0.44	0.41	0.76	0.69
ビタミンE	mg	1.5	1.4	0.7	0.7	1.2	1.1
ビタミンK	μg	12.4	11.3	5.9	5.6	10.3	9.4
ビタミンB_1	mg	0.42	0.38	0.20	0.19	0.35	0.32
ビタミンB_2	mg	0.3	0.3	0.2	0.2	0.3	0.3
ナイアシン	mgNE	3.5	3.2	1.7	1.6	2.9	2.7
ビタミンB_6	mg	0.5	0.5	0.2	0.2	0.4	0.4
葉酸	μg	49	45	24	23	41	38
ビタミンB_{12}	μg	1.5	1.4	0.7	0.7	1.2	1.1
ビオチン	μg	10.8	9.8	5.2	4.9	9.0	8.2
パントテン酸	mg	1.5	1.4	0.7	0.7	1.2	1.1
ビタミンC	mg	25	23	12	11	25	23
ミネラル ナトリウム(Na)	mg	224	204	132	124	82	75
(食塩相当量)	g	0.55	0.5	0.33	0.31	0.21	0
クロール(Cl)	mg	247	225	120	113	58	52.50
カリウム(K)	mg	213	194	103	97	82	75
カルシウム(Ca)	mg	99	90	48	45	96	88
硫黄(S)	mg	66	60	32	30	110	100
マグネシウム(Mg)	mg	58	53	28	26	48	44
リン(P)	mg	124	113	59	56	19	18
鉄(Fe)	mg	1.6	1.5	0.8	0.8	1.4	1
亜鉛(Zn)	mg	2.0	1.8	1.0	0.9	2.0	1.8
ヨウ素(I)	μg	42	38	20	19	9	8.0
銅(Cu)	mg	0.16	0.15	0.08	0.08	0.18	0.17
マンガン(Mn)	mg	0.7	0.6	0.3	0.3	0.5	0.50
セレン(Se)	μg	10	9	5	5	8	7.5
クロム(Cr)	μg	10	9	5	5	1	1
モリブデン(Mo)	μg	10	9	5	5	10	9

●物性

pH		4未満	4未満	4未満
浸透圧	mOsm/L	460	360	380
粘度	mPa・s	20,000	20,000	20,000以上
比重		1.1	1.06	1.1
備考				

製品名		テルミールソフトM
区分		半消化態流動食
容量(g)		125

●標準組成値

			100mLあたり	100gあたり
熱量		kcal	175	160
タンパク質		g	5.3	4.8
脂質		g	5.3	4.8
炭水化物		g	26.8	24.4
食物繊維		g	0.5	0.5
水分		g	70	64
ビタミン	ビタミンA	μgRE	125	114
	ビタミンD	μg	0.81	0.74
	ビタミンE	mg	1.3	1.2
	ビタミンK	μg	11.0	10.0
	ビタミンB₁	mg	0.37	0.34
	ビタミンB₂	mg	0.3	0.3
	ナイアシン	mgNE	3.1	2.8
	ビタミンB₆	mg	0.4	0.4
	葉酸	μg	44	40
	ビタミンB₁₂	μg	1.3	1.2
	ビオチン	μg	9.5	8.6
	パントテン酸	mg	1.3	1.2
	ビタミンC	mg	26	24
ミネラル	ナトリウム(Na)	mg	88	80
	（食塩相当量）	g	0.22	0.2
	クロール(Cl)	mg	88	80.00
	カリウム(K)	mg	88	80
	カルシウム(Ca)	mg	103	94
	硫黄(S)	mg	121	110
	マグネシウム(Mg)	mg	51	46
	リン(P)	mg	19	18
	鉄(Fe)	mg	1.5	1
	亜鉛(Zn)	mg	2.1	1.9
	ヨウ素(I)	μg	8	7.2
	銅(Cu)	mg	0.19	0
	マンガン(Mn)	mg	0.6	0.54
	セレン(Se)	μg	9	8.0
	クロム(Cr)	μg	1	1
	モリブデン(Mo)	μg	10	9

●物性

pH		4未満
浸透圧	mOsm/L	420
粘度	mPa・s	20,000以上
比重		1.11
備考		

| 医薬品 | 濃厚流動食 | **半固形・粘度調整** |

ニュートリー

製品名		カームソリッド300		カームソリッド400		カームソリッド500	
区分		半固形状流動食		半固形状流動食		半固形状流動食	
容量(mL)		400		400		400	
●標準組成値		100mLあたり	100gあたり	100mLあたり	100gあたり	100mLあたり	100gあたり
熱量	kcal	75	71.4	100	93.5	125	114.7
タンパク質	g	2.8	2.7	3.7	3.5	4.7	4.3
脂質	g	1.7	1.6	2.2	2.1	2.7	2.5
炭水化物	g	12.7	12.1	16.9	15.8	21.1	19.4
食物繊維	g	0.95	0.9	1.28	1.2	1.5	1.4
水分	g	87.2	83.0	83.2	77.8	78.3	71.8
ビタミン	ビタミンA	μgRE	65.6	62.5	87.5	81.8	109.5	100.5
	ビタミンD	μg	0.47	0.45	0.62	0.58	0.78	0.72
	ビタミンE	mg	0.84	0.8	1.12	1.05	1.41	1.29
	ビタミンK	μg	12.5	11.9	16.65	15.56	20.80	19.08
	ビタミンB_1	mg	0.25	0.24	0.33	0.31	0.41	0.38
	ビタミンB_2	mg	0.14	0.13	0.17	0.16	0.22	0.2
	ナイアシン	mgNE	1.31	1.25	1.75	1.64	2.19	2.01
	ビタミンB_6	mg	0.14	0.13	0.17	0.16	0.22	0.2
	葉酸	μg	22.5	21.4	30	28	37.5	34.4
	ビタミンB_{12}	μg	0.22	0.21	0.30	0.28	0.37	0.34
	ビオチン	μg	4.2	4	5.7	5.3	7.0	6.4
	パントテン酸	mg	0.57	0.54	0.75	0.7	0.94	0.86
	ビタミンC	mg	9.3	8.9	12.5	11.7	15.6	14.3
ミネラル	ナトリウム(Na)	mg	147	140	196.2	183.4	245.4	225.1
	(食塩相当量)	g	0.37	0.36	0.50	0.47	0.62	0.57
	クロール(Cl)	mg	133	127	178	166	222	204
	カリウム(K)	mg	117	111	155	145	194	178
	カルシウム(Ca)	mg	50	48	66	62	83	76
	硫黄(S)	mg	─	─	─	─	─	─
	マグネシウム(Mg)	mg	25	24	33	31	41	38
	リン(P)	mg	53	50	70.0	65.4	87.5	80.3
	鉄(Fe)	mg	0.63	0.6	0.83	0.78	1.05	0.96
	亜鉛(Zn)	mg	0.83	0.79	1.11	1.04	1.40	1.28
	ヨウ素(I)	μg	11.2	10.7	15	14	18.7	17.2
	銅(Cu)	mg	0.063	0.06	0.075	0.07	0.098	0.09
	マンガン(Mn)	mg	0.30	0.29	0.40	0.37	0.50	0.46
	セレン(Se)	μg	4.2	4.0	5.6	5.2	7.0	6.4
	クロム(Cr)	μg	3.4	3.2	4.5	4.2	5.6	5.1
	モリブデン(Mo)	μg	1.9	1.8	2.5	2.3	3.2	2.9

●物性

pH		6.6	6.6	6.6
浸透圧	mOsm/kg	496	685	857
粘度	mPa・s	20,000	20,000	20,000
比重		1.05	1.07	1.09
備考				

| 医薬品 | 濃厚流動食 | 半固形・粘度調整 |

ネスレ日本

製品名			アイソカル セミソリッドサポート		アイソカル セミソリッドウォーター	
区分			半消化態流動食			
容量(g)			200/250		300	
●標準組成値			100mLあたり	100gあたり	100mLあたり	100gあたり
熱量		kcal	200	175	10	10
タンパク質		g	7.2	6.3	0	0
脂質		g	8.0	7.0	0	0
炭水化物		g	26.8	23.5	3.2	3.2
食物繊維		g	3.8	3.3	1.3	1.3
水分		g	66	58	96	95
ビタミン	ビタミンA	μgRE	300	263	—	—
	ビタミンD	μg	2.2	1.9	—	—
	ビタミンE	mg	1.6	1.4	—	—
	ビタミンK	μg	12	10.5	—	—
	ビタミンB_1	mg	0.80	0.7	—	—
	ビタミンB_2	mg	0.90	0.79	—	—
	ナイアシン	mgNE	9.0	7.9	—	—
	ビタミンB_6	mg	0.90	0.79	—	—
	葉酸	μg	48	42	—	—
	ビタミンB_{12}	μg	1.10	0.96	—	—
	ビオチン	μg	10.0	8.8	—	—
	パントテン酸	mg	2.6	2.3	—	—
	ビタミンC	mg	38	33	—	—
ミネラル	ナトリウム(Na)	mg	250	219	110	109
	(食塩相当量)	g	0.64	0.56	0.28	0.28
	クロール(Cl)	mg	280	245	100	99
	カリウム(K)	mg	240	210	100	99
	カルシウム(Ca)	mg	140	123	—	—
	硫黄(S)	mg	—	—	—	—
	マグネシウム(Mg)	mg	64	56	—	—
	リン(P)	mg	170	149	—	—
	鉄(Fe)	mg	1.4	1.2	—	—
	亜鉛(Zn)	mg	3.0	2.6	—	—
	ヨウ素(I)	μg	30.0	26.3	—	—
	銅(Cu)	mg	0.22	0.19	—	—
	マンガン(Mn)	mg	0.80	0.70	—	—
	セレン(Se)	μg	6.0	5.3	—	—
	クロム(Cr)	μg	5.0	4.4	—	—
	モリブデン(Mo)	μg	6.0	5.3	—	—

●物性

pH		3.5	3.7
浸透圧	mOsm/L		
粘度	mPa・s		
比重		1.14	1.01
備考			

医薬品 | 濃厚流動食 | **半固形・粘度調整**

明治

製品名			明治メイグット 300K		明治メイグット 400K		明治メイバランスソフトJelly	
区分			半消化態流動食		半消化態流動食		半消化態流動食	
容量(mL)			300		312		150	
●標準組成値			100mLあたり	100gあたり	100mLあたり	100gあたり	100mLあたり	100gあたり
熱量		kcal	100	93	128	117	100	93
タンパク質		g	4.0	3.7	5.1	4.6	4.0	3.7
脂質		g	2.8	2.6	3.6	3.3	2.8	2.6
炭水化物		g	15.7	14.6	20.1	18.3	15.4	14.3
食物繊維		g	1.5	1.4	1.9	1.7	1.0	0.9
水分		g	83.3	77.3	80.0	72.9	84.6	78.8
ビタミン	ビタミンA	μgRE	75	70	96	87	60	56
	ビタミンD	μg	0.63	0.58	0.81	0.74	0.50	0.47
	ビタミンE	mg	3.8	3.5	4.9	4.5	3.0	2.8
	ビタミンK	μg	**6.3	**5.8	**8.1	**7.4	—	—
	ビタミンB_1	mg	0.19	0.18	0.24	0.22	0.15	0.14
	ビタミンB_2	mg	0.25	0.23	0.32	0.29	0.20	0.19
	ナイアシン	mgNE	3.3	3.1	4.1	3.7	2.9	2.7
	ビタミンB_6	mg	0.38	0.35	0.49	0.45	0.30	0.28
	葉酸	μg	63	58	81	74	50	47
	ビタミンB_{12}	μg	0.75	0.70	0.96	0.87	0.60	0.56
	ビオチン	μg	7.5	7.0	9.6	8.7	—	—
	パントテン酸	mg	**0.75	**0.70	**0.96	**0.87	**0.60	**0.56
	ビタミンC	mg	20	19	26	24	16	15
ミネラル	ナトリウム(Na)	mg	197	183	189	172	80	74
	(食塩相当量)	g	0.50	0.46	0.48	0.44	0.20	0.19
	クロール(Cl)	mg	170	158	161	147	170	158
	カリウム(K)	mg	100	93	128	117	80	74
	カルシウム(Ca)	mg	60	56	77	70	60	56
	硫黄(S)	mg						
	マグネシウム(Mg)	mg	20	19	26	24	30	28
	リン(P)	mg	75	70	96	87	60	56
	鉄(Fe)	mg	1.0	0.9	1.3	1.2	1.0	0.9
	亜鉛(Zn)	mg	1.0	0.9	1.3	1.2	0.80	0.74
	ヨウ素(I)	μg	14	13	18	16	—	—
	銅(Cu)	mg	0.050	0.046	0.064	0.058	0.12	0.11
	マンガン(Mn)	mg	0.20	0.19	0.26	0.24	—	—
	セレン(Se)	μg	6.0	5.6	7.7	7.0	5.0	4.7
	クロム(Cr)	μg	**4.6	**4.3	**5.9	**5.4	*2.0	*1.9
	モリブデン(Mo)	μg	**1.8	**1.7	**2.3	**2.1	*0.17	*0.16

●物性

pH		3.7	3.7	3.7
浸透圧	mOsm/L	—	—	—
粘度	mPa・s	20,000 E型回転粘度計1sec^{-1}で測定	20,000 E型回転粘度計1sec^{-1}で測定	10,000 B型回転粘度計12rpmで測定
比重		1.077	1.098	1.074
備考				

＊は分析値　＊＊は参考値

製品名		明治 メイフロー 300K/400K	
区分		半消化態流動食	
容量(mL)		167/223	

●標準組成値　　　　　　　　　100mLあたり　100gあたり

			100mLあたり	100gあたり
熱量		kcal	180	158
タンパク質		g	7.2	6.3
脂質		g	5.0	4.4
炭水化物		g	28.6	25.1
食物繊維		g	2.7	2.4
水分		g	72.0	63.3
ビタミン	ビタミンA	μgRE	135	119
	ビタミンD	μg	1.13	0.99
	ビタミンE	mg	6.8	6.0
	ビタミンK	μg	11.3	9.9
	ビタミンB₁	mg	0.34	0.30
	ビタミンB₂	mg	0.45	0.40
	ナイアシン	mgNE	5.1	4.5
	ビタミンB₆	mg	0.68	0.60
	葉酸	μg	113	99
	ビタミンB₁₂	μg	1.35	1.19
	ビオチン	μg	34	30
	パントテン酸	mg	1.35	1.19
	ビタミンC	mg	36	32
ミネラル	ナトリウム(Na)	mg	252	221
	（食塩相当量）	g	0.64	0.56
	クロール(Cl)	mg	216	190
	カリウム(K)	mg	180	158
	カルシウム(Ca)	mg	108	95
	硫黄(S)	mg		
	マグネシウム(Mg)	mg	36	32
	リン(P)	mg	135	119
	鉄(Fe)	mg	1.8	1.6
	亜鉛(Zn)	mg	1.8	1.6
	ヨウ素(I)	μg	31	27
	銅(Cu)	mg	0.090	0.079
	マンガン(Mn)	mg	0.40	0.35
	セレン(Se)	μg	10.8	9.5
	クロム(Cr)	μg	＊＊7.2	＊＊6.3
	モリブデン(Mo)	μg	＊＊4.0	＊＊3.5

●物性

pH		6.2
浸透圧	mOsm/L	790
粘度	mPa・s	400 B型回転粘度計12rpmで測定
比重		1.138
備考		

＊＊は参考値

索 引

欧文

AKI	103
ALI	114
ARDS	114
bacterial translocation	10
BT	10
CKD	104
―重症度分類	105
COPD	116
CRBSI	13
ERAS	69
His角	204
IED	29, 34
IMD	29, 34
imuuno-nutrition	29
―エビデンス	30
―適応	36
―投与方法	36
Jainの基準	181
LES	21
luminal nutrition	9
n-3PUFAs	32
PEG	180
―ジレンマ	165
―評価	13
refeeding syndrome	217
TPN	8
―問題	8

和文

●あ

アルギニン	30
イージークイック注入法	48
胃食道逆流	153
溢水	222
医薬品	51, 60, 178
―経腸栄養剤	18
胃瘻	8
―意義	8
―瘻孔トラブル	180
栄養剤の漏れ	185
栄養療法選択	11
嚥下機能評価	150
炎症性腸疾患	128

●か

加圧バッグ	46
潰瘍性大腸炎	134
過栄養	212
―原因	217
―対策	217
核酸	32
加水型流動食	63
加水タイプ	49
カテーテル関連血流感染症	13
カリウム	223
カルシウム	224
がん	120
がん悪液質	121
―機序	123
―治療	124
―病期	121
―病態	122
がん患者用経腸栄養剤	25, 26
肝硬変	88, 92
―病態生理	93
―診療ガイドライン	90
肝疾患	88
―ガイドライン	89
感蒸泄	222
肝不全用経腸栄養剤	21
器質性便秘	193
基礎代謝基準値	138, 213
基礎代謝量	212
基礎代謝量推定式	138, 213
機能性便秘	194
吸収不良	65
急性呼吸不全	114

急性腎障害 ・・・・・・・・・・・・・・・・・・・・ 103
急性膵炎 ・・・・・・・・・・・・・・・・・・・・・・ 96
グルタミン ・・・・・・・・・・・・・・・・・・・・ 30
クローン病 ・・・・・・・・・・・・・・・・・・ 132
経口摂取不可能 ・・・・・・・・・・・・・・・ 64
経腸栄養 ・・・・・・・・・・・・・・・・・・・・・・・ 8
　―意義 ・・・・・・・・・・・・・・・・・・・・・・・ 8
　―歴史 ・・・・・・・・・・・・・・・・・・・・・ 41
経腸栄養剤 ・・・・・・・・・・・・・・・・・・・・・ 8
　―剤形 ・・・・・・・・・・・・・・・・・・・・・ 62
　―選択基準 ・・・・・・・・・・・・・・・・・ 58
　―選択チャート ・・・・・・・・・・・・・ 26
　―水分量 ・・・・・・・・・・・・・・・・・・ 220
　―分類 ・・・・・・・・・・・・・・・・・ 17, 18
　―粘度 ・・・・・・・・・・・・・・・・・・・・・ 43
経腸栄養法 ・・・・・・・・・・・・・・・・・・・・・ 9
経鼻胃管の問題点 ・・・・・・・・・・・・・ 13
下痢 ・・・・・・・・・・・・・・・・・・・・・・・・・ 188
　―発生予防 ・・・・・・・・・・・・・・・ 188
　―発生時の対処 ・・・・・・・・・・・ 190
高カロリー栄養食 ・・・・・・・・・・・・・ 45
口腔ケア ・・・・・・・・・・・・・・・・・・・・ 208
口腔清掃 ・・・・・・・・・・・・・・・・・・・・ 209
　―道具 ・・・・・・・・・・・・・・・・・・・・ 210
高血糖 ・・・・・・・・・・・・・・・・・・・・・・ 217
　―高浸透圧症候群 ・・・・・・・・・ 218
高濃度経腸栄養剤 ・・・・・・・・・・・・・ 63
高齢者 ・・・・・・・・・・・・・・・・・・・・・・ 137
　―消化管 ・・・・・・・・・・・・・・・・・ 139
　―食事摂取基準 ・・・・・・・・・・・ 142
　―代謝 ・・・・・・・・・・・・・・・・・・・・ 137
誤嚥 ・・・・・・・・・・・・・・・・・・・・・・・・・ 203
　―原因 ・・・・・・・・・・・・・・・・・・・・ 204
　―対策 ・・・・・・・・・・・・・・・・・・・・ 204
呼吸不全 ・・・・・・・・・・・・・・・・・ 66, 113
　―用経腸栄養剤 ・・・・・・・・ 24, 25
呼吸不良症候群 ・・・・・・・・・・・・・・ 129
コンデンス型 ・・・・・・・・・・・・・・・・・ 48

●さ
在宅経腸栄養法 ・・・・・・・・・・・・・・ 133
サルコペニア ・・・・・・・・・・・・・・・・ 167
　―診断 ・・・・・・・・・・・・・・・・・・・・ 168
　―予防 ・・・・・・・・・・・・・・・・・・・・ 170
周術期 ・・・・・・・・・・・・・・・・・・・・・・・ 67
重症病態 ・・・・・・・・・・・・・・・・・・・・・ 74
終末期 ・・・・・・・・・・・・・・・・・・・・・・ 164
術後 ・・・・・・・・・・・・・・・・・・ 70, 71, 72
　―回復力強化 ・・・・・・・・・・・・・・ 69
　―経腸栄養剤の選択 ・・・・・ 70, 71
　―合併症 ・・・・・・・・・・・・・・・・・・ 71
　―早期 ・・・・・・・・・・・・・・・・・・・・ 70
術前 ・・・・・・・・・・・・・・・・・・ 67, 68, 69
　―経腸栄養剤の選択 ・・・・ 67, 68, 69
消化管の安静 ・・・・・・・・・・・・・・・・・ 64
消化吸収障害 ・・・・・・・・・・・・・・・・ 129
消化態栄養剤 ・・・・・・・・・・・・・ 18, 58
小児 ・・・・・・・・・・・・・・・・・・・・・・・・ 174
　―用経腸栄養剤 ・・・・・・・・・・・ 175
静脈栄養法 ・・・・・・・・・・・・・・・・・・・・ 9
褥瘡 ・・・・・・・・・・・・・・・・・・・・・・・・ 144
腎疾患 ・・・・・・・・・・・・・・・・・・・・・・ 103
腎不全病用経腸栄養剤 ・・・・・ 23, 24
膵癌 ・・・・・・・・・・・・・・・・・・・・・・・・・ 99
推算GFR ・・・・・・・・・・・・・・・・・・・ 106
　―推算式 ・・・・・・・・・・・・・・・・・ 106
膵疾患 ・・・・・・・・・・・・・・・・・・・・・・・ 96
水分出納 ・・・・・・・・・・・・・・・・・・・・ 220
水分・電解質異常 ・・・・・・・・・・・・ 220
　―対処法 ・・・・・・・・・・・・・・・・・ 224
水分平衡 ・・・・・・・・・・・・・・・・・・・・ 220
成分栄養剤 ・・・・・・・・・・・・・・・ 19, 58
摂食・嚥下障害 ・・・・・・・・・・・・・・ 149
　―グレード ・・・・・・・・・・・・・・・ 151
早期経腸栄養 ・・・・・・・・・・・・・・・・・ 78

●た
代謝亢進 ・・・・・・・・・・・・・・・・・・・・・ 65
体重増加 ・・・・・・・・・・・・・・・ 212, 218

脱水 ･････････････････････ 222
短腸症候群 ･･････････････ 129
タンパク質の過剰 ････････ 218
窒素源 ･･････････････････ 18
腸管機能障害 ････････････ 128
腸管粘膜萎縮 ････････････ 9
長期栄養管理 ････････････ 11
低pH ･･･････････････････ 51
低粘度 ･･････････････････ 49
低濃度経腸栄養剤 ････････ 63
天然濃厚流動食 ･･････････ 58
糖尿病用経腸栄養剤 ･･････ 23

●な
ナトリウム ･･････････････ 223
日本語版便秘評価尺度表 ･･ 196
入院時食事療養費 ････････ 61
尿量 ････････････････････ 221
認知症 ･･････････････････ 159
粘度 ････････････････････ 54

●は
半固形状流動食 ･････ 41, 44
　―開発の経緯 ･･････････ 41
　―開発の流れ ･･････････ 47
　―粘度 ･･････････････ 55
　―有効性 ･･････････････ 52
　―効果 ･･････････････ 154
半固形タイプ ････････････ 45
半消化態栄養剤 ･････ 20, 58
バンパー埋没症候群 ･･････ 183
病態別経腸栄養剤 ････ 21, 62
費用負担 ････････････････ 60
微量栄養素 ･･････････････ 32
微量元素 ････････････････ 227
　―欠乏症 ･･････････････ 227
腹部膨満 ････････････････ 198
　―原因 ･･････････････ 198
　―対策 ･･････････････ 198
　―予防 ･･････････････ 200

浮腫 ････････････････････ 218
フレイル・サイクル ･･････ 169
便秘 ････････････････････ 192
　―栄養剤の選択 ････････ 194
　―原因 ･･････････････ 194
　―種類 ･････････ 192, 194
　―マッサージ ･･････････ 201

●ま
マグネシウム ････････････ 224
慢性呼吸不全 ････････････ 116
慢性腎臓病 ･･････････････ 103
慢性膵炎 ････････････････ 98
免疫栄養療法 ････････････ 29
免疫調整経腸栄養剤 ･･ 27, 29
免疫賦活経腸栄養剤 ･･ 26, 29

●や
有感蒸泄 ････････････････ 222

●ら
リン ････････････････････ 224
瘻孔感染 ････････････････ 181
瘻孔周囲皮膚びらん ･･････ 184

経腸栄養剤の選択とその根拠

2015年3月1日　初版第1刷発行

編　集　井上 善文
　　　　（いのうえ　よしふみ）

発行人　宮定 久男

発行所　有限会社フジメディカル出版
　　　　大阪市北区同心2-4-17 サンワビル 〒530-0035
　　　　TEL 06-6351-0899 / FAX 06-6242-4480
　　　　http://www.fuji-medical.jp

印刷所　奥村印刷株式会社

Ⓒ Yoshifumi Inoue, printed in Japan 2015
ISBN978-4-86270-154-1

＊ JCOPY ＜(社)出版者著作権管理機構 委託出版物＞
本書の無断複写は著作権法上での例外を除き禁じられています。
複写される場合は，そのつど事前に，(社)出版者著作権管理機構
（電話 03-3513-6969, Fax 03-3513-6979, e-mail: info@jcopy.or.jp)
の許諾を得てください。

＊乱丁・落丁はお取り替えいたします。
＊定価は表紙に表示してあります。

Eat Well, Live Well.
AJINOMOTO®

コンデンス型流動食
メディエフ® プッシュケア® 2.5

理想的な栄養バランスで『最高濃度*』を実現

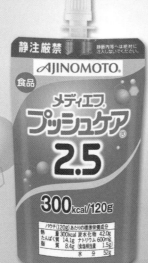
【300kcal/120g】

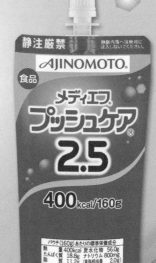
【400kcal/160g】

 「日本人の食事摂取基準(2010年版)」に準拠した高濃度タイプ(2.5kcal/g＝3.0kcal/mL)

 コンパクトで扱いやすいスタンディングパウチ 短時間&簡便&衛生的(イージークイック)

 食塩相当量は 1日あたり(900kcal)4.6gを配合

 高齢者に不足しがちな栄養素(β-カロテン、ナトリウム、亜鉛、ビタミンB群)を高配合

 グルタミン酸ナトリウム(MSG)を配合

 エネルギー効率のよい 中鎖脂肪酸トリグリセライド(MCT)を配合

*2014年11月時点

販売者
味の素株式会社
〒104-8315 東京都中央区京橋一丁目15番1号

販売提携
味の素ニュートリション株式会社
〒104-0032 東京都中央区八丁堀四丁目3番3号

〔お問合せ〕お客様相談センター
0120-814-127

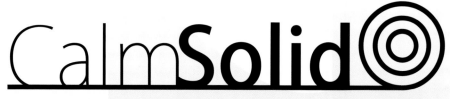